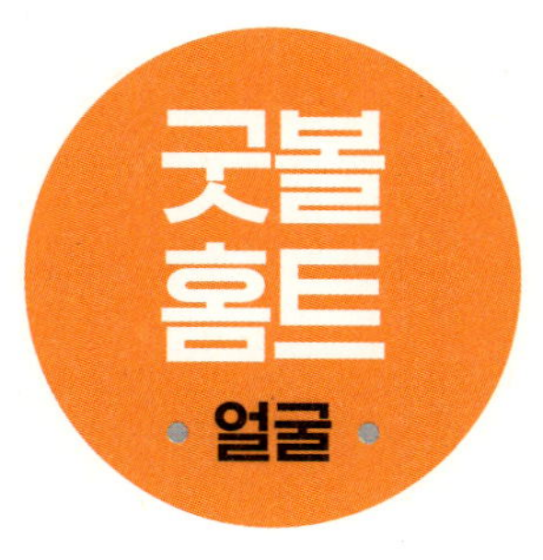

굿볼
홈트
얼굴

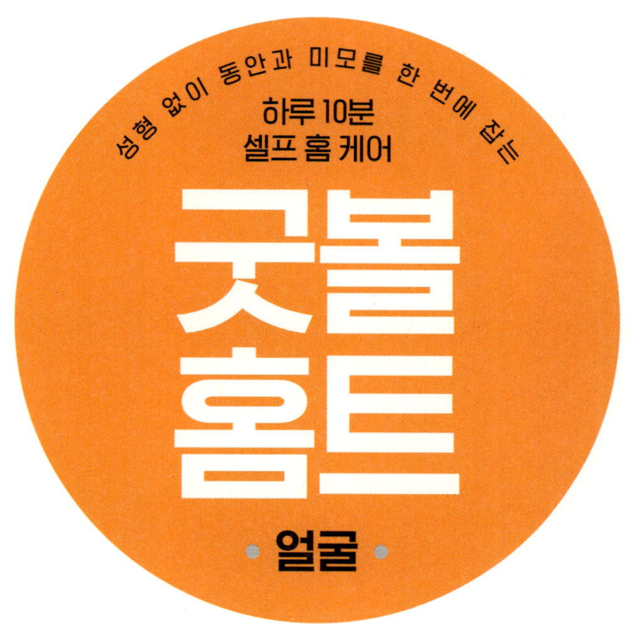

성형 없이 동안과 미모를 한 번에 잡는
하루 10분
셀프 홈 케어

굿볼 홈트

· 얼굴 ·

이동신 지음

Good Ball
Home Training
for Face

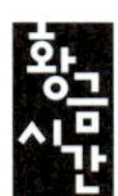

황금시간

CONTENTS

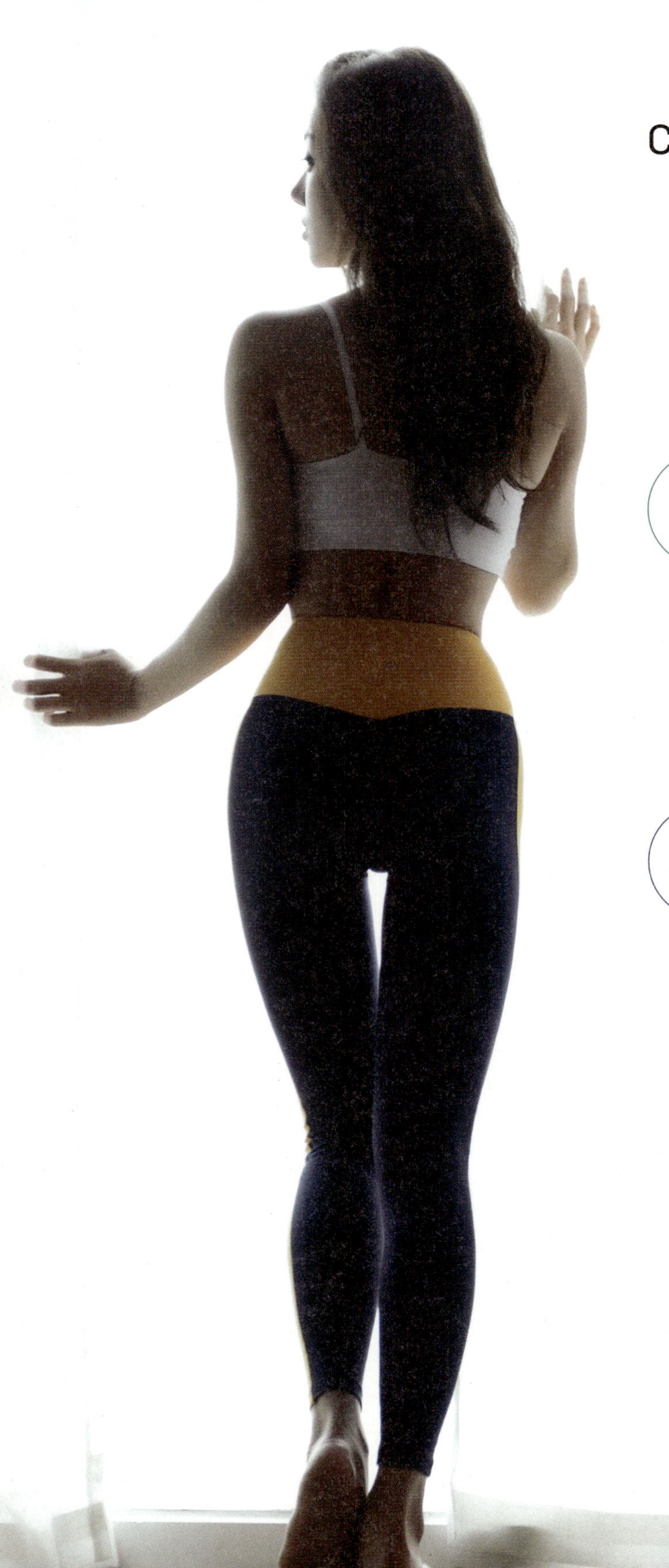

(Intro) Basic Exercise

(Act 1) Ultimate Skin

Act 2 — Perfect Face & Wrinkles

Act 3 — Neck & Shoulders

Special Solution — 아름다운 몸과 피부를 만드는 바른 자세 솔루션

경락 마사지를 받아 보니 비용이 만만찮고,
시술을 해 볼까 하는 욕심이 나다가도 혹시 부작용이 있을까 봐 겁이 덜컥 난다고요?
오늘부터 괜한 걱정은 하지 말고, 집에서 굿 볼로 편하게 관리해 보세요.

많은 시간도, 그리 넓은 공간도 필요 없습니다.
하루에 딱 10분 TV를 보면서, 독서를 하면서 겸사겸사 공으로 만져 주고 풀어 주었을 뿐이지만,
나날이 피부에 활기가 더해지고, 얼굴선이 매끄럽게 정돈된다는 확신이 드실 거예요.

어디 나가지 않고 내 집에서 편하게, 비용도 들지 않고,
짧은 시간에 효과는 확실한 기적의 '굿 볼 홈트'를 오늘부터 시작해 볼까요!

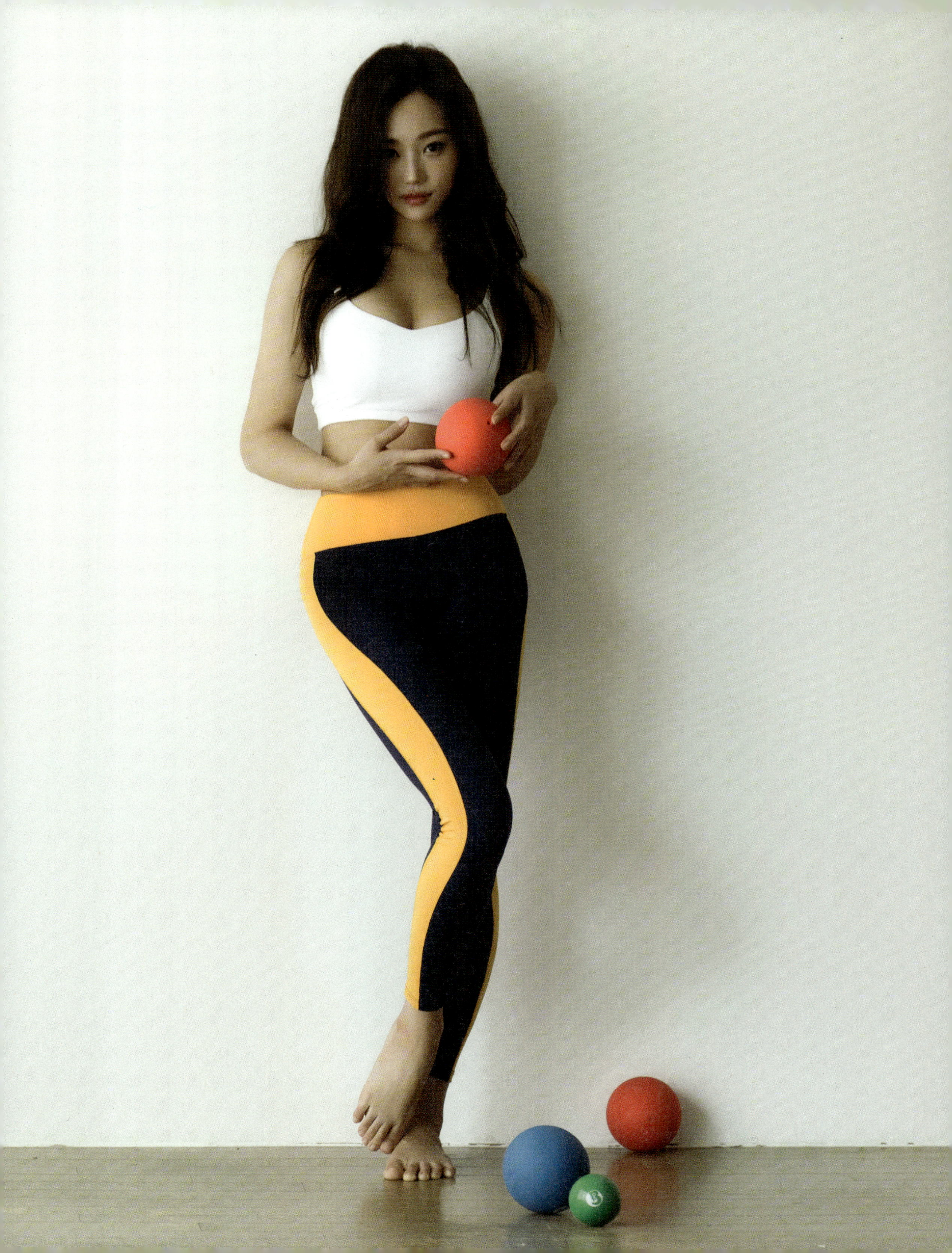

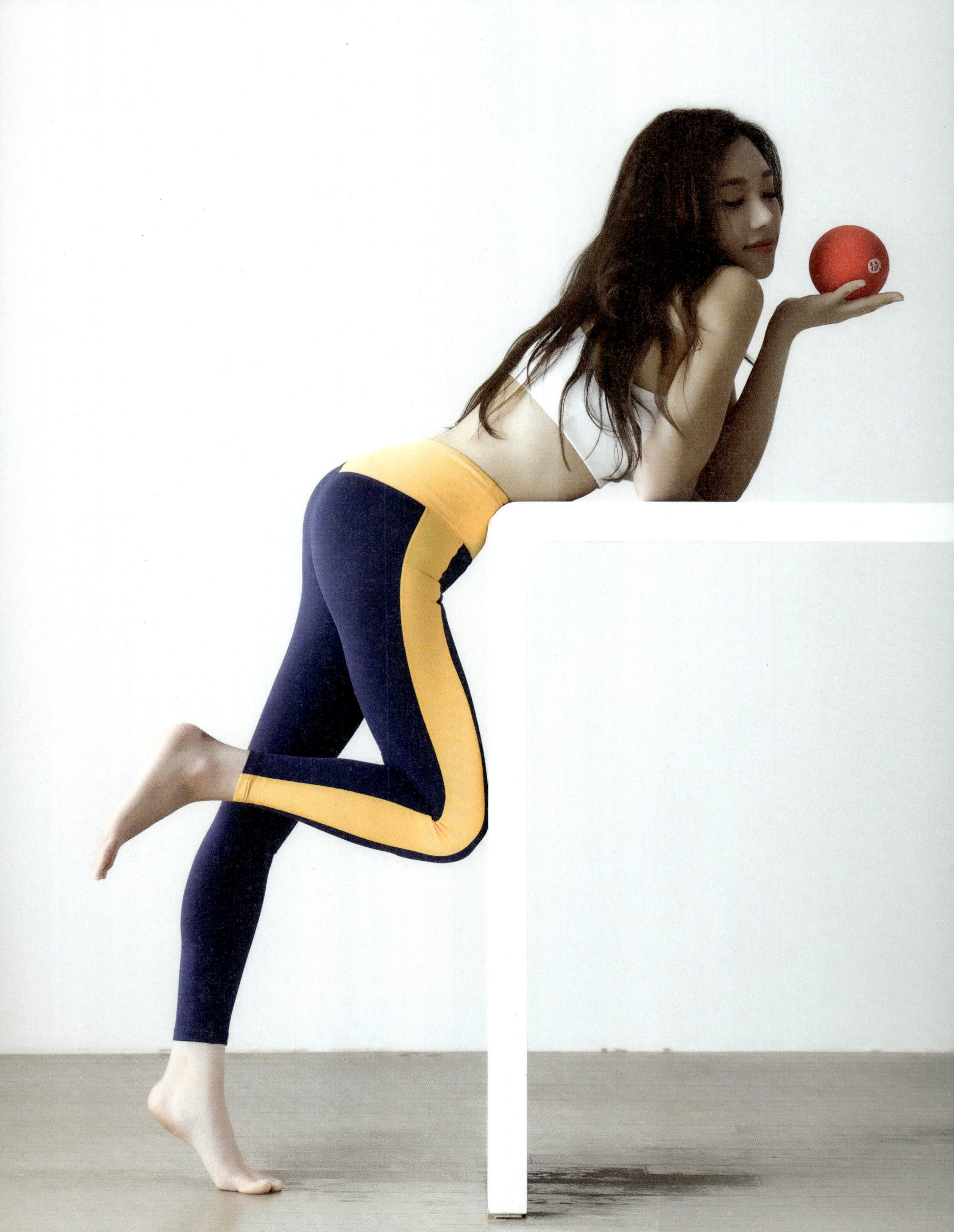

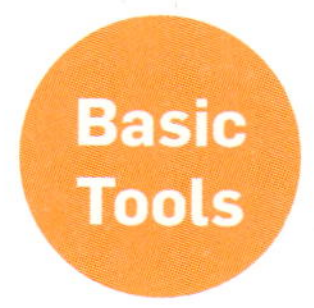

정말 쉬운 굿 볼 홈트, 이것만 준비하세요!

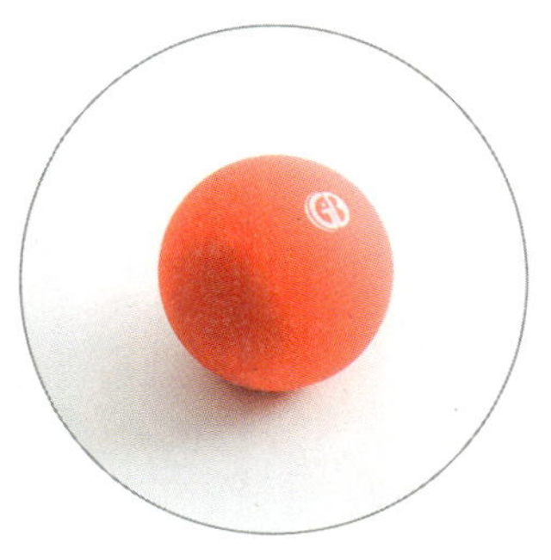

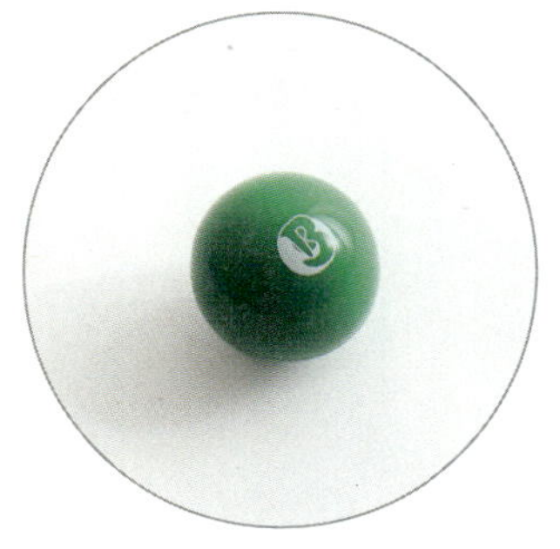

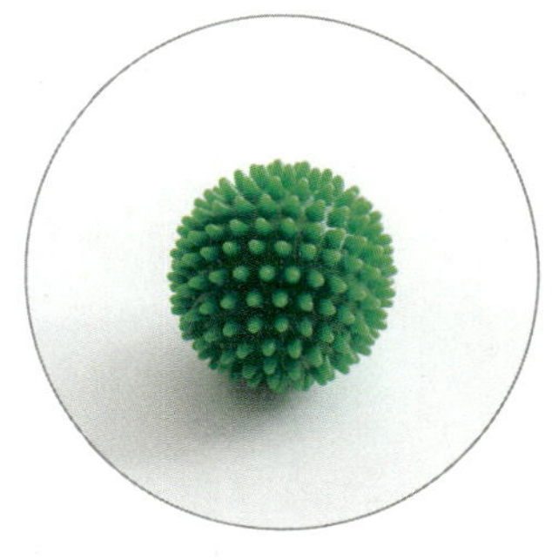

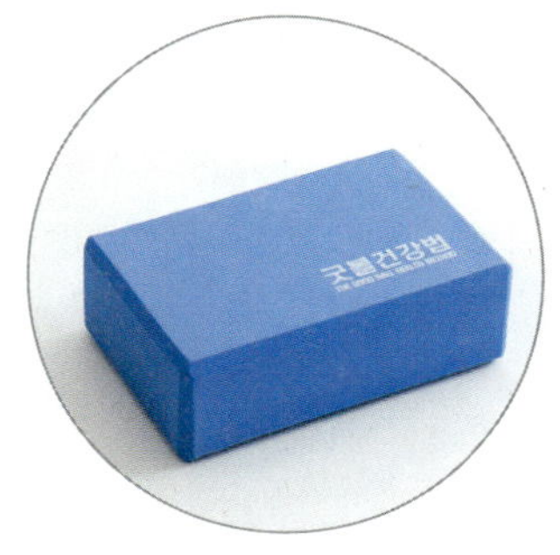

큰 공(지름 12cm 정도)

운동 효과가 있다고 알려져 시중에서 많이 팔리는 테니스공, 짐볼, 마사지 볼 같은 공 말고 굿 볼 홈 트레이닝(이하 굿 볼 홈트)에서는 말랑말랑한 고무 소재의 공을 사용합니다.

반드시 안에 공기만 들어 있고, 공기를 적당히 빼서 쓸 수 있게 공기를 주입하는 구멍이 있는 공을 써야 하니 주의하세요! 피부에 닿는 것이니 무해성 인증을 받았거나 천연 소재이면 더욱 좋겠지요. 저는 아기가 가지고 노는 공을 추천합니다. 아기가 입에 넣어도 안전한 소재로 만들고, 공기만 들어 있어 말랑말랑해 굿 볼 홈트에 적합합니다. 최소한 2~3, 최대 4개까지 필요합니다.

*굿 볼 홈트를 위해 만든 전용 공을 구매하고 싶으시면 아래 링크를 참고하세요!
http://smartstore.naver.com/goodball

작은 공(지름 7cm 정도)

큰 공과 같은 조건에 크기만 지름 7cm 정도의 작은 공이면 됩니다. 이것 역시 2개를 기본으로 갖추세요.

돌기가 있는 공

두피에 사용하기 위해 특별히 고안된 이 공을 활용하면 눈에 띄는 효과를 볼 수 있습니다.

블록

누워서 하는 동작을 할 때나 적절히 힘을 가해야 할 때 필요한 보조 기구입니다. 인터넷에서 요가용 블록을 치면 쉽게 구매할 수 있습니다. 하지만 집에 있는 베개나 수건, 책 등으로도 충분히 대체 가능합니다.

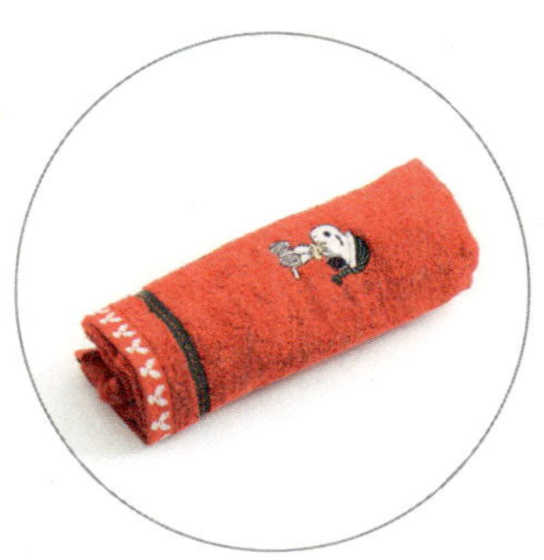

 # 블록 대신 수건 활용하기

수건 한 장 혹은 여러 장을 위의 사진처럼 돌돌 말아 높이를 7~12cm 정도 조절하면 됩니다. 적절한 높이는 해당 과정에서 설명해 드립니다.

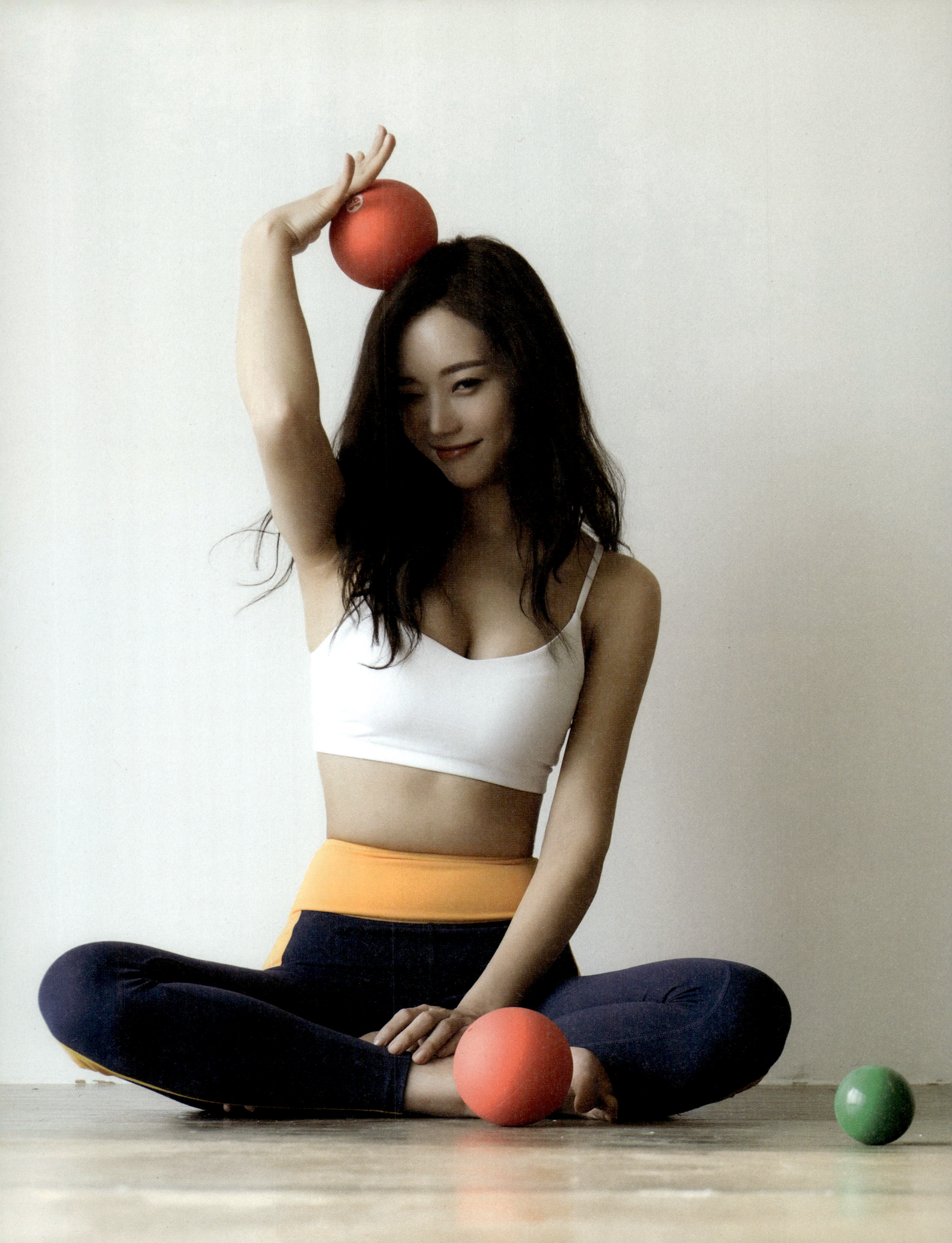

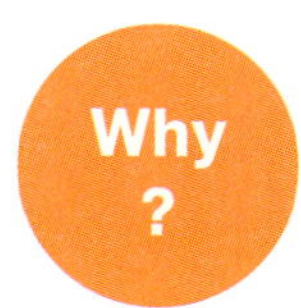

왜 굿 볼 홈트일까요?

굿 볼 홈트는 말랑말랑한 공으로 몸매를 아름답게 교정하거나 통증을 감소시킬 수 있는, 놀라울 정도로 쉽지만, 효과는 탁월한 셀프 트레이닝입니다. 물리치료사로 오랫동안 수많은 사례를 보아 온 저는 손보다 세밀하고 안전한 도구인 말랑말랑한 공으로 근막을 이완시켜 통증을 가라앉히거나 불균형한 체형을 바로잡는 방법을 고안해 냈는데, 그 결과물이 굿 볼 홈트라고 할 수 있습니다.

굿 볼 홈트에서 가장 큰 효과를 보이는 건 역시 통증 해소와 체형 관리입니다. 발생 부위는 달라도 괴롭기는 마찬가지인 우리 몸의 통증, 특히나 근골격계 통증은 약을 먹거나 병원에서 치료를 받아도 그때뿐인 경우가 많습니다. 나쁜 습관이나 잘못된 자세 등으로 통증이 발생하는 만큼 원인이 해소되지 않으면 계속 반복되기 때문입니다. 게다가 어느 한 부위가 아프게 되면 주변 부위도 덩달아 아파져 괴로움이 더해지죠. 그리고 통증만으로 끝나지 않고 체형의 변형이나 적체로 비만까지 유발해 미용적으로도 많은 고민거리를 안깁니다.

절대 나을 것 같지 않은 통증과 갖은 다이어트로도 효과를 못 거둔 몸매 문제를 말랑말랑한 공 하나로 해결할 수 있다면 어떨까요? 물론 공이 만병통치약이라는 것은 아닙니다. 하지만 사람이라면 누구나 자연 치유력을 지니고 있으며, 굿 볼 홈트를 통해 내 안에 숨어 있던 자연 치유력을 끌어낸다면 분명 삶에 변화가 있을 거라 감히 말씀드릴 수 있습니다.

근막이란?

공으로 자연 치유력을 끌어내는 굿 볼 홈트는 근막 이완을 근간으로 합니다. 근막은 근육, 뼈, 림프샘 등을 둘러싸고 있는 얇은 막으로 온몸의 근막은 하나로 연결돼 있습니다.

근막은 근육을 보호하는 동시에 근육의 형태를 유지하는 역할을 합니다. 무엇이 근막인지 감이 잘 안 오신다면 비닐 안에 넣어 둔 다진 고기를 떠올려 보세요. 비닐 안에 들어 있으면 고정된 형태를 유지하지만, 비닐을 벗겨 버리면 흐물흐물 무너집니다. 근막의 역할이 이와 같습니다. 근육에서 근막을 벗겨 버리면 근육 또한 그 형태가 무너지지요. 그리고 근막이 굳어 이상한 형태로 일그러져 있으면 근막이 감싼 근육 또한 형태가 변형되어 체형이 무너지는 거고요. 즉, 근막 문제를 해결하면 몸매 고민과 고질적인 통증 문제도 해결할 수 있습니다.

근막을 풀어 통증을 완화하고, 관절의 회복과 체형 교정까지 가능하게 하는 근막 이완 요법은 통증 치료와 체형 교정을 위해 세계적으로 쓰이고 있는 치료법입니다. 〈굿 볼 홈트〉 시리즈에는 한 손에 들어오는 말랑말랑한 공만 있으면, 전문가의 도움 없이도 집에서 편하게 근막을 이완하는 제 노하우가 담겨 있습니다.

최소의 자극, 최대의 효과 〈굿 볼〉

몇 년 전부터 마사지 볼로 몸의 굳은 부위를 직접 자극해 통증을 해소하고 굳어 있는 근육을 이완하는 방법이 유행입니다. 이는 언뜻 굿 볼과 비슷해 보이지만 차이는 공의 특성에 있습니다. 마사지 볼이 대부분 작고 단단한 것에 비해 굿 볼은 말랑말랑합니다. 동작에 따라 바람을 채워 넣는 정도가 다르지만, 기본적으로 누르면 누르는 대로 모양을 바꾸지요. 그래서 바람 빠진 공인 굿 볼을 처음 접하면 이게 무슨 효과가 있겠냐고 여기는 분들이 많습니다.

하지만 말랑말랑한 공은 가랑비처럼 서서히 몸을 바꾸고 통증의 역치를 낮춥니다. 말랑말랑한 공을 가지고 책 속의 동작을 따라 하다 보면 하루가 다르게 내 몸이 달라지는 걸 분명히 느낄 수 있을 겁니다. 혼자 해도 다칠 위험성이 없고, 효과 또한 탁월한 굿 볼 홈트는 최소의 자극으로 최대의 효과를 끌어내는 방법입니다.

꾸준한 실천이 내 몸을 바꾼다.

굿 볼 홈트의 큰 장점은 장소와 시간에 구애받지 않는다는 겁니다. 따로 시간을 내 병원이나 다이어트 전문 기관에 가지 않아도 되니 시간이 절약되고, 공 하나로 다양하게 활용할 수 있으니 비용도 거의 들지 않지요.

개인에 따라 다르지만, 굿 볼 홈트는 단 한 번만 동작을 해도 효과가 나오기 때문에 놀라워하는 분들이 많습니다. 하지만 우리 몸은 원래 자리로 돌아가려는 성질이 있다는 것을 잊어서는 안 됩니다. 변화한 상태를 뇌가 인지하기 위해서는 짧게는 3개월, 길게는 6개월 이상의 노력이 필요합니다. 그러니 하루 10분에서 20분 정도의 시간 투자를 할 각오가 되어 있다면 몸은 분명히 바뀔 수 있습니다.

모난 곳 없이 둥글고 말랑말랑한 굿 볼은 몸을 많이 사용하는 직업군은 물론, 근력이 약해진 노년층도 쉽게 따라 할 수 있는 안전한 홈 트레이닝입니다. 내 안에 숨어 있는 자연 치유력을 믿고 굿 볼을 가까이해 보세요. 그리고 공 하나가 가져올 놀라운 변화를 느껴 보세요.

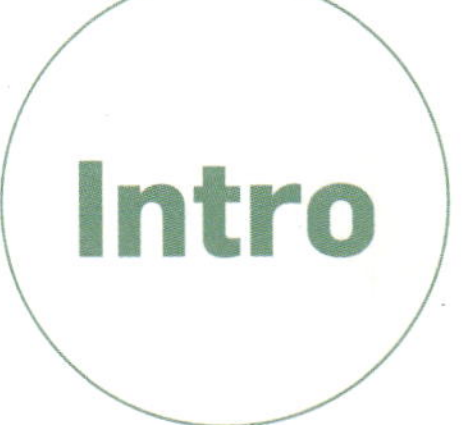

Basic Exercise

굿 볼 홈트는 앞서 말씀드렸다시피 유착된 근막을 풀고, 흐트러진 몸의 균형을 찾아 아름답고 건강한 몸을 만드는 홈 트레이닝으로 근력 운동이 아닙니다. 그리고 자세만 다를 뿐 거의 모든 과정이 기본 동작으로만 이루어집니다. 따라서 절대로 몸에 무리가 가지 않고, 힘도 전혀 들지 않으며, 그리 긴 시간이 필요하지도 않습니다.

이번 장에서는 3단계의 기본 동작과 기본 동작 시 주의할 점에 대해 알려 드리겠습니다. 이것만 알고 계시면 이 책의 모든 과정을 이미 반은 익힌 것이나 다름없습니다.

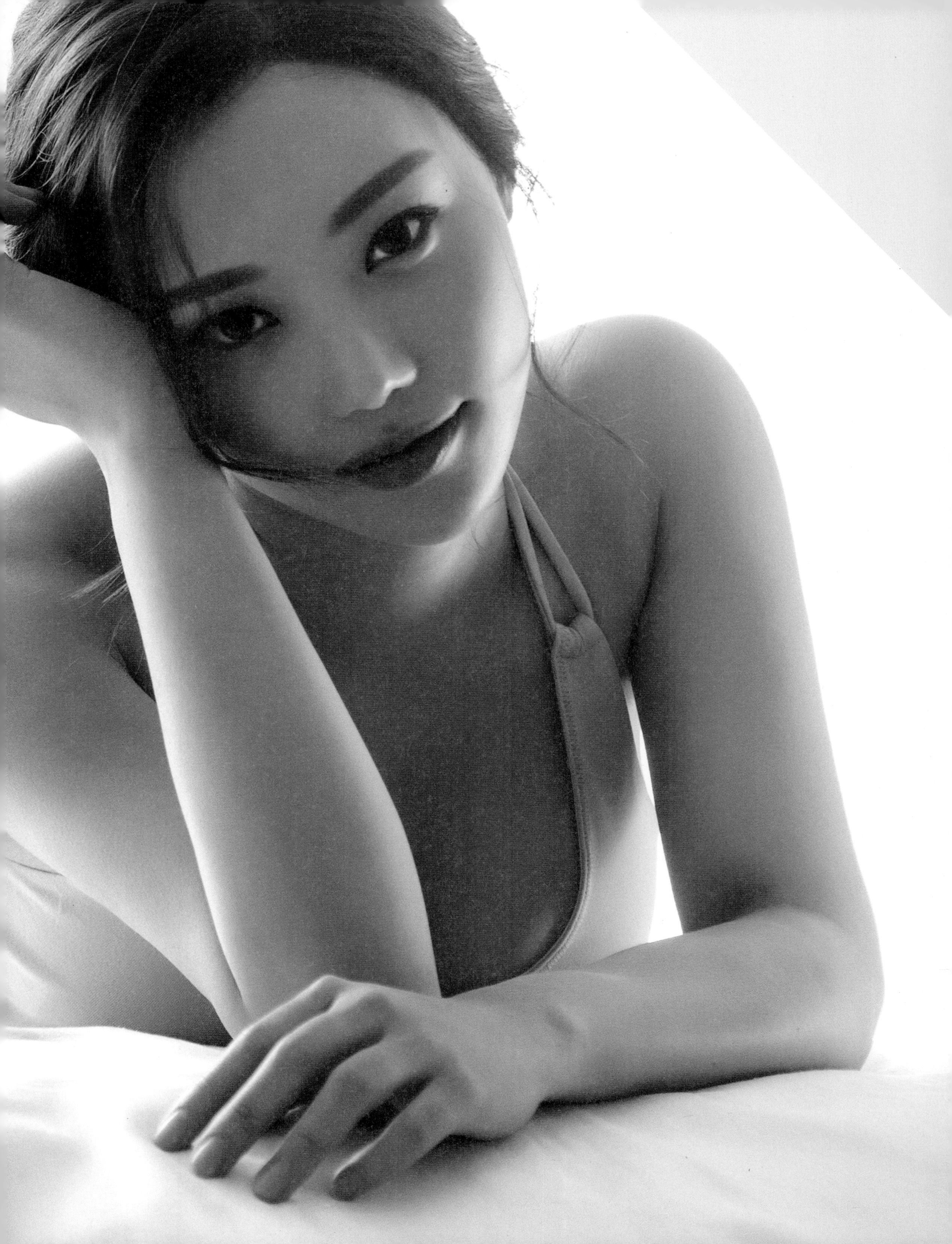

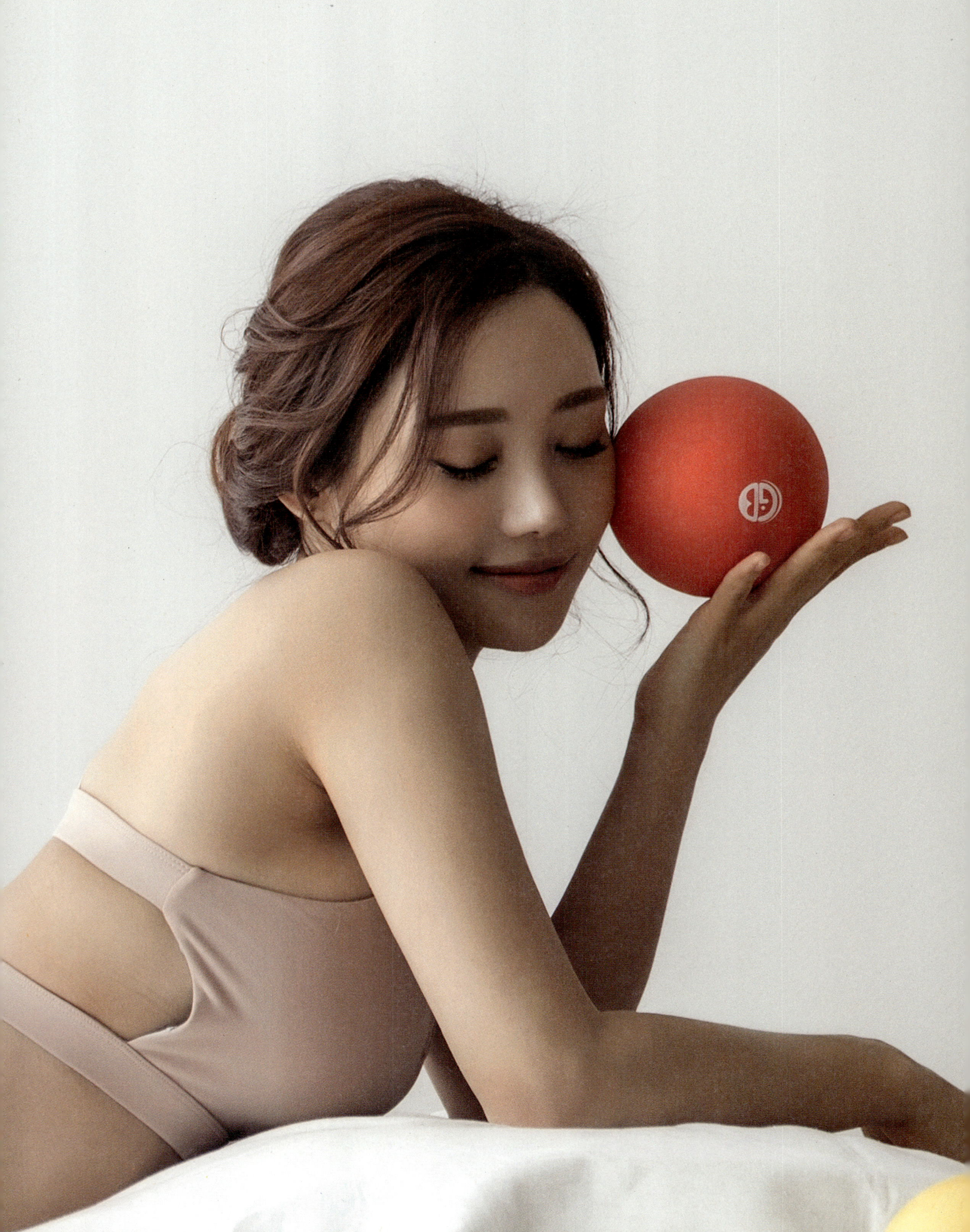

기본 동작법

(책 속의 과정에서 '기본 동작을 합니다'라고 할 때 아래 3단계 동작을 순서대로 하면 됩니다.)

① 공에 체중을 10초 동안 싣는다

공을 풀어 줄 부위에 댄 뒤 내 체중을 공에 싣는다는 느낌으로 10초 동안 편하게 호흡합니다. 이때 공에 몸을 비비거나 세게 누르는 게 아니라 공에 내 몸을 맡긴 채 이완하면 됩니다. 누울 때도, 앉을 때도, 어떤 자세에서도 이 원칙이 적용되니 잊지 마세요.

② 몸을 부드럽게 5회 흔든다

앞 자세에서 몸만 가볍게 흔들어 주세요. 이때 몸 전체가 아니라 공을 댄 부위만 흔드는 겁니다. 유의하세요! 예외가 있다면 해당 동작에서 따로 설명해 드립니다.

③ 심호흡을 3회 한다

마지막으로 공을 댄 상태 그대로 3초 정도 들이쉬고, 6초 정도 내쉽니다. 들이쉬는 숨의 두 배만큼 내쉰다고 생각하세요. 몸에서 공기가 빠져나가는 만큼 공이 몸에 더 깊숙이 들어오는 느낌이 들 겁니다. 여기까지가 기본 동작입니다.

기본 동작 시 주의점

(1) 기본 프로그램과 응용 동작을 병행하면 더욱 효과적입니다.

〈굿 볼 홈트 – 얼굴 편〉은 30일 기본 프로그램(18~19쪽)과 기본 동작을 응용하여 조합한 25가지 얼굴 관리법(4~5쪽의 목차 참조)으로 이루어져 있습니다. 하루 10분으로 구성된 기본 프로그램은 매일 실천하고, 목차에서는 자신에게 필요한 얼굴 관리법을 골라 일주일에 3회 정도 책에 실린 방법대로 따라 해 보세요.

(2) 팽팽하게 공기를 채운 공을 쓰지 마세요

굿 볼 홈트에서 사용하는 공의 적절한 공기 함유량은 50퍼센트와 70퍼센트입니다.
팽팽한 공을 쓰지 않는 이유는 공이 말랑말랑해야 몸에 지나친 자극을 주지 않기 때문입니다. 따라서 공기가 팽팽하게 들어 있는 공에서 공기를 적당히 빼 주어야 합니다. 하지만 공기의 함유 정도를 맨눈으로 판단하기에는 어려움이 있으니 이를 구분하는 간단한 방법을 알려 드리겠습니다.

• 70퍼센트 공기가 들어 있는 상태

책 속에서 보편적으로 사용하는 기본 공입니다. 해당 동작에서 특별한 언급이 없는 한 70퍼센트 정도 공기가 차 있는 공을 사용하면 됩니다. 겉보기에는 동그란 형태를 유지하고 있지만, 손가락에 힘을 주었을 때 손가락 첫째 마디 깊이 정도로 공이 패면 공속에 70퍼센트 정도 공기가 차 있는 상태입니다.

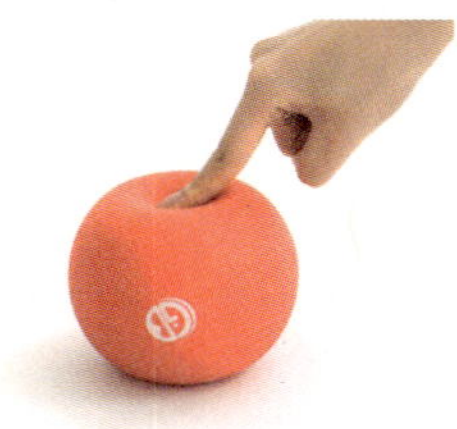

• 50퍼센트 공기가 들어 있는 상태

공이 동그란 형태를 유지하지 못한 채 푹 팬 상태라면 공 속에 절반 정도만 공기가 차 있는 겁니다. 골반 아래쪽 같은 예민한 부위를 풀어 줄 때 해당 상태의 공을 사용하는 게 좋습니다. 50퍼센트 정도 공기가 차 있는 공을 쓸 때는 해당 동작에서 언급하니 책 속의 과정 설명만 잘 따라오시면 아무런 문제가 없습니다.

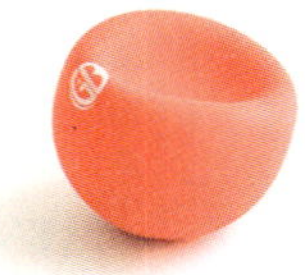

(3) 공을 대는 위치를 가능한 한 정확하게 지켜 주세요.

이 책의 대부분의 동작에는 오른쪽 사진처럼 공을 대는 위치 설명이 있습니다. 동작이 진행되는 부위별로 정확하게 공을 대면 그만큼 동작의 효과가 더 좋아지기 때문입니다. 그러니 오른쪽 사진에 첨부된 설명에 따라 공을 대는 위치를 찾고, 주황색을 넣어 놓은 영역 바깥으로 벗어나지 않게 공을 댄 채 동작을 해 주십시오.

① 가슴 바로 아래
② 배꼽
③ BP.(버스트포인트)에서 수직으로 내려온 지점

- ①~③는 공을 대는 정확한 위치를 찾기 위한 기준선입니다.
- 주황색이 들어간 부분은 공을 대는 영역으로 알파벳 순서에 따라 공을 대고 해당 영역을 풀어 주면 됩니다.
- 오른쪽 사진대로 동작을 할 경우, 공 2개를 a-1과 a-2 지점에 나란히 놓고 기본 동작을 한 뒤 b-1과 b-2 지점으로 공을 옮겨 다시 기본 동작을 하고, 마지막으로 c-1과 c-2 지점으로 옮겨 기본 동작을 하면 됩니다.
- 기본 동작은 15쪽을 참조하세요.

④ 공은 피부에 붙인 채 굴리듯 부드럽게 이동시키는 게 원칙입니다.

공을 정해진 영역 안에서 이동시킬 때는 반드시 공을 피부에 붙인 채 끌듯 옮겨 주세요(예외가 있을 때는 과정 설명에서 따로 언급합니다). 그래야 공이 근육과 근육 사이를 가르며 움직여 유착된 근막을 효과적으로 떼어 낼 수 있습니다. 갯벌에서 조개를 잔뜩 캔 뒤 무거워진 바구니를 팔에 든 채 움직이기보다는 바구니를 갯벌 바닥에 놓고 질질 끌며 옮기기가 더 편하다는 원리를 떠올리면 이해가 쉬울 겁니다. 물론 처음에는 몸이 뜻대로 움직이지 않아 당황스러울 수도 있지만 몇 번 하다 보면 금세 익숙해지니 걱정하지 마세요.

⑤ 내 몸은 소중하니까 공도 천연 소재로

공은 부드럽고 말랑말랑한, 피부에 나쁜 영향을 주지 않는, 무해성 인증을 받았거나 천연 소재 제품으로 고르는 게 좋습니다.

⑥ 공을 댄 부위가 아프다면?

공을 댄 부위에 체중을 실었을 때 살짝 통증이 있을 수 있습니다. 하지만 그것은 대체로 시원함을 동반한 기분 좋은 통증입니다. 하지만 그걸 넘어선 심한 통증이 느껴지거나, 공을 댄 부근의 맥박이 빠르게 뛰면 공이 혈관을 압박하여 생기는 증상이니 즉시 동작을 멈추세요. 그런 뒤 공의 위치를 조금 옮기거나 공의 바람을 좀 더 빼 주면 문제가 바로 해결됩니다.

⑦ 과정, 시간, 횟수를 지키는 게 핵심

자극이 센 경락이나 마사지에 익숙해져 있다면 굿 볼 홈트가 성에 차지 않을 수 있습니다. 그래서 좀 더 세게 압박하고, 지시한 시간보다 더 오래 하려는 경우가 종종 있습니다. 하지만 굿 볼 홈트의 핵심은 유착된 근막을 풀어 체형을 교정 및 개선하는 것이므로 반드시 책에서 설명하는 과정, 시간, 횟수를 지켜 주세요.

⑧ 이런 경우에는 굿 볼 홈트를 잠시 쉬시는 게 좋아요

- 급성 류머티즘성 관절염 : 염증이 악화될 수 있습니다.
- 급성 디스크
- 심한 정맥류성 종창이 생겼을 때
- 혈전 방지제를 복용 중 : 약해진 혈관을 손상할 수 있습니다.
- 골절 상태 : 부러진 뼈가 다시 붙는 걸 방해할 수 있습니다.
- 혈종 : 출혈이 있을 수 있습니다.
- 복부 대동맥류 : 혈관에 압력이 가해지면 좋지 않습니다.
- 염증이나 찢어진 상처가 생긴 부위 : 해당 부위에 공을 대면 자극이 심해 좋지 않습니다.
- 습관성 탈골 부위 : 늘어진 연부 조직에 손상이 생길 수 있습니다.

※ 아래에 해당하는 분은 전문가와 상의 후 진행하세요.
- 심한 당뇨 : 감각 장애로 인해 자극 인지가 느려 문제가 생길 수 있습니다. 다만 약을 복용하고 있어 일상생활에 지장이 없는 경우라면 상관없습니다.
- 임산부 : 전문가와 상의한 뒤 적절한 부위(복부, 골반을 제외한 부위)에만!
- 고혈압
- 악성 종양

Monthly Basic Program for Your Face

(미모와 동안을 위한 30일 프로그램)

DAY 1	가슴 사이 풀기(28p) → 빗장뼈 아랫부분 풀기(29p)
DAY 2	목의 긴장 풀기(36p) → 목덜미와 어깨 풀기(36p)
DAY 3	등과 골반 이완하기(40p)

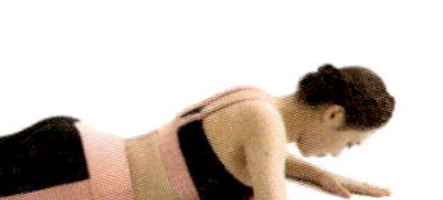
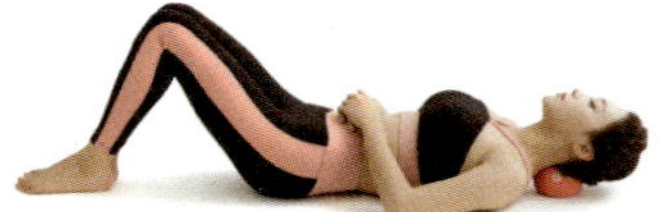
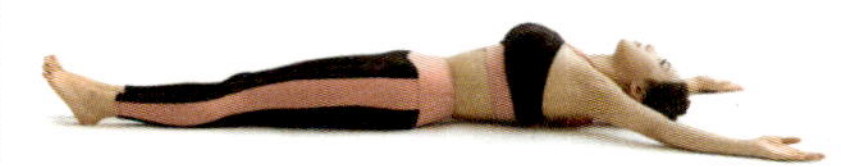

DAY 7	가슴 사이 풀기(28p) → 빗장뼈 아랫부분 풀기(29p)
DAY 8	골반 앞쪽 풀기(58~59p)
DAY 9	골반 바깥쪽 풀기(60~61p)

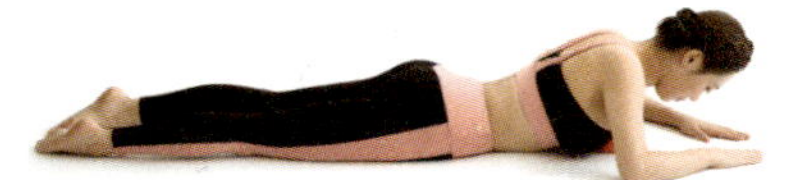
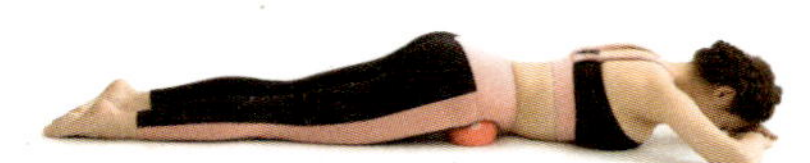
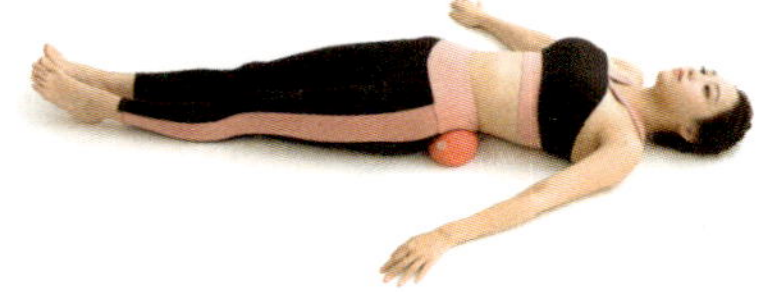

DAY 13	위축된 몸 앞쪽 늘리기(106p) → 매끄러운 목선 만들기(107p)
DAY 14	올라온 어깨 제 위치로 내리기 2 (111p)
DAY 15	가슴 사이 풀기(28p) → 빗장뼈 아랫부분 풀기(29p)

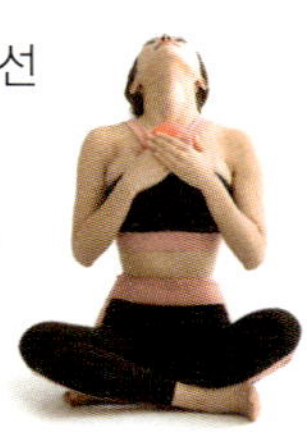
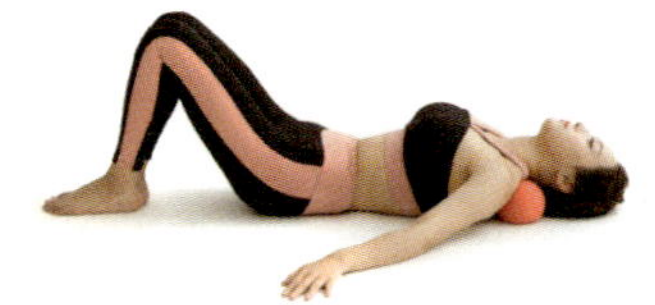
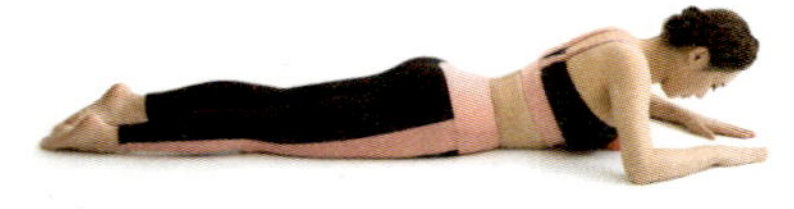

DAY 19	가슴 아래와 복부 풀기(121p)
DAY 20	뭉친 복부 풀기(134~135p)
DAY 21	골반 주변의 림프샘 흐름 개선하기 (136~137p)

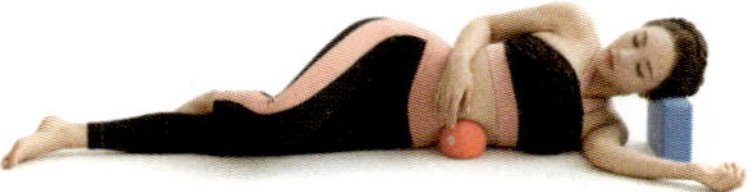
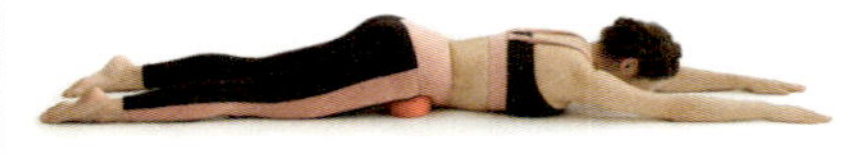

DAY 25	팔 림프샘 마사지(127~129p)
DAY 26	손목과 팔 풀기(140p) → 손목 관절 부드럽게 이완하기(141p)
DAY 27	목덜미 풀기(105p)

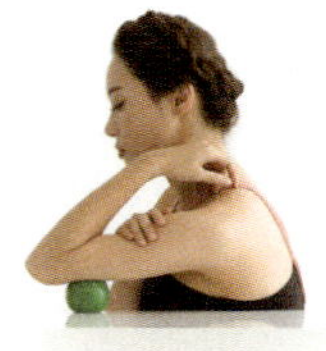
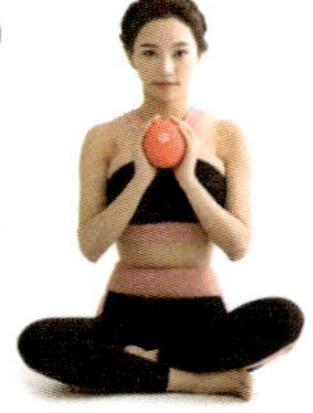
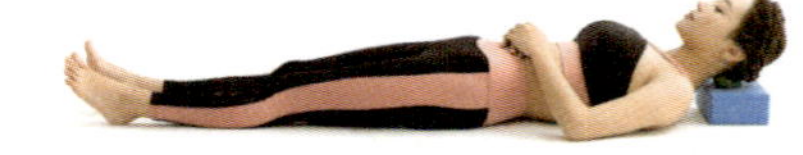

※ 이 프로그램은 아름다운 피부 유지와 주름 완화 및 개선을 위해 구성한 30일 프로그램으로, 하루에 10분 정도 시간을 내면 누구나 할 수 있습니다. 매일 꾸준히 진행하되, 절대로 무리하지 마십시오.

※ 일부 동작은 과정 전체를 하지 않는 경우도 있으니 각 동작 옆 괄호 안에 표기된 페이지에 실린 동작까지만 하면 됩니다.

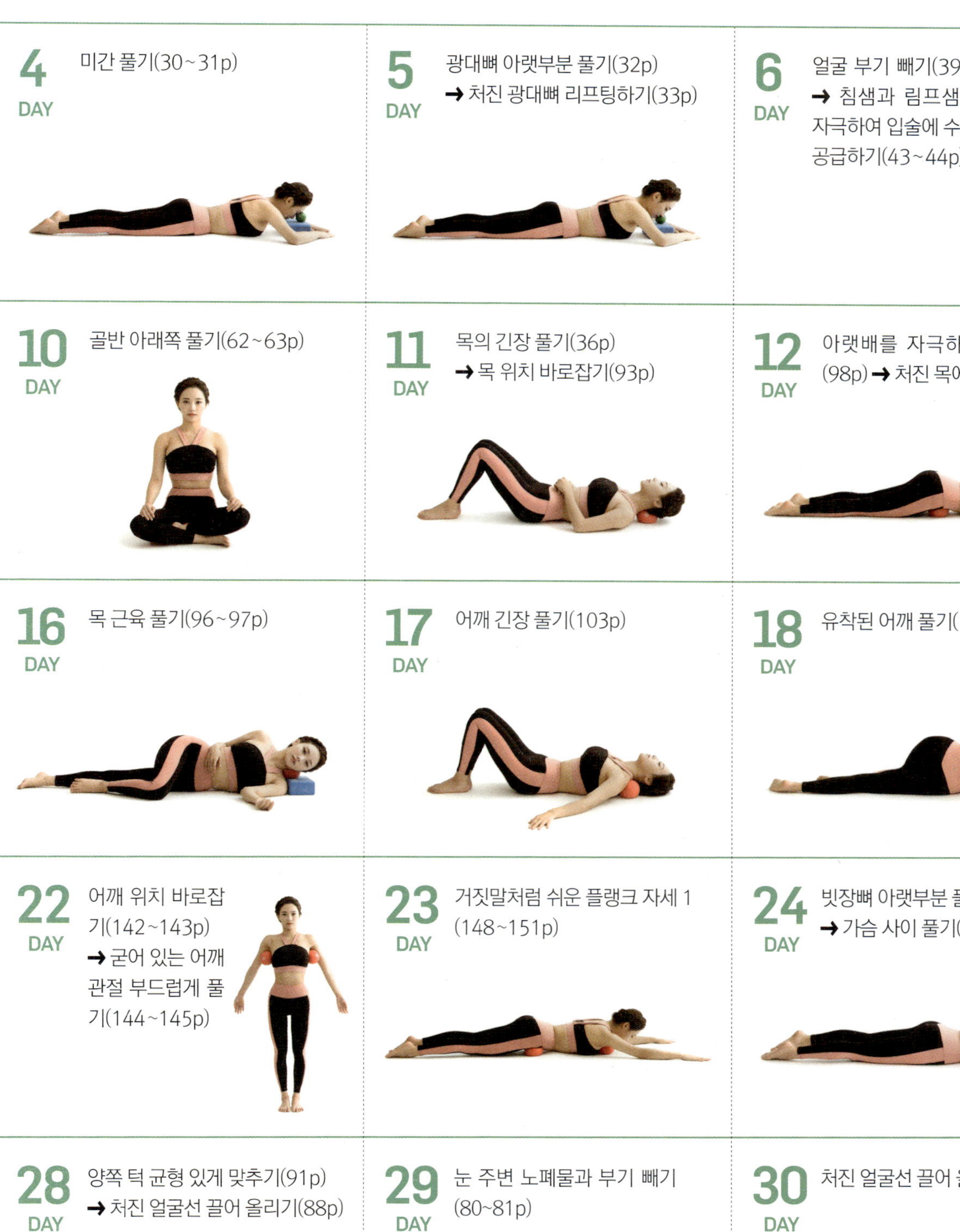

4 DAY 미간 풀기(30~31p)

5 DAY 광대뼈 아랫부분 풀기(32p) → 처진 광대뼈 리프팅하기(33p)

6 DAY 얼굴 부기 빼기(39p) → 침샘과 림프샘을 자극하여 입술에 수분 공급하기(43~44p)

10 DAY 골반 아래쪽 풀기(62~63p)

11 DAY 목의 긴장 풀기(36p) → 목 위치 바로잡기(93p)

12 DAY 아랫배를 자극하여 목주름 펴기(98p) → 처진 목에 탄력 주기(99p)

16 DAY 목 근육 풀기(96~97p)

17 DAY 어깨 긴장 풀기(103p)

18 DAY 유착된 어깨 풀기(114~115p)

22 DAY 어깨 위치 바로잡기(142~143p) → 굳어 있는 어깨 관절 부드럽게 풀기(144~145p)

23 DAY 거짓말처럼 쉬운 플랭크 자세 1(148~151p)

24 DAY 빗장뼈 아랫부분 풀기(29p) → 가슴 사이 풀기(28p)

28 DAY 양쪽 턱 균형 있게 맞추기(91p) → 처진 얼굴선 끌어 올리기(88p)

29 DAY 눈 주변 노폐물과 부기 빼기(80~81p)

30 DAY 처진 얼굴선 끌어 올리기(74p)

Ultimate Skin

누구나 맑고 깨끗한 피부를 원하지만, 그게 쉽지 않습니다. 원래도 피부는 시간이 지날수록 노화하기 마련인데, 각종 공해와 스트레스에 노출되어 있는 현대인이니 노화 속도가 더 빠를 수밖에 없지요. 다양한 시술이 많이 나와 있지만, 저는 공으로 뭉친 근막과 피부를 안 좋게 만드는 요인이 되는 몸의 여러 굳은 부위를 풀어 맑고 깨끗한 피부를 가꾸는 데 도움되는 방법을 소개해 드리려 합니다. 일상생활 속에서도 쉽게 할 수 있고 간단하지만, 효과는 결코 가벼이 볼 수 없는 방법들이니 주목하세요.

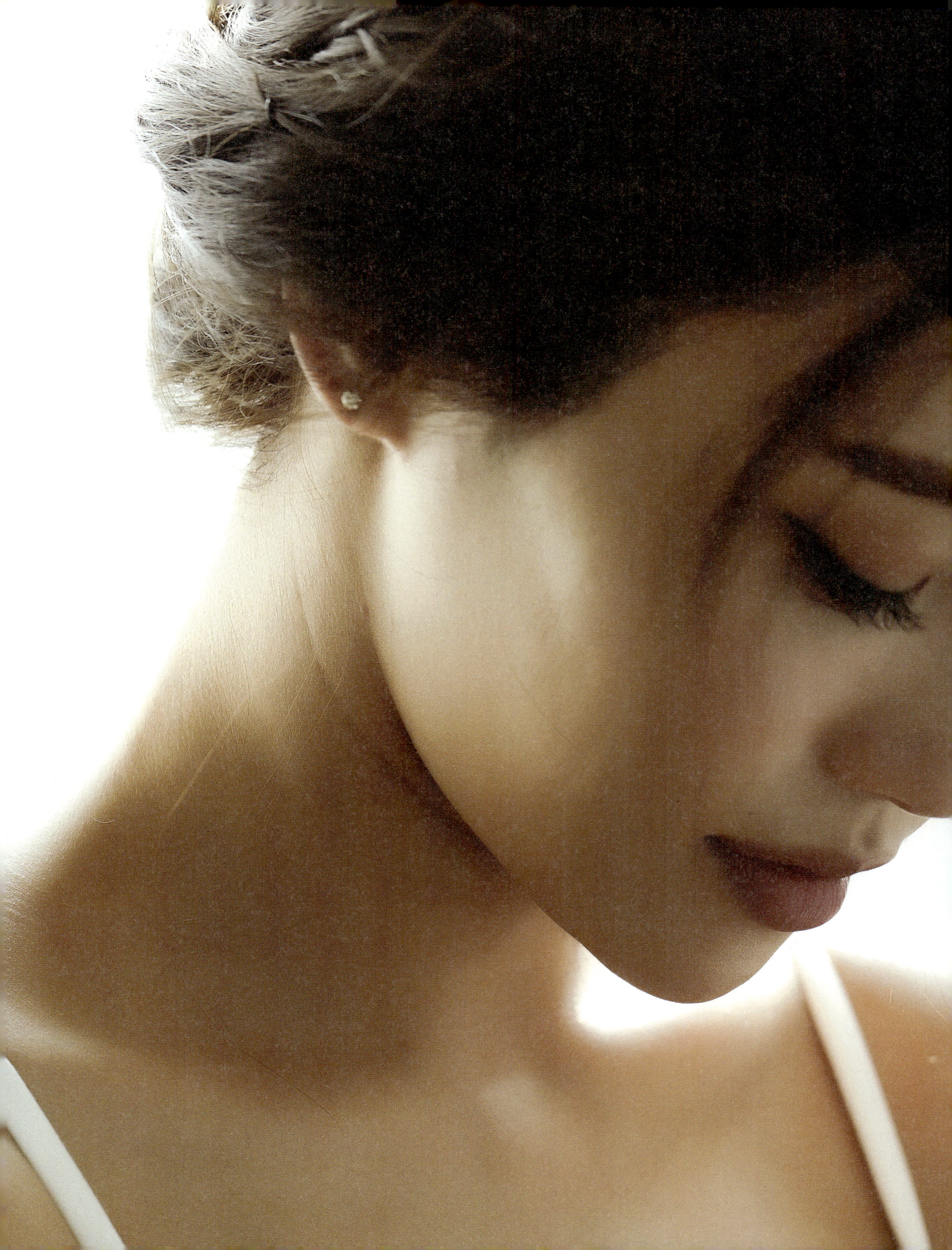

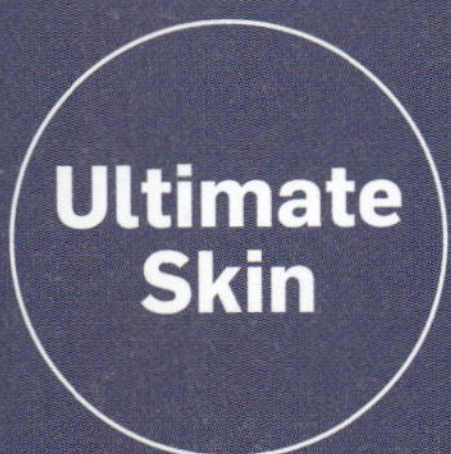

처진 피부를 팽팽하게 끌어 올리기

어느 순간 그런 거 느낄 때 없으신가요? 얼굴에 생긴 베개 자국이 사라질 때까지 걸리는 시간이 갈수록 길어진다는 거요. 예전에는 몇 번 비벼만 주면 없어졌는데 말이지요. 지금 알려 드리는 동작들은 피부 노화 예방에도, 이미 노화가 시작된 피부의 탄력을 되살리는 데에도 무척 좋습니다.

시작하기 전에 CHECK!	얼굴은 예민한 부위이니, 작고 부드러운 공을 사용하세요!

준비물	큰 공(지름 12cm) 1개, 작은 공(지름 7cm) 1개, 수건이나 블록

1 빗장뼈 아랫부분 풀기

① 빗장뼈

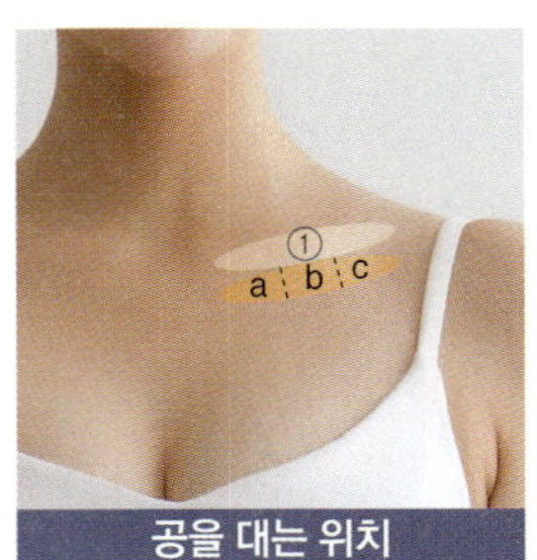

EASY & COMFORTABLE PROGRAM FOR 4 WEEKS

공을 대는 위치

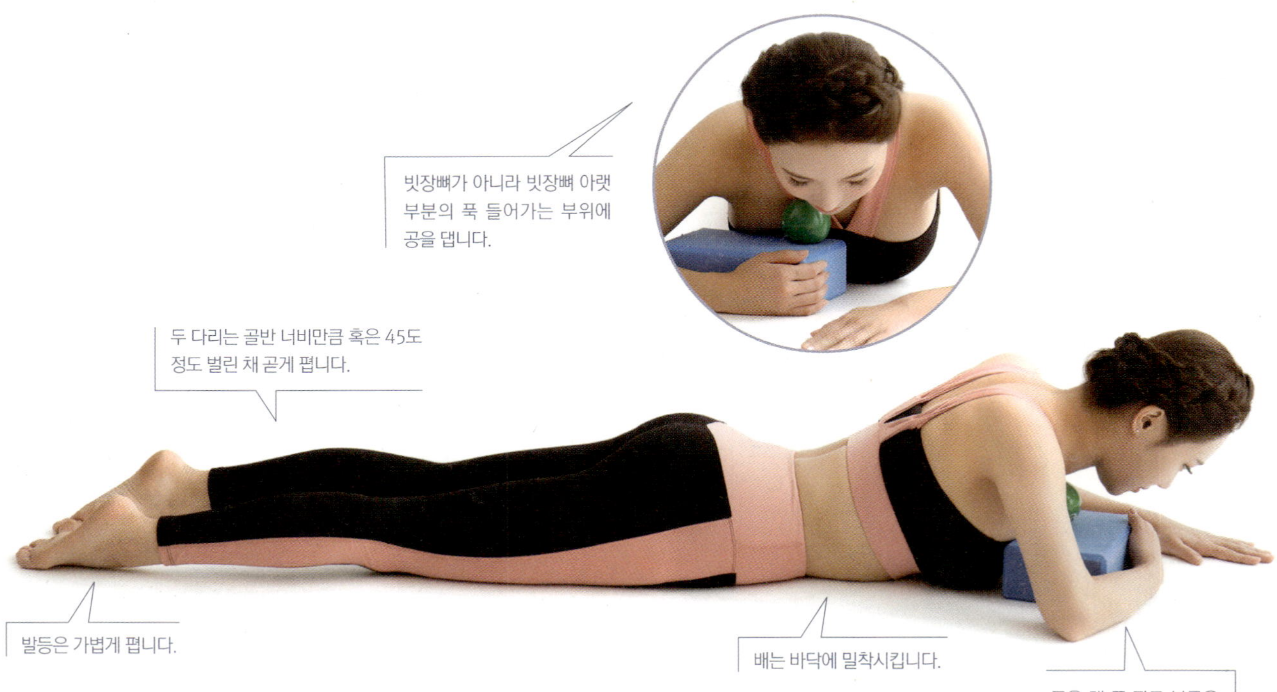

a 지점에 작은 공이 맞닿게 엎드린 뒤 기본 동작을 합니다. 그다음에는 공을 b, c 지점으로 옮겨 기본 동작을 합니다. 여기까지가 1세트로 총 3세트 실시합니다. 반대쪽에도 3세트 실시합니다.

② 가슴 사이 풀기

① 빗장뼈 바로 아래
② B.P.(버스트포인트)
③ 상체를 반으로 나눈 지점

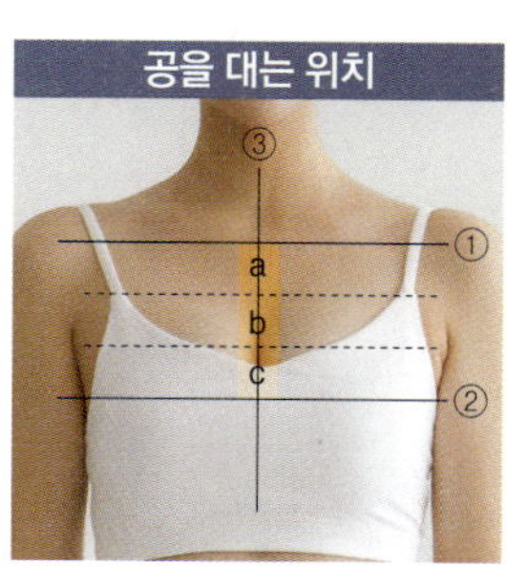

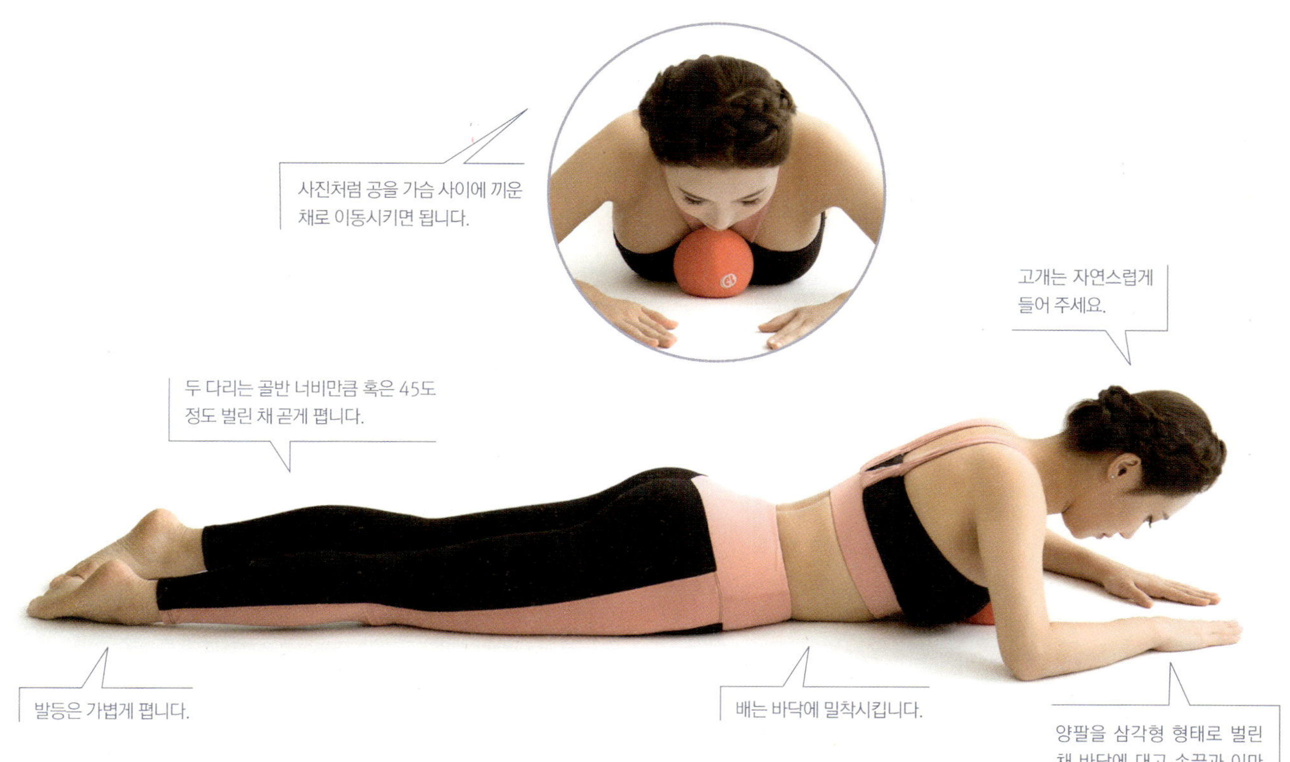

큰 공을 a 지점에 끼운 뒤 기본 동작을 합니다. 그다음에는 공을 b, c 지점으로 옮겨 기본 동작을 합니다. 여기까지가 1세트로 총 3세트 실시합니다.

3 광대뼈 아랫부분 풀기

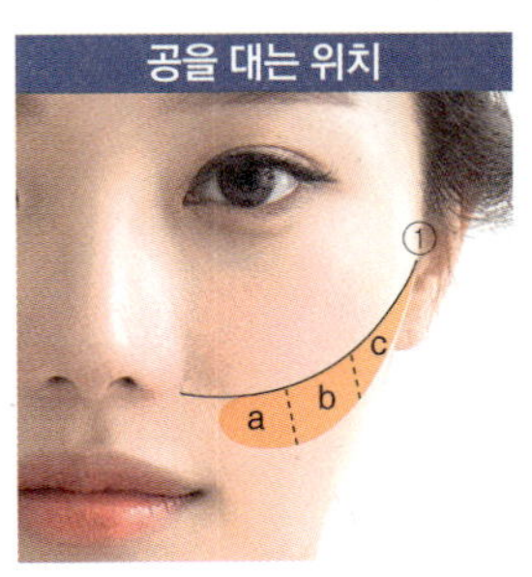

① 광대뼈 라인

A

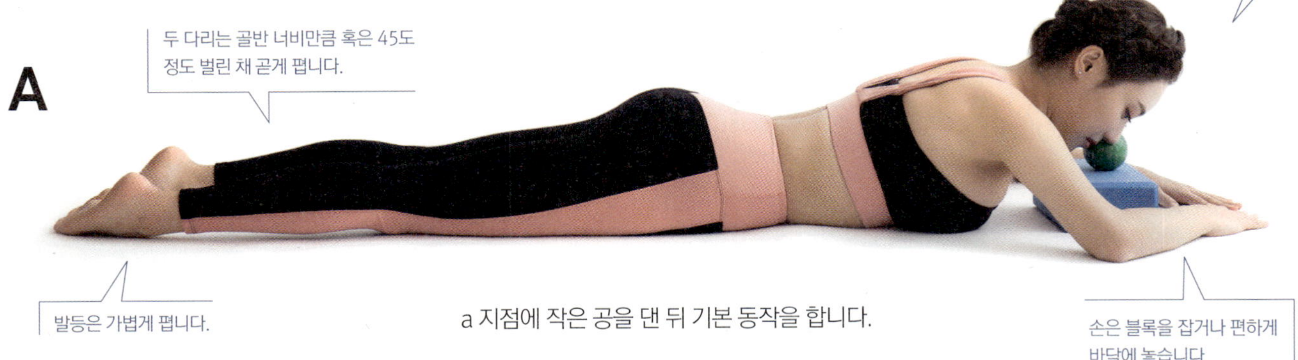

B

공을 b 지점으로 옮겨 기본 동작을 합니다.

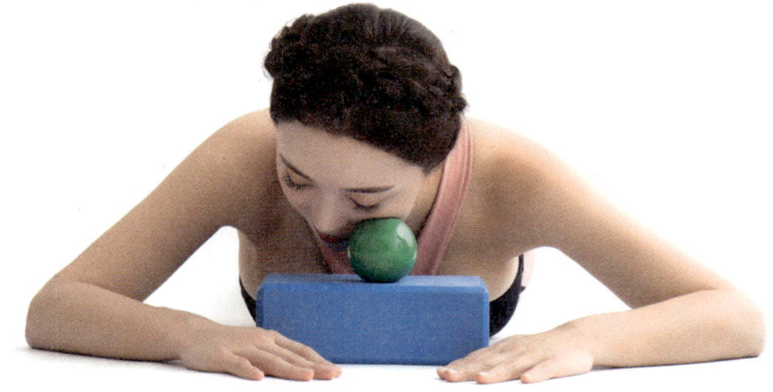

C

공을 c 지점으로 옮겨 기본 동작을 합니다.
여기까지가 1세트로 총 3세트 실시합니
다. 반대쪽에도 3세트 실시합니다.

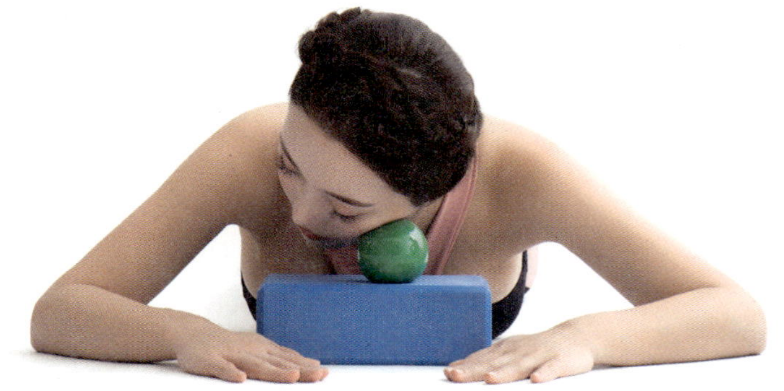

4 미간 풀기

* b, c 지점에 공을 댈 때는 눈썹의 중간 이상
공이 넘어가지 않게 주의하세요.

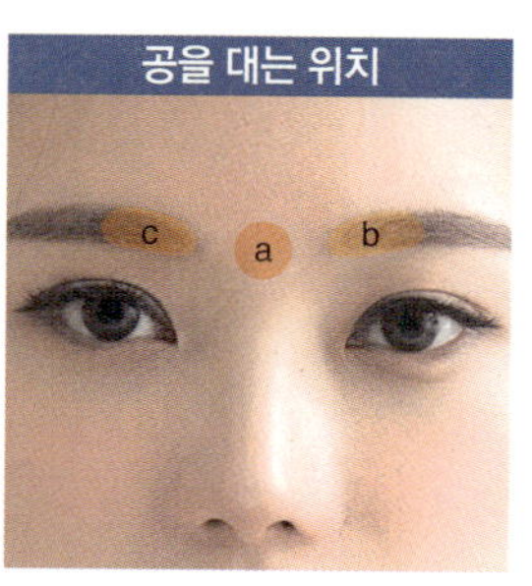

약 7cm 높이의 블록이나
같은 높이로 돌돌 만 수건
위에 공을 얹습니다.

A

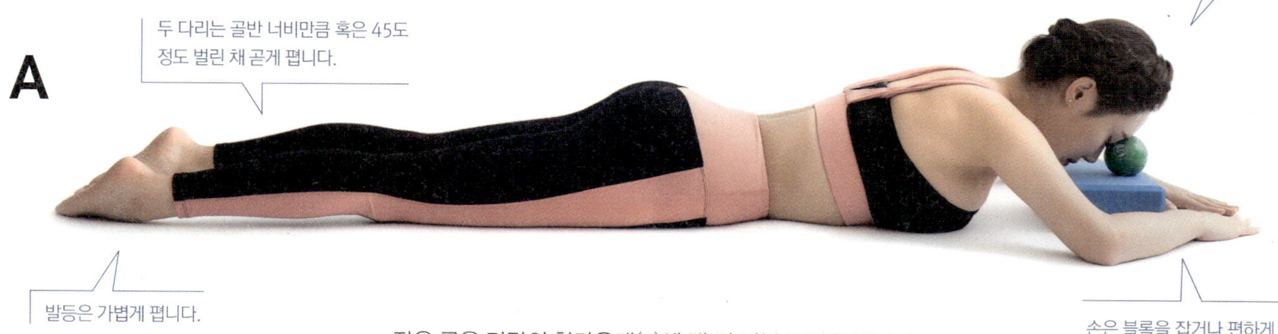

두 다리는 골반 너비만큼 혹은 45도
정도 벌린 채 곧게 폅니다.

발등은 가볍게 폅니다.

작은 공을 미간의 한가운데(a)에 댄 뒤 기본 동작을 합니다.

손은 블록을 잡거나 편하게
바닥에 놓습니다.

고개를 공이 옮겨 갈 반대쪽으로
살짝 돌리면 자연스럽게 공이 이
동합니다.

B

b 지점으로 공을 옮겨 기본 동작을 합니다.

C

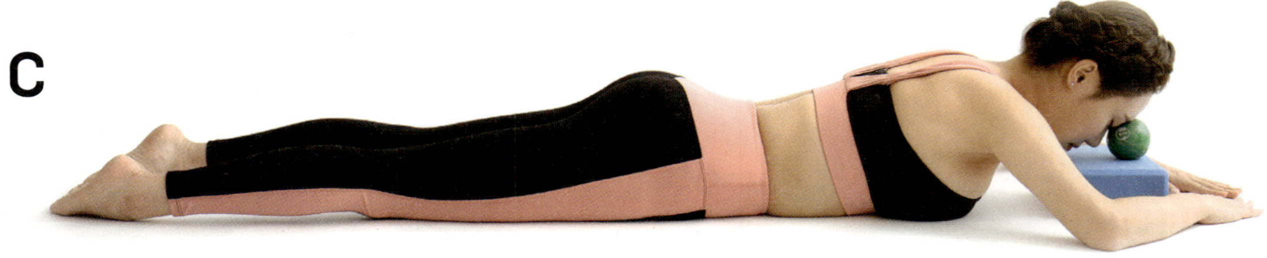

고개를 가운데로 움직여 a 지점에 공이 다시 닿게 한 다음
기본 동작을 합니다.

D

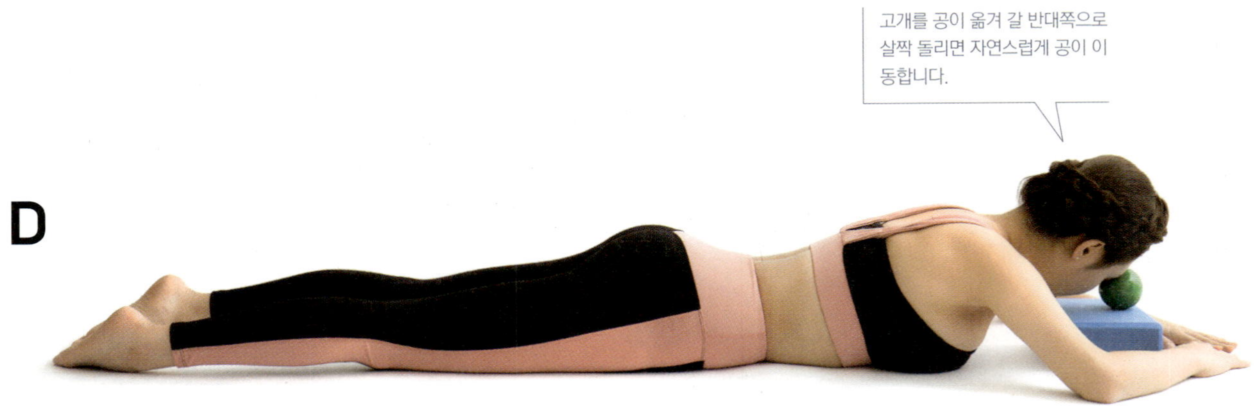

c 지점으로 공을 옮겨 기본 동작을 합니다. 여기까지가
1세트로 총 3세트 실시합니다.

5 처진 얼굴선 끌어 올리기

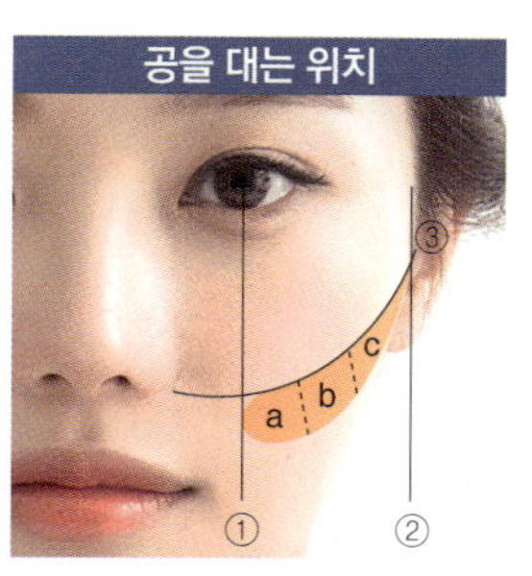

① 동공에서 수직으로 내려온 지점
② 광대뼈가 끝나는 지점
③ 광대뼈 라인

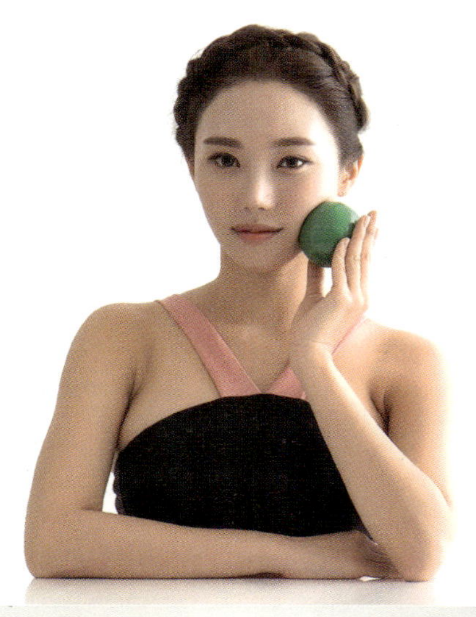

A

a 지점에 작은 공을 댄 뒤 턱을 괴듯이 얼굴을 공에 10초 동안 기댑니다. 이때 공에 머리의 무게를 싣는 듯한 느낌으로 동작하세요.

B

공을 b, c 지점으로 옮겨 A 과정을 반복합니다. 여기까지가 1세트로 총 3세트 실시합니다. 반대쪽에도 3세트 실시합니다.

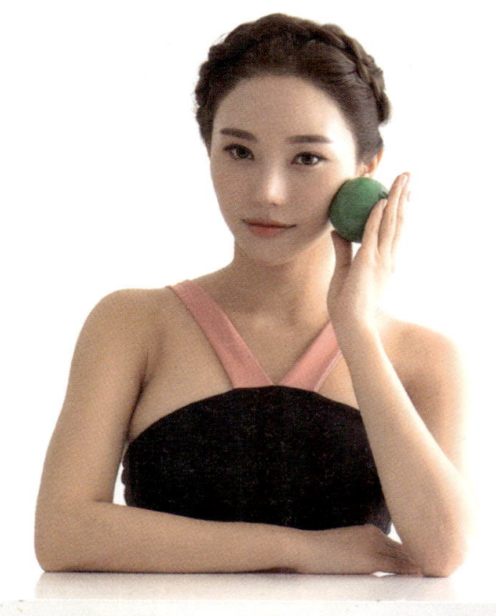

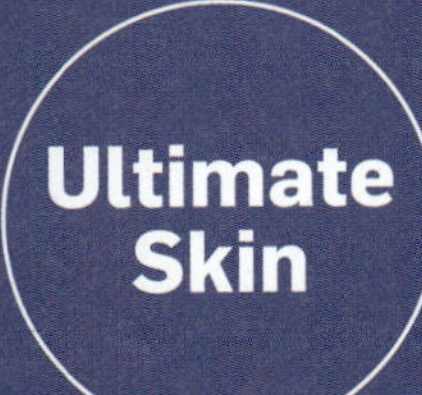

사막 같던
내 피부에
촉촉한 수분 주기

미세 먼지와 같은 공해와 피부 자체의 노화로 얼굴이 갈수록 푸석해지고, 건조해진다고 느껴질 때 좋은 동작입니다. 피부에 수분이 차오르려면 얼굴뿐 아니라 가슴과 빗장뼈도 풀어 줘야 하니 꼼꼼하게 따라 해 보세요.

시작하기 전에 CHECK! 얼굴은 예민한 부위입니다. 따라서 날달걀로 멍 든 부분을 풀듯 손에 힘을 너무 주지 말고 부드럽게 동작을 해 주세요. 너무 세게 누르면 림프샘이 손상되어 오히려 역효과가 납니다.

준비물 큰 공(지름 12cm) 1개, 작은 공(지름 7cm) 1개, 수건이나 블록

① 빗장뼈 바로 아래
② BP.(버스트포인트)
③ 상체를 반으로 나눈 지점

EASY &
COMFORTABLE
PROGRAM
FOR 4 WEEKS

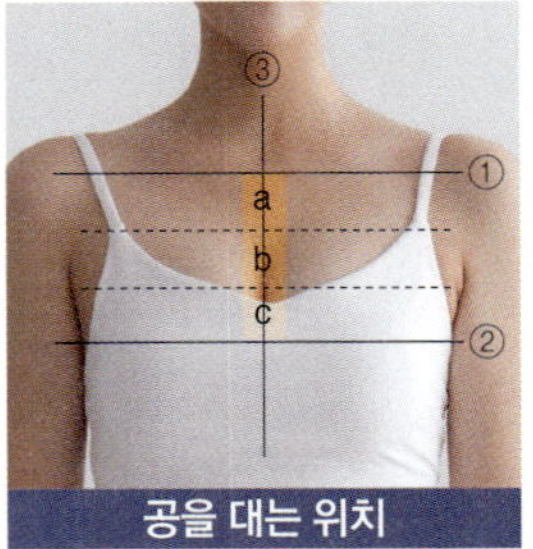

① 가슴 사이 풀기

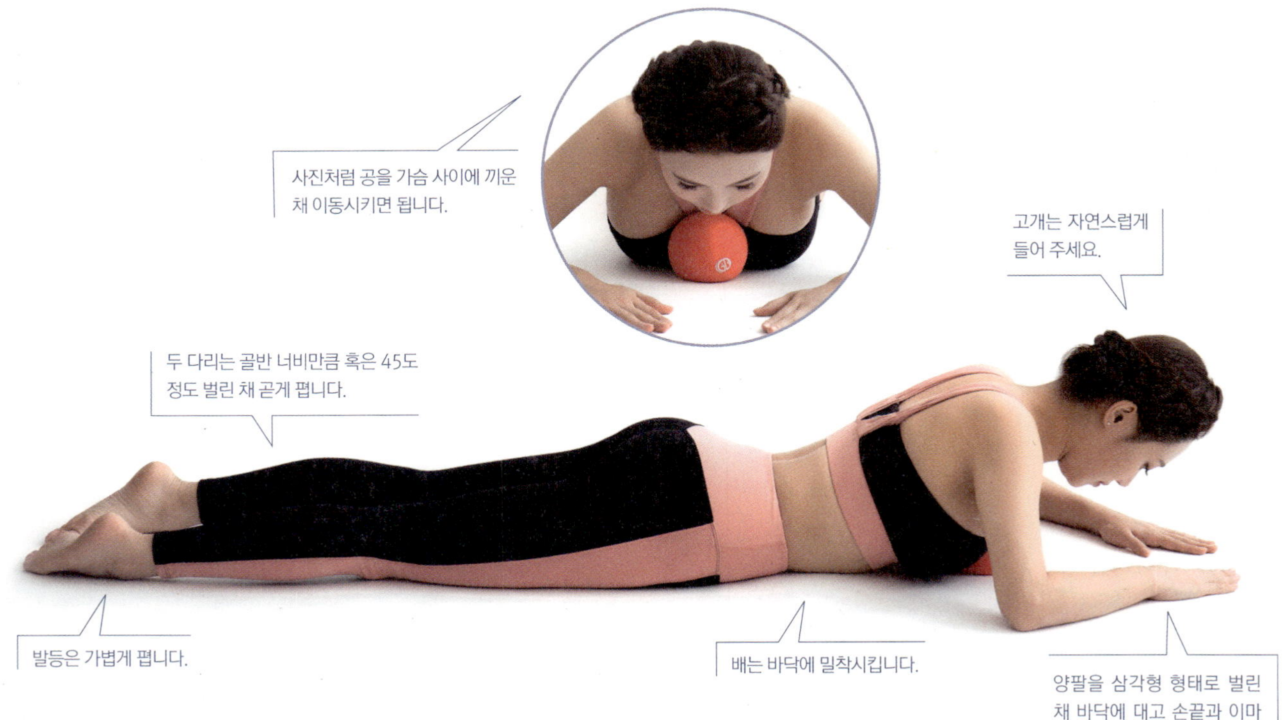

큰 공 1개를 a 지점에 끼운 뒤 기본 동작을 합니다. 그다음에는 공을 b, c 지점으로 옮겨 기본 동작을 합니다. 여기까지가 1세트로 총 3세트 실시합니다.

② 빗장뼈 아랫부분 풀기

① 빗장뼈

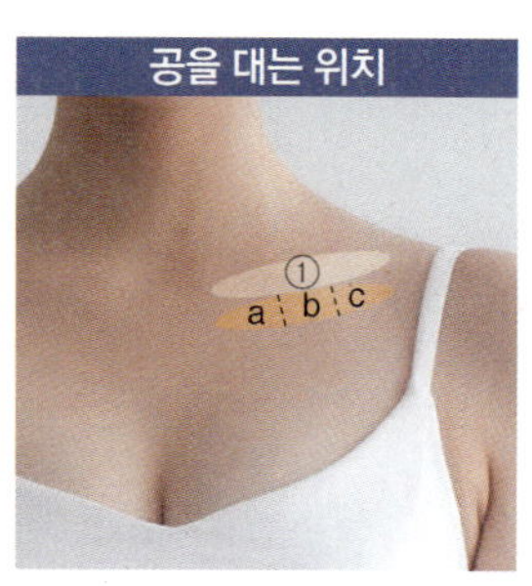

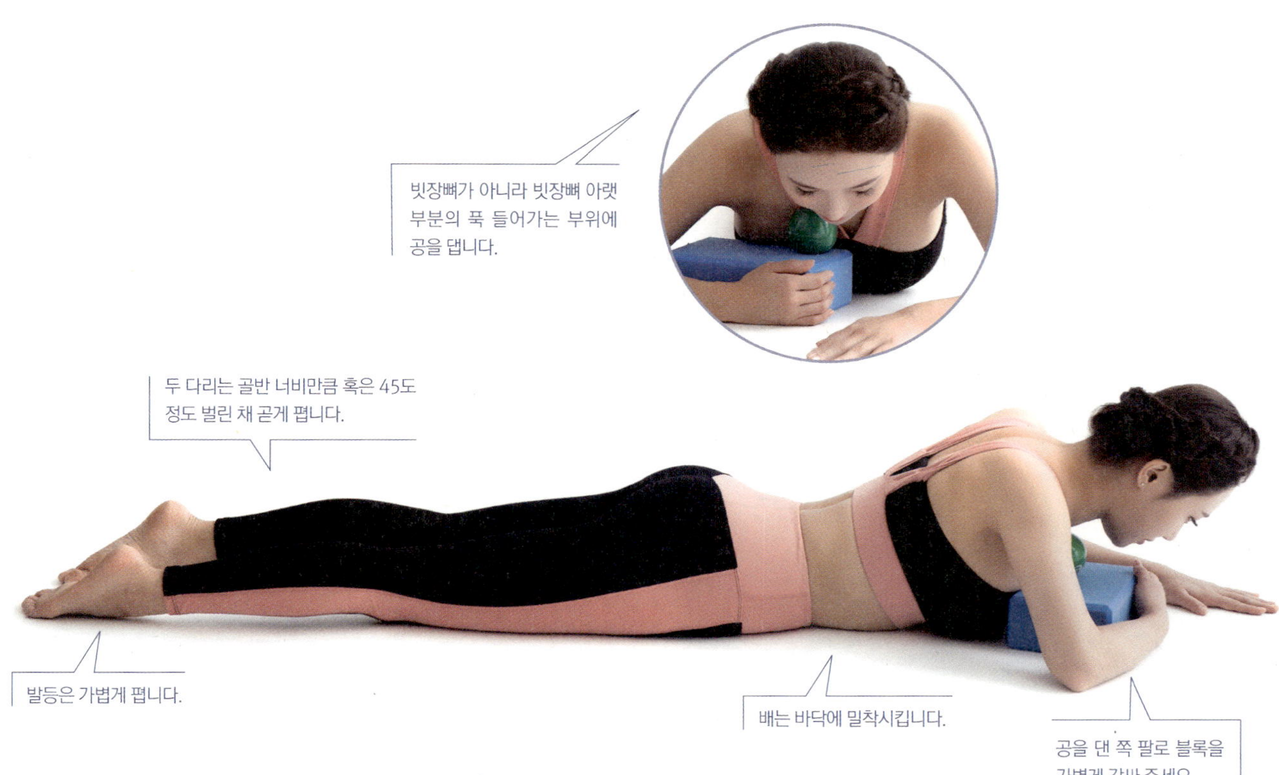

a 지점에 작은 공이 맞닿게 엎드린 뒤 기본 동작을 합니다. 그다음에는
공을 b, c 지점으로 옮겨 기본 동작을 합니다. 여기까지가 1세트로 총
3세트 실시합니다. 반대쪽에도 3세트 실시합니다.

③ 미간 풀기

* b, c 지점에 공을 댈 때는 눈썹의 중간 이상
공이 넘어가지 않게 주의하세요.

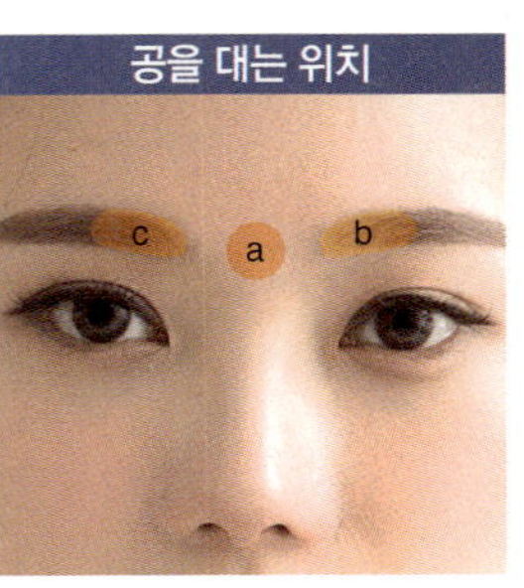

A

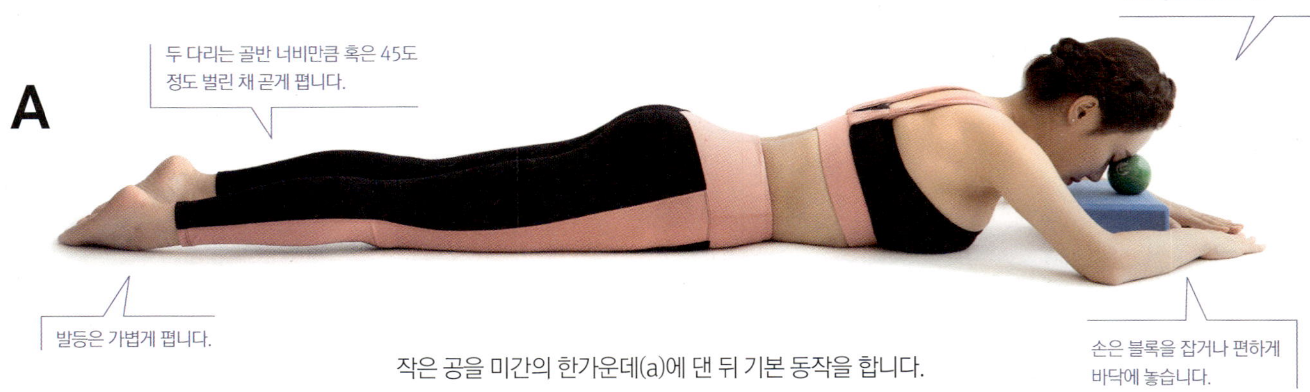

작은 공을 미간의 한가운데(a)에 댄 뒤 기본 동작을 합니다.

B

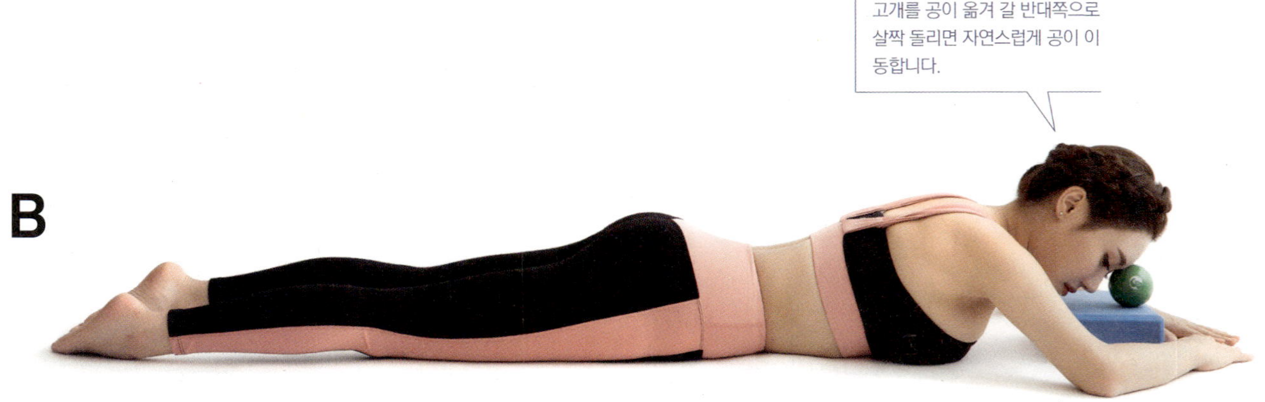

b 지점으로 공을 옮겨 기본 동작을 합니다.

C

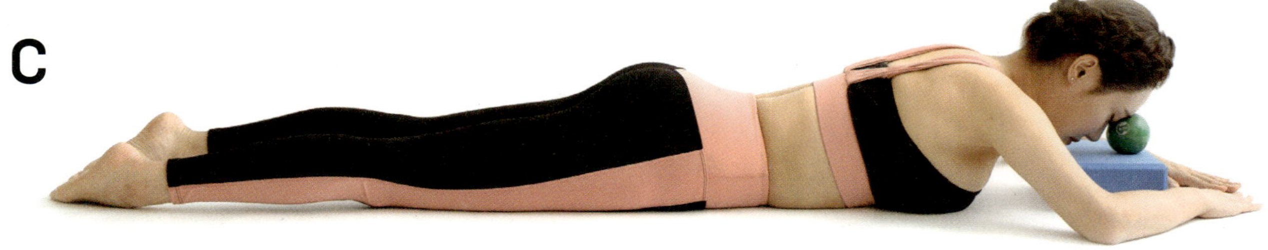

고개를 가운데로 움직여 a 지점에 공이 다시 닿게 한 다음
기본 동작을 합니다.

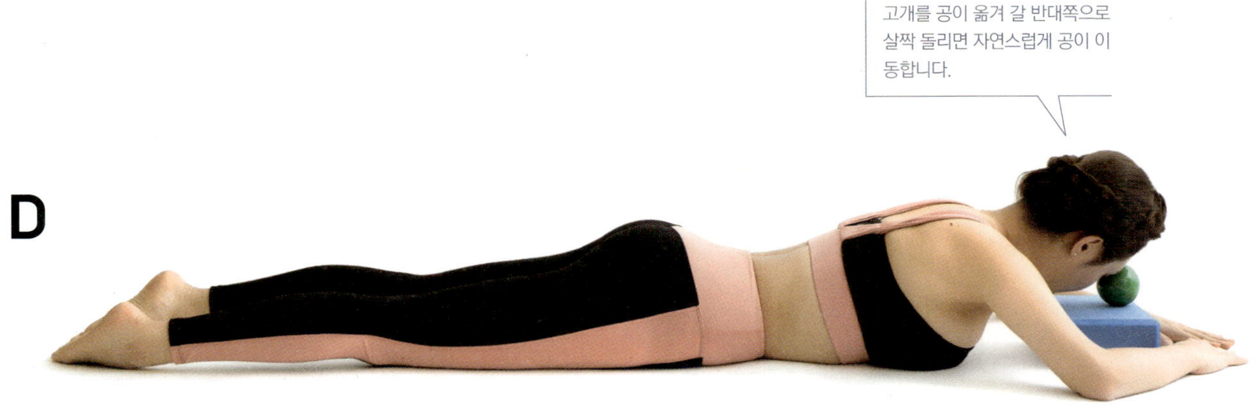

D

c 지점으로 공을 옮겨 기본 동작을 합니다. 여기까지가
1세트로 총 3세트 실시합니다.

4 광대뼈 아랫부분 풀기

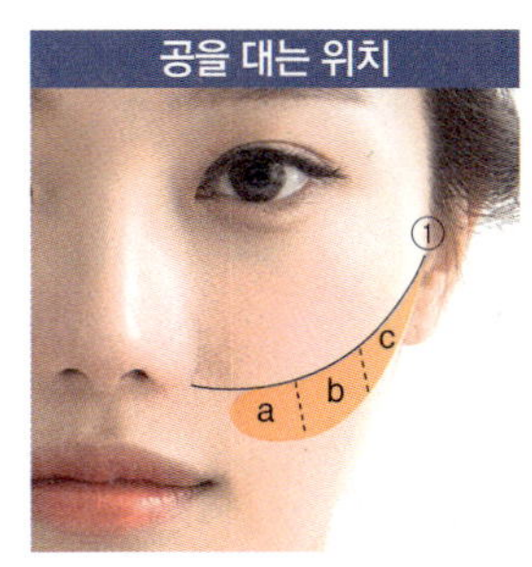

① 광대뼈 라인

A

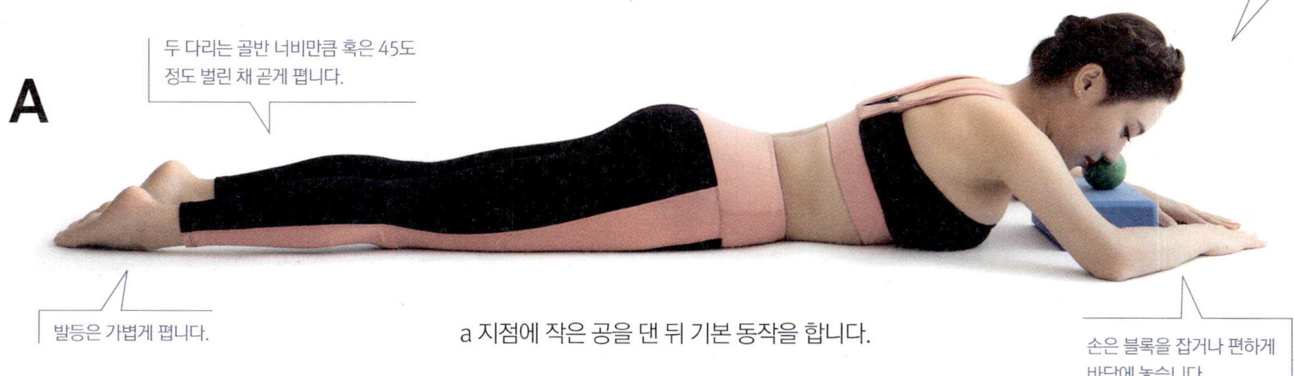

B

공을 b 지점으로 옮겨 기본 동작을 합니다.

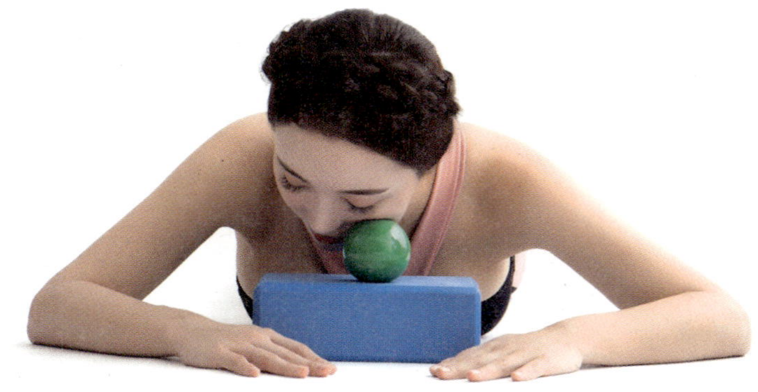

C

공을 c 지점으로 옮겨 기본 동작을 합 여기까지가 1세트로 총 3세트 실시합니다. 반대쪽에도 3세트 실시합니다.

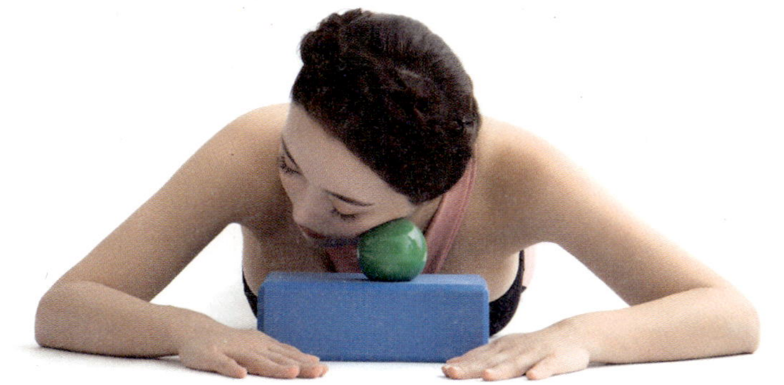

5 처진 광대뼈 리프링하기

① 입술 끝에서 턱을 향해 수평으로 선을 그은 지점
② 눈썹 끝에서 관자놀이를 향해 수평으로 선을 그은 지점
③ 눈썹 끝과 헤어라인 사이의 간격을 반으로 나눈 지점
④ 입술 끝과 옆 턱 사이의 간격을 반으로 나눈 지점

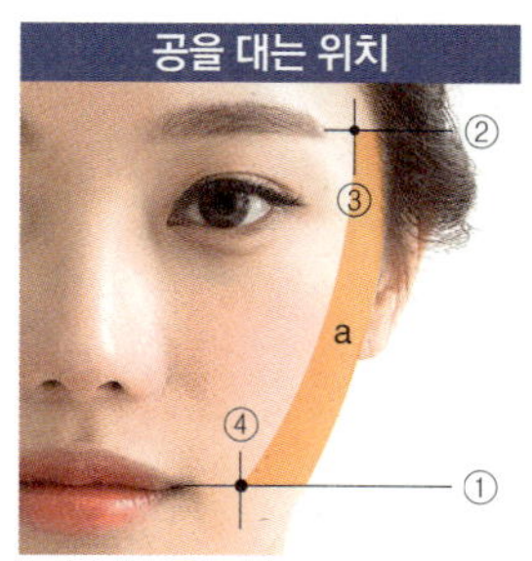

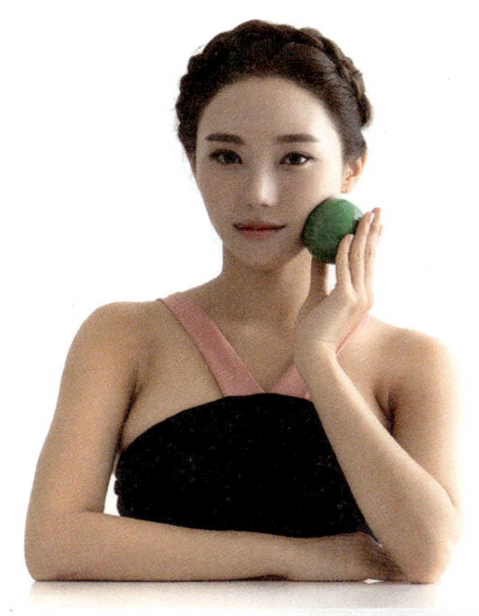

A

a 영역의 가장 아랫부분에 작은 공을 댄 뒤 얼굴의 무게를 싣듯 공에 살짝 기대 주세요.

B

천천히 a 영역의 가장 윗부분까지 공을 원을 그리듯 움직여 주세요. 근육의 탄력을 회복하는 데 도움을 줍니다. 반대쪽에도 3세트 실시합니다.

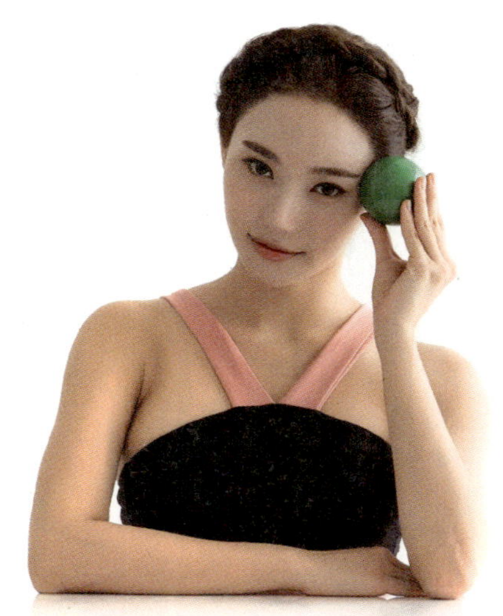

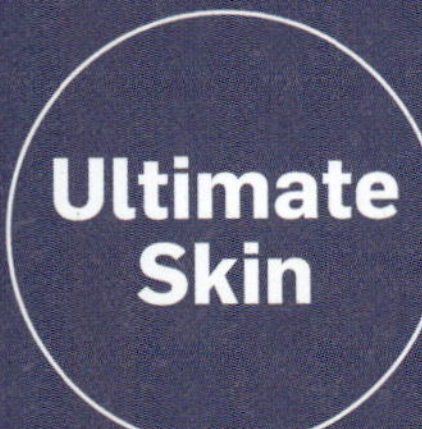

복숭앗빛 아름다운 혈색 가꾸기

몇 년째 전 세계적인 트렌드인 피치 메이크업은 특히 아시아 여성들이 선호합니다. 하지만 메이크업만으로 고운 혈색을 만들기란 한계가 있겠지요. 갓 딴 복숭아처럼 아름다운 혈색을 만드는 방법을 알려 드릴 테니 생얼로도 자연스럽게 피치 빛을 드러내 보세요.

시작하기 전에 CHECK! 얼굴은 예민한 부위입니다. 따라서 날달걀로 멍 든 부분을 풀듯 손에 힘을 너무 주지 말고 부드럽게 동작을 해 주세요. 너무 세게 누르면 림프샘이 손상되어 오히려 역효과가 납니다.

준비물 큰 공(지름 12cm) 1개, 작은 공(지름 7cm) 1개, 수건이나 블록

① 빗장뼈

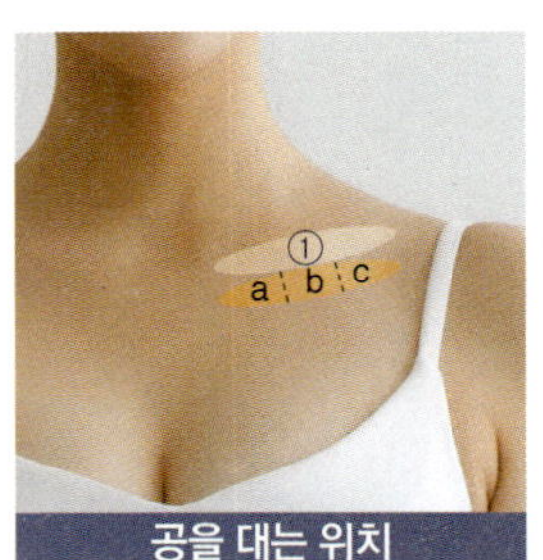

EASY & COMFORTABLE PROGRAM FOR 4 WEEKS

① 빗장뼈 아랫부분 풀기

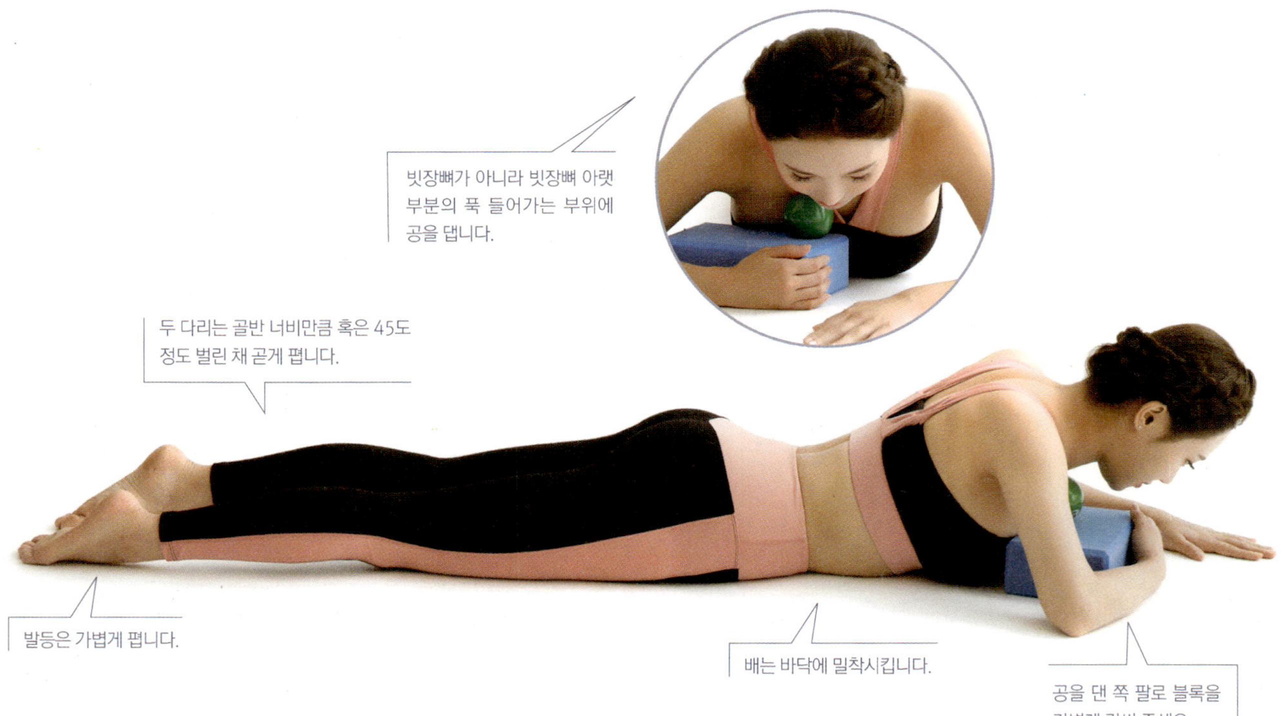

a 지점에 작은 공이 맞닿게 엎드린 뒤 기본 동작을 합니다. 그다음에는 공을 b, c 지점으로 옮겨 기본 동작을 합니다. 여기까지가 1세트로 총 3세트 실시합니다. 반대쪽에도 3세트 실시합니다.

② 가슴 사이 풀기

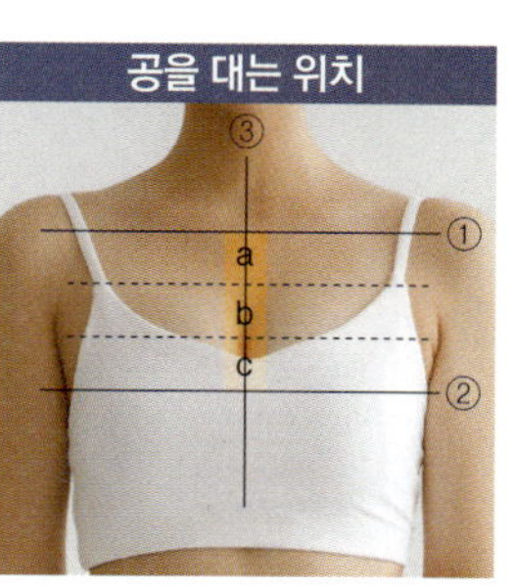

① 빗장뼈 바로 아래
② BP.(버스트포인트)
③ 상체를 반으로 나눈 지점

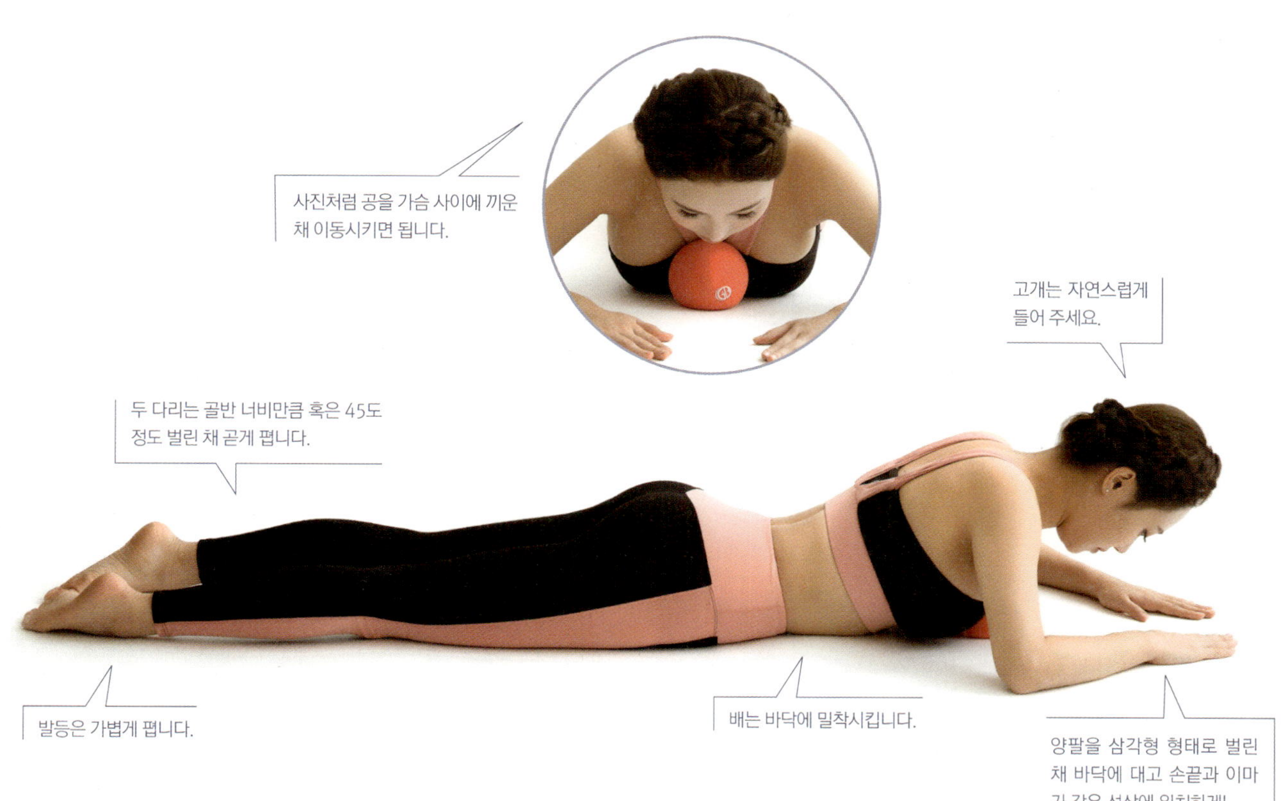

큰 공을 a 지점에 끼운 뒤 기본 동작을 합니다. 그다음에는
공을 b, c 지점으로 옮겨 기본 동작을 합니다. 여기까지가
1세트로 총 3세트 실시합니다.

3 목덜미와 어깨 풀기

① 등을 반으로 나눈 지점
② 어깨가 시작되는 지점

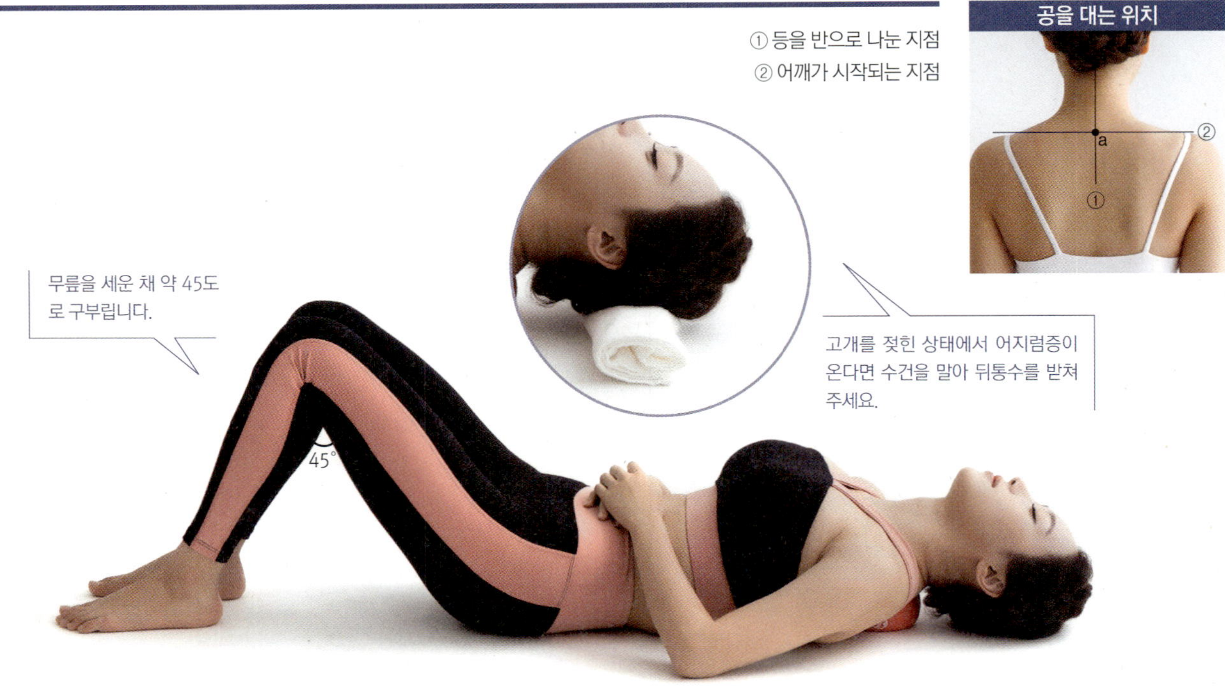

무릎을 세운 채 약 45도
로 구부립니다.

45°

고개를 젖힌 상태에서 어지럼증이
온다면 수건을 말아 뒤통수를 받쳐
주세요.

큰 공을 a 지점에 댄 뒤 기본 동작을 3회 실시합니다.

4 목의 긴장 풀기

① 목이 시작되는 지점
② 목이 끝나는 지점

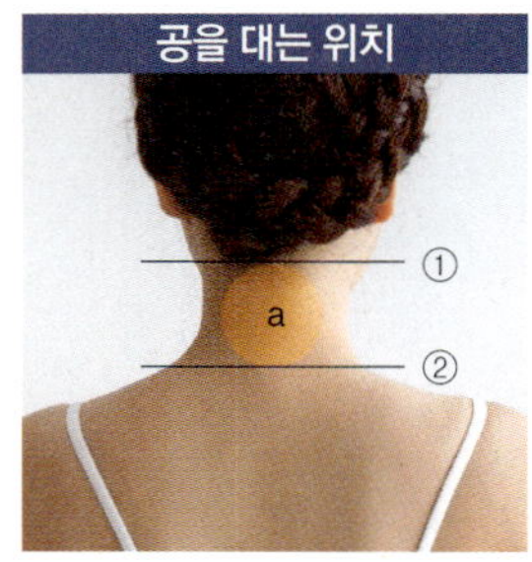

무릎을 세운 채 약 45도
로 구부립니다.

45°

두 손은 배 위에 가볍게
얹으세요.

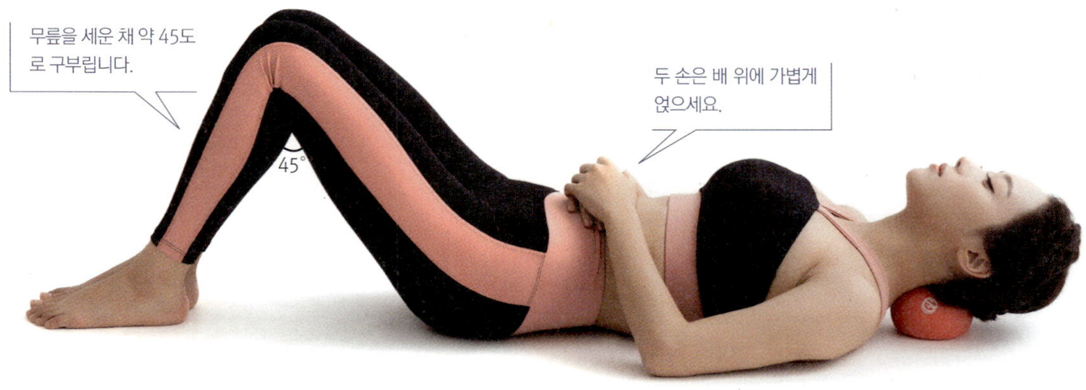

큰 공을 a 지점에 대고 바로 누운 뒤 3분 동안 편하게 호흡합니다.

5 미간 긴장 풀기

* b, c 지점에 공을 댈 때는 눈썹의 중간 이상 공이 넘어가지 않게 주의하세요.

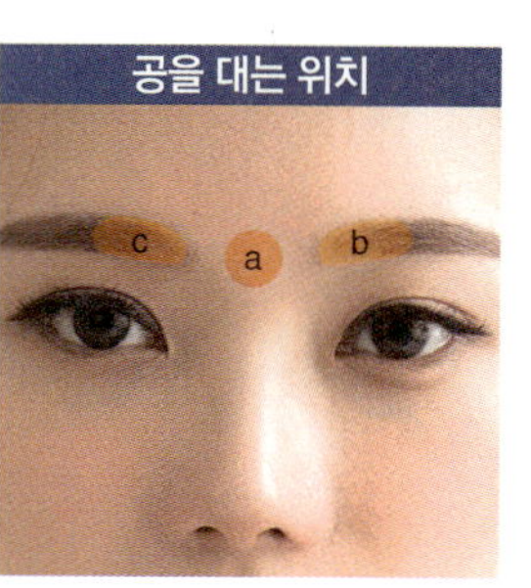

공을 대는 위치

c
a
b

A

약 7cm 높이의 블록이나 같은 높이로 돌돌 만 수건 위에 공을 얹습니다.
두 다리는 골반 너비만큼 혹은 45도 정도 벌린 채 곧게 폅니다.
발등은 가볍게 폅니다.
손은 블록을 잡거나 편하게 바닥에 놓습니다.

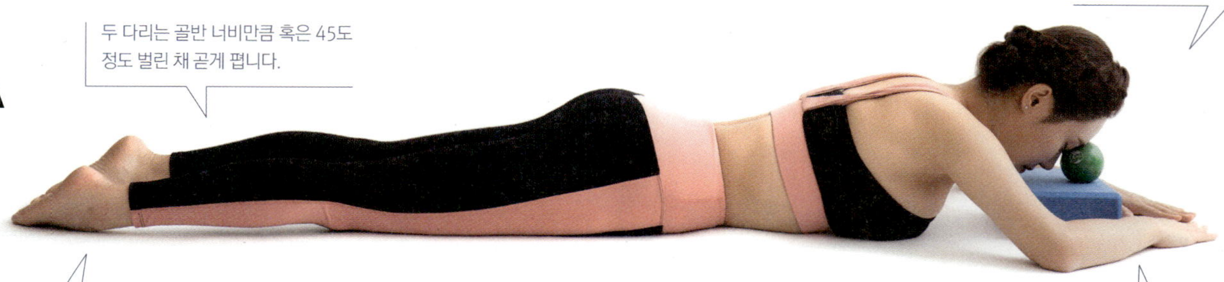

작은 공을 미간의 한가운데(a)에 댄 뒤 기본 동작을 합니다.

B

고개를 공이 옮겨 갈 반대쪽으로 살짝 돌리면 자연스럽게 공이 이동합니다.

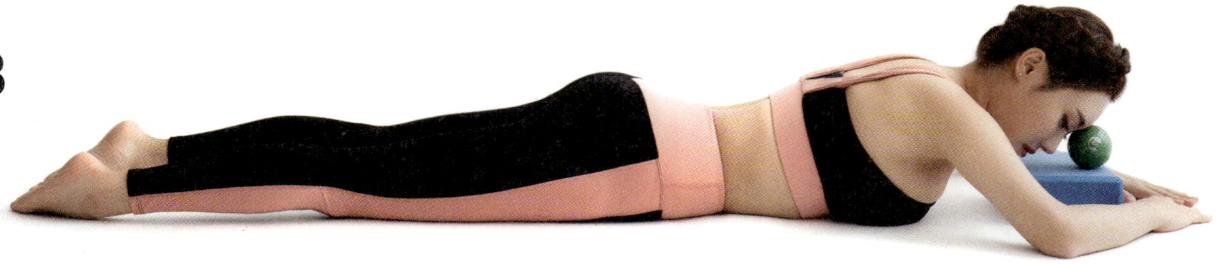

b 지점으로 공을 옮겨 기본 동작을 합니다.

C

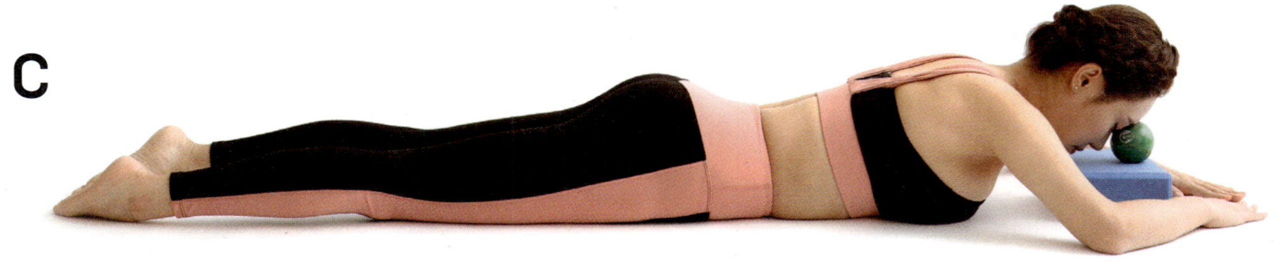

고개를 가운데로 움직여 a 지점에 공이 다시 닿게 한 다음
기본 동작을 합니다.

D

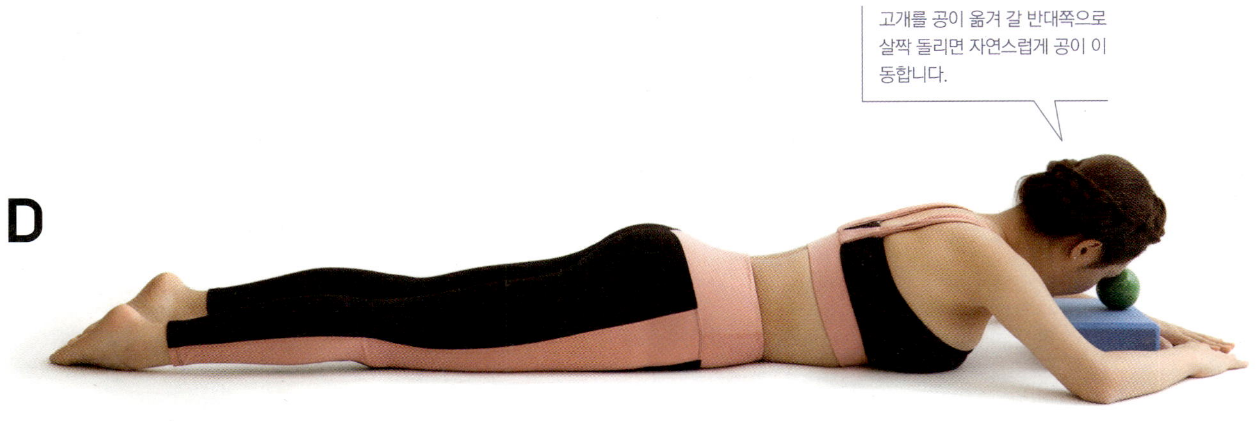

c 지점으로 공을 옮겨 기본 동작을 합니다. 여기까지가
1세트로 총 3세트 실시합니다.

6 얼굴 부기 빼기

① 귓불이 끝나는 지점
② 입술을 반으로 나눈 지점
* 턱선이 아닌 턱뼈 아래 움푹 들어가는
　영역 안에서 공을 움직여야 합니다.

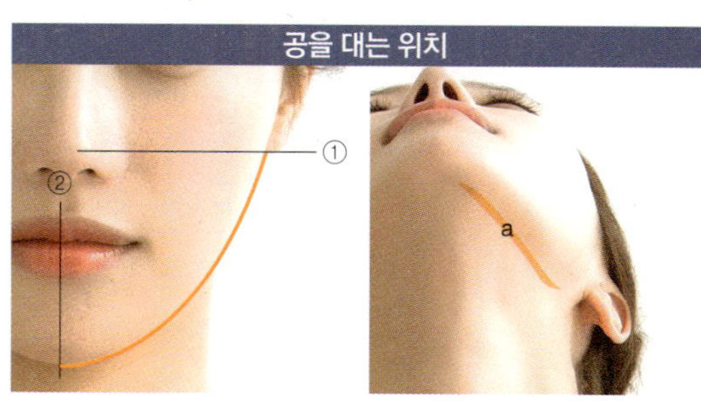

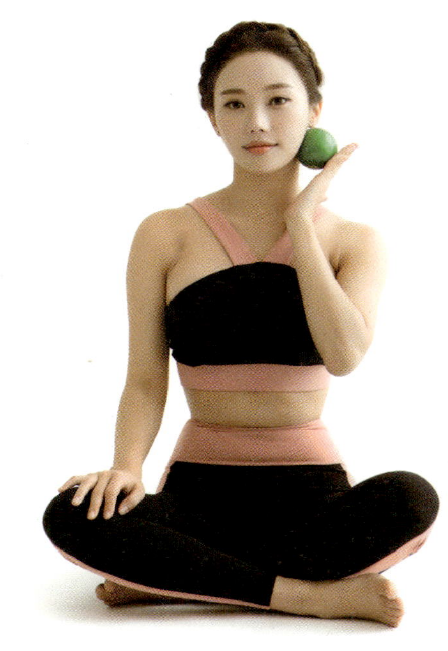

A

A~C a 영역 전체를 작은 공으로 풀어
주세요. 영역의 위부터 아래까지 작게 원
을 그리듯 공을 굴려 주면 됩니다. 반대
쪽에도 같은 방법으로 반복합니다.

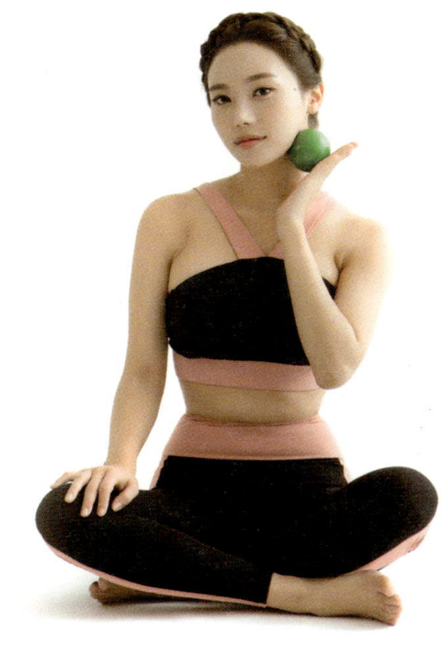

B

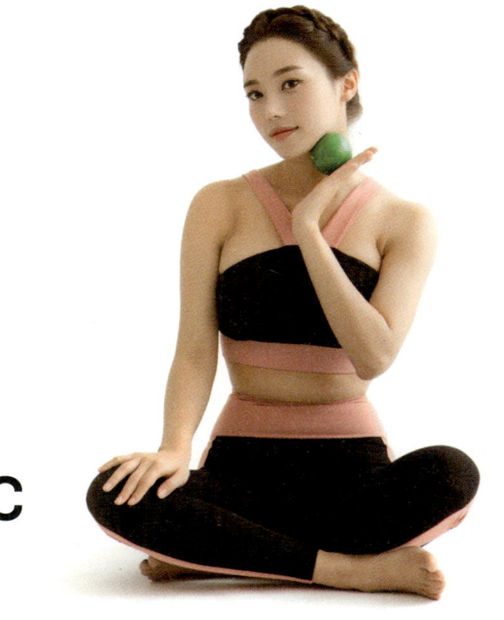

C

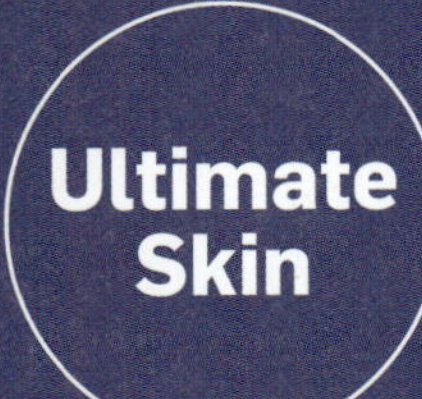

미인을 만드는 숙면 유도하기

하루 6시간 이상의 수면이 피부와 건강을 위해 꼭 필요하다는 걸 알면서도 불규칙한 생활과 TV 시청 등으로 잘 지키지 못할 때가 많습니다. 자연스럽게 숙면을 유도하는 방법을 알려 드릴 테니 꼭 실천해 보시기 바랍니다.

시작하기 전에 CHECK! 아래 동작은 각각 3분씩 진행합니다. 하지만 하는 중간에 허리가 아프다면 1분 정도로 줄여 진행하고, 통증이 줄어들수록 진행하는 시간을 조금씩 늘려 보세요.

준비물 큰 공(지름 12cm) 1개

① 등과 골반 이완하기

A

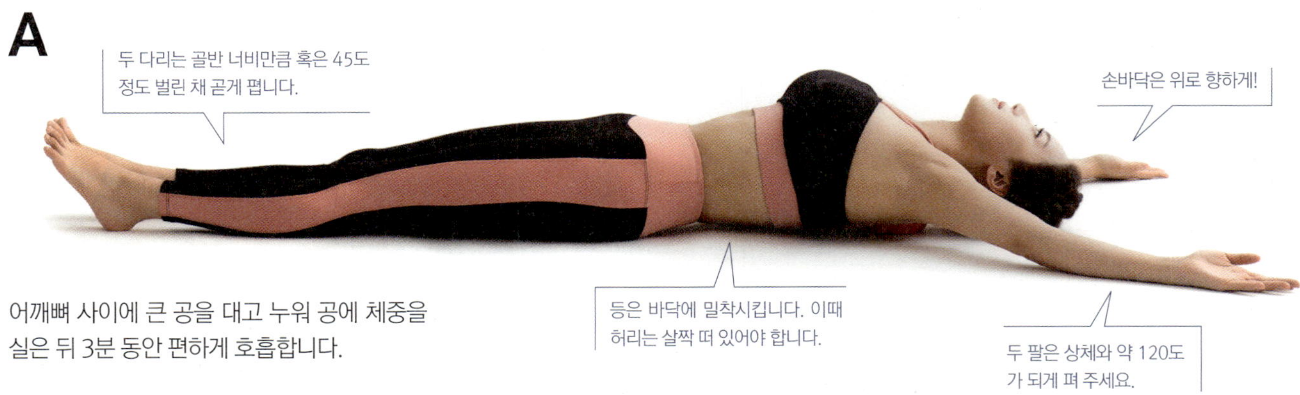

어깨뼈 사이에 큰 공을 대고 누워 공에 체중을 실은 뒤 3분 동안 편하게 호흡합니다.

B

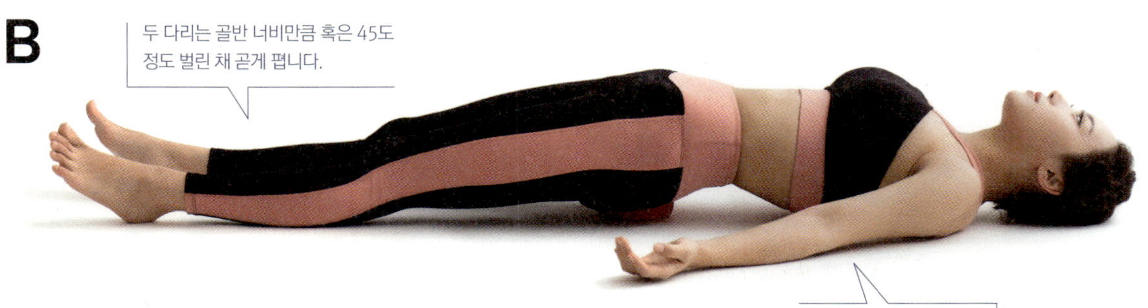

엉덩이 골이 시작되는 지점에 큰 공을 댄 뒤 공에 체중을 싣고 3분 동안 편하게 호흡합니다. 여기까지 한 뒤 공을 빼서 엉덩이와 어깨뼈가 바닥에 편하게 밀착되는지 확인해 보세요. 그 느낌을 잠시 음미하며 이완을 즐긴 후 다음 동작으로 넘어갑니다.

② 목과 허리 이완하기

① 목이 시작되는 지점
② 목이 끝나는 지점
③ 등을 반으로 나눈 지점
④ 엉덩이가 시작되는 지점(배꼽의 등 대칭점)

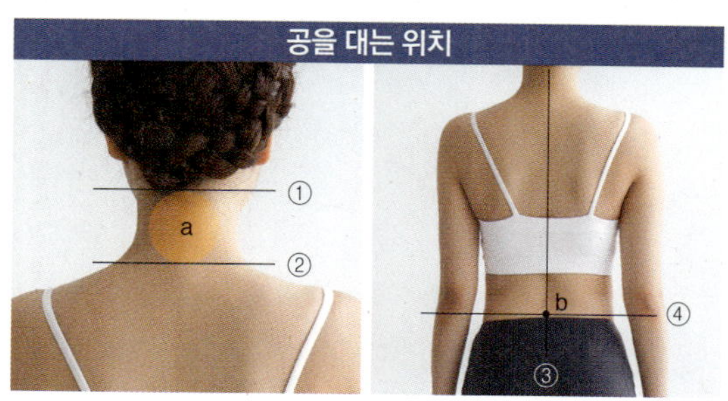

A

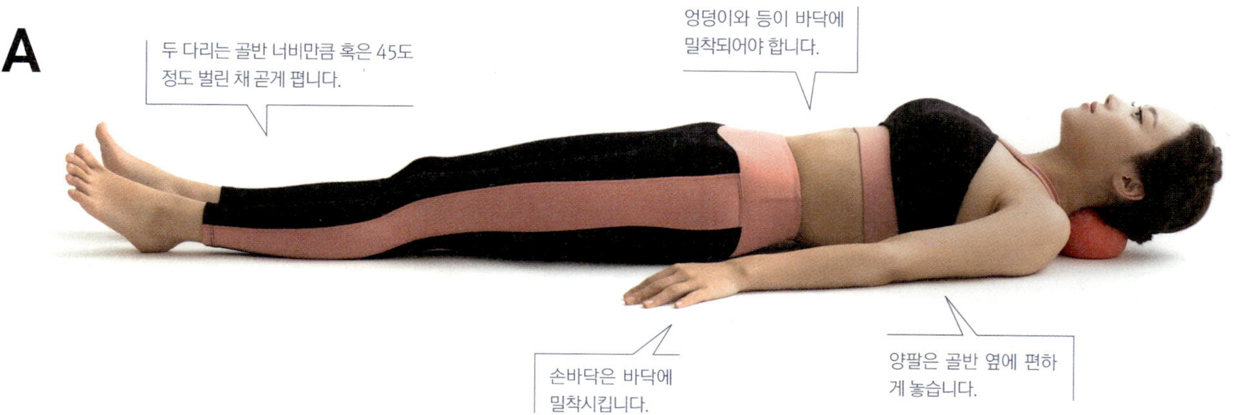

a 지점에 큰 공을 대고 누워 3분 동안 편하게 호흡합니다.

B

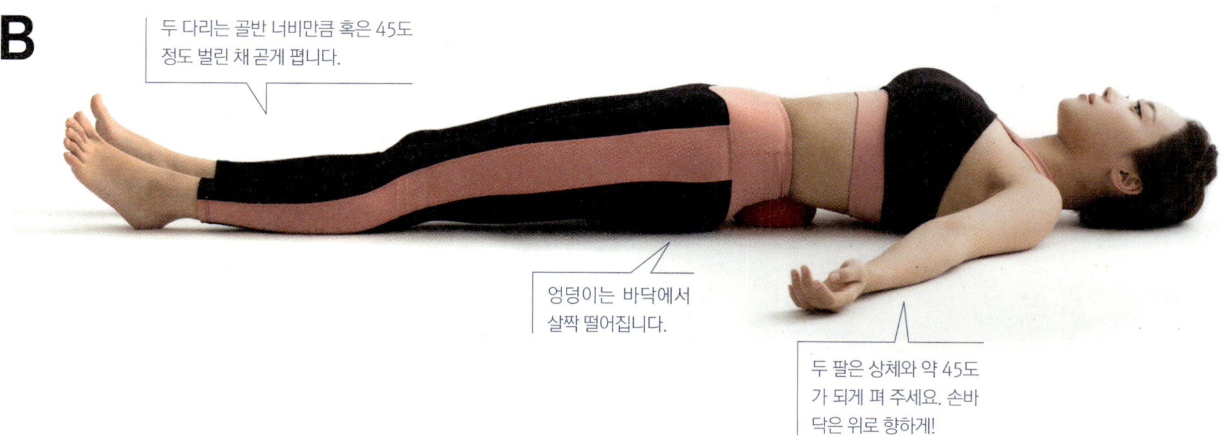

b 지점에 공을 대고 누워 3분 동안 편하게 호흡합니다. 그런 뒤
공을 빼서 몸이 편안하게 이완되는 걸 느껴 보세요.

만날 부르트고 각질이 일어나는 입술 개선하기

조금만 피곤하고 힘들어도 바로 티가 나는 곳이 입술입니다. 툭하면 부르트고, 환절기가 되면 여지없이 각질이 일어나지요. 립스틱을 바를 때마다 스트레스가 생기는 부위이기도 합니다. 입술에 촉촉한 수분을 주려면 침샘과 림프샘을 적절히 자극해야 합니다.

시작하기 전에 CHECK! | 얼굴은 예민한 부위입니다. 따라서 날달걀로 멍 든 부분을 풀듯 손에 힘을 너무 주지 말고 부드럽게 동작을 해 주세요. 너무 세게 누르면 림프샘이 손상되어 오히려 역효과가 납니다.

준비물 | 작은 공(지름 7cm) 2개, 수건이나 블록

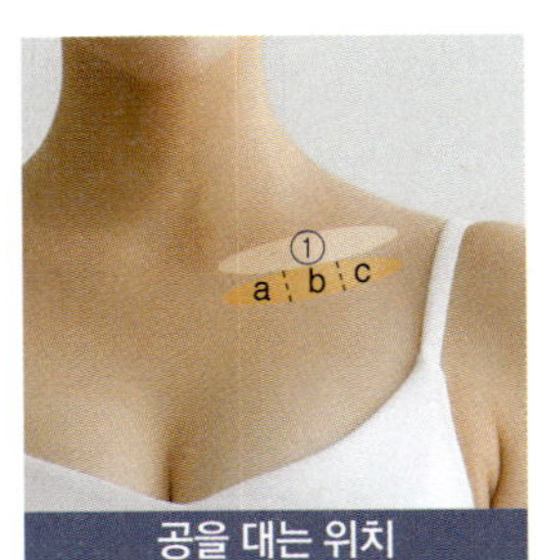

① 빗장뼈

EASY & COMFORTABLE PROGRAM FOR 4 WEEKS

1 빗장뼈 아랫부분 풀기

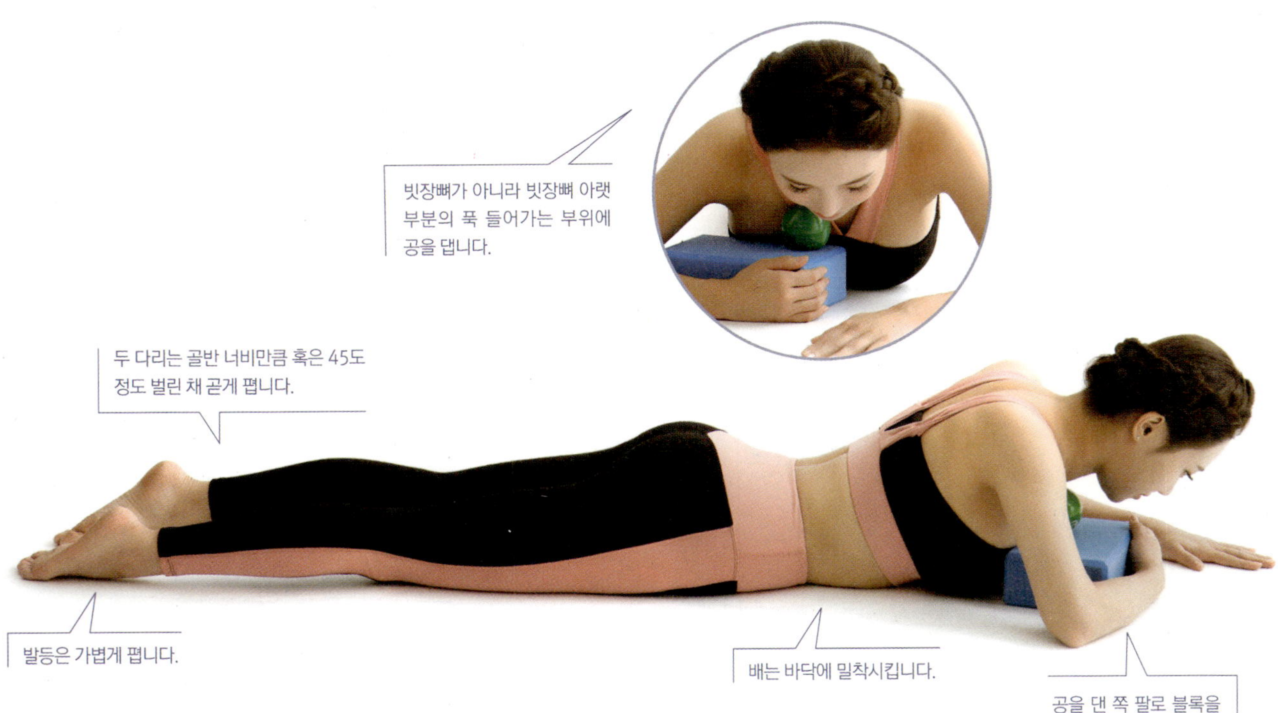

a 지점에 작은 공 1개가 맞닿게 엎드린 뒤 기본 동작을 합니다. 그다음에는 공을 b, c 지점으로 옮겨 기본 동작을 합니다. 여기까지가 1세트로 총 3세트 실시합니다. 반대쪽에도 3세트 실시합니다.

 침샘과 림프샘을 자극하여 입술에 수분 공급하기

① 입술 끝에서 턱으로 수평으로 이어지는 지점
② 입술을 반으로 나눈 지점

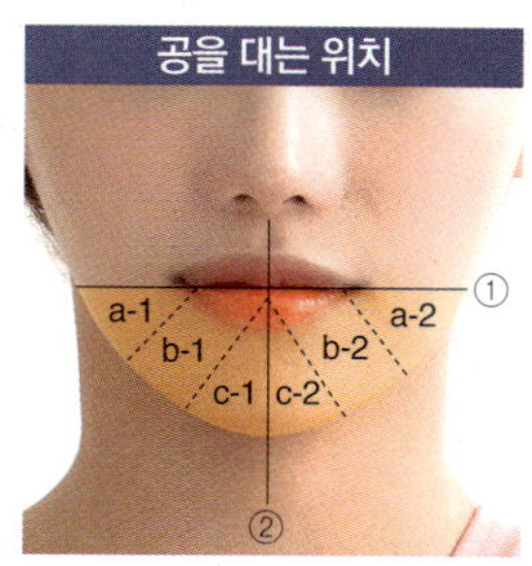

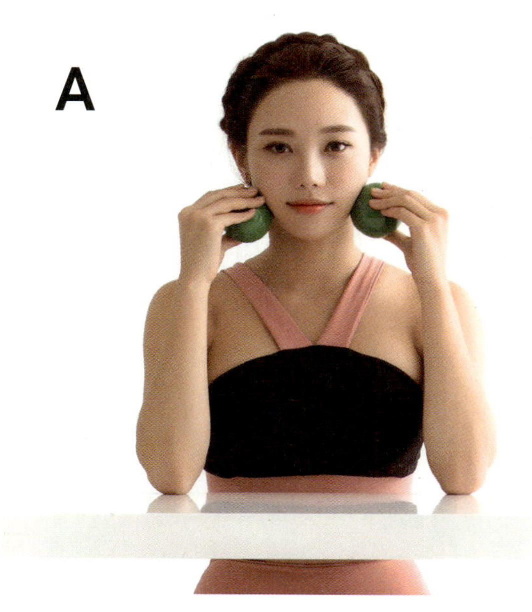

a-1, a-2 지점에 작은 공 2개를 각각 대 주세요.

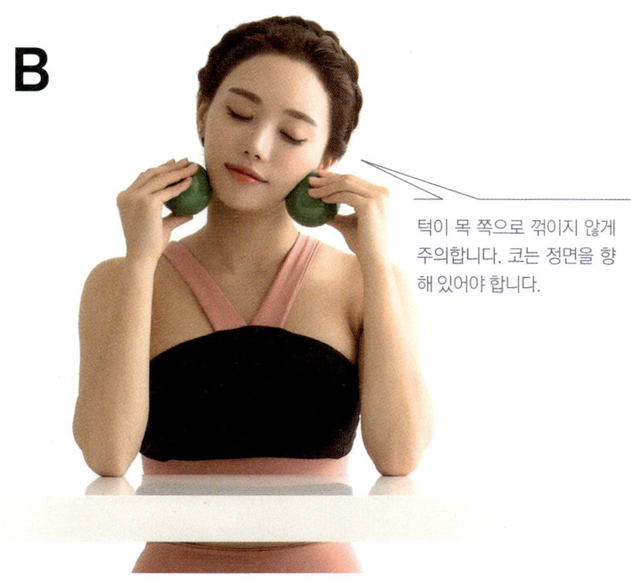

머리를 천천히 왼쪽으로 기울여 머리 무게를 공에
실은 채 기본 동작을 합니다. 이때 공이 얼굴에 너
무 세게 눌리지 않게 주의하세요.

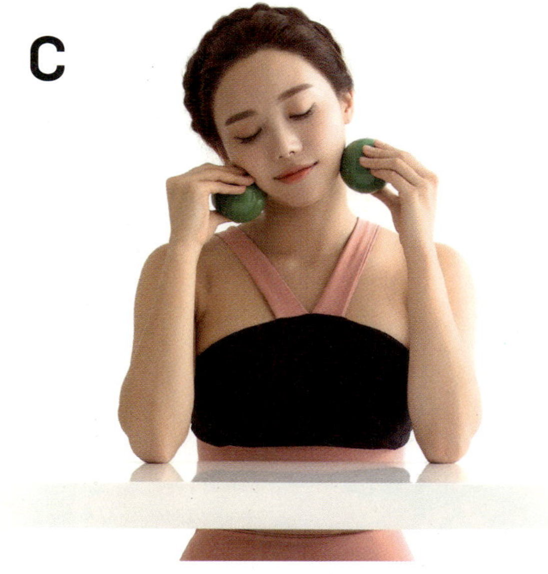

이번에는 머리를 오른쪽으로 천천히 기울여
머리 무게를 공에 실은 채 기본 동작을 합니다.

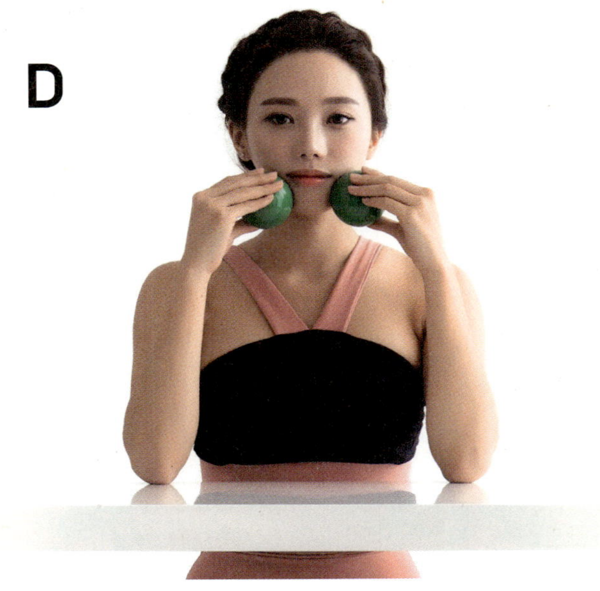

공을 굴리지 말고 직접 손으로 b-1, b-2 지점으로
옮겨 옵니다.

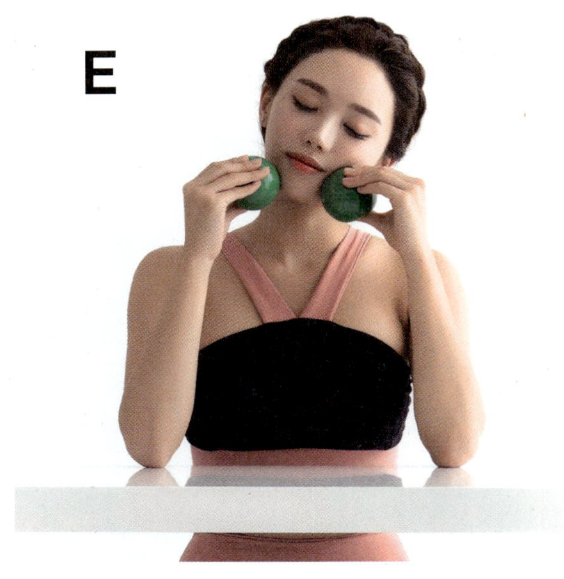

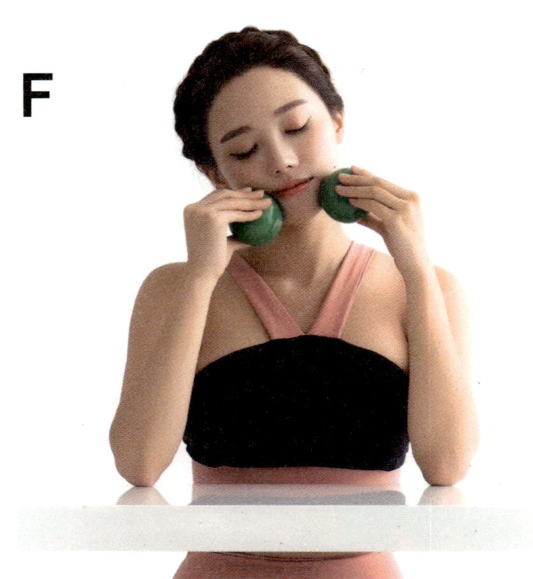

E & F b-1, b-2 지점에도 B~C 과정을 반복합니다.
그런 뒤 c-1, c-2 지점에도 B~C 과정을 반복합니
다. 여기까지가 1세트로 총 3세트 실시합니다.

③ 입술 마사지하기

① 입술을 반으로 나눈 지점

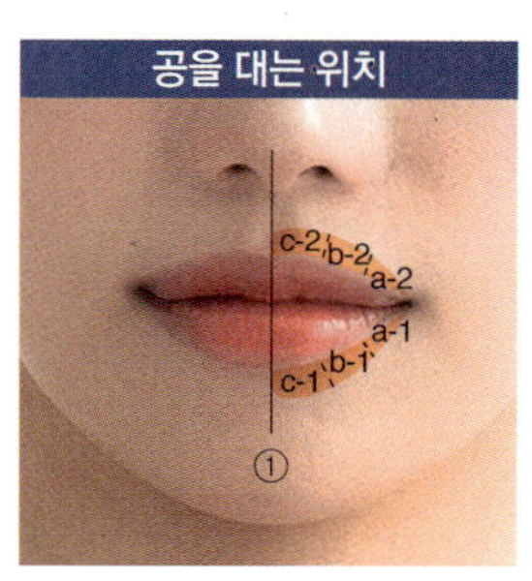

A

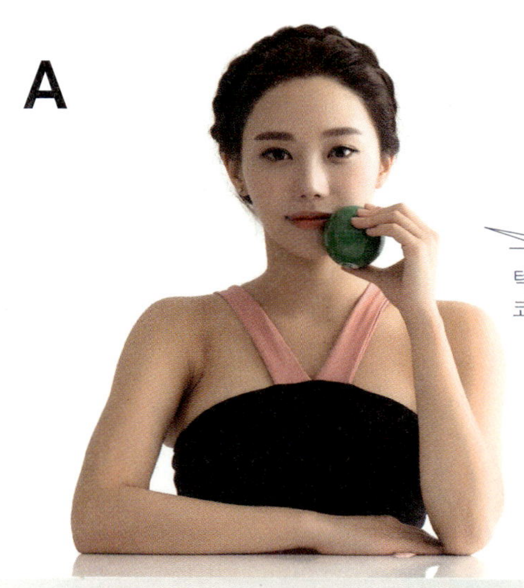

작은 공 1개를 쥔 쪽 팔꿈치를 책상에 괴고 공을 아랫입술의 a-1 지점에 댑니다. 그다음에는 머리 무게를 공에 실어 기본 동작을 합니다. b-1, c-1 지점으로도 공을 옮겨 같은 방법으로 기본 동작을 합니다.

B

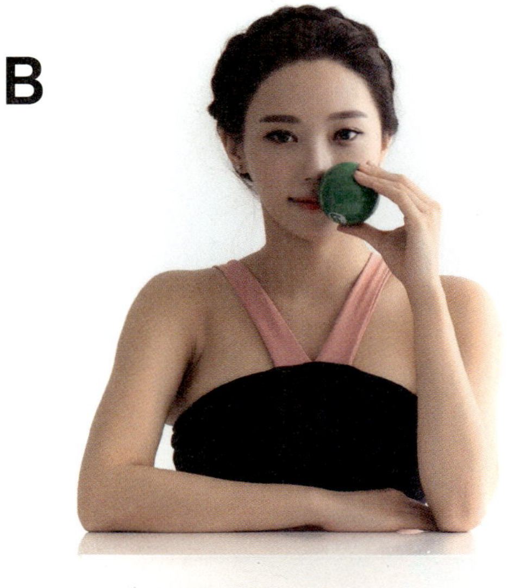

윗입술의 a-2~c-2 지점에 A 과정을 반복합니다. 여기까지가 1세트로 총 3세트 실시합니다. 입술 반대쪽에도 3세트 실시합니다.

Tip 양치 후 손을 깨끗이 씻은 뒤 엄지손가락이 입 안쪽 점막에 닿을 때까지 깊게 넣고 중지는 콧방울 바로 옆에 대서 두 손가락이 피부를 사이에 두고 맞닿게 한 뒤 작은 원을 그리며 풀어 주세요. 입 전체를 같은 방법으로 풀어 주면 입술 혈색 관리에 큰 효과가 있습니다. 일회용 비닐장갑을 뒤집은 뒤 그 상태에서 손에 끼고 하면 더 잘됩니다. 이때 장갑을 반드시 뒤집으세요. 그렇지 않으면 날카로운 면 때문에 입 안에 상처가 날 수 있습니다.

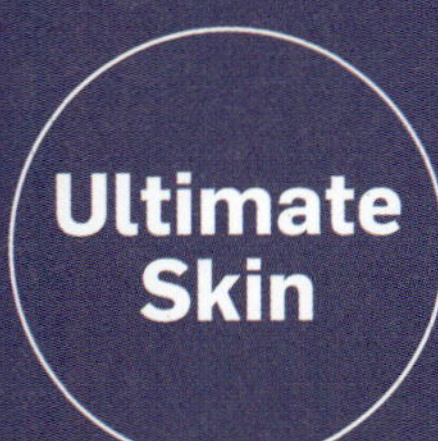

다크서클 완화하기

눈 주변 피부가 긴장하고 굳어 있으면 다크서클이 더 진해지므로 얼굴의 긴장을 전체적으로 풀어 주어야 합니다. 눈 주변의 근육 긴장이 풀려 순환이 좋아지면 자연히 다크서클도 옅어집니다.

시작하기 전에 CHECK!	얼굴은 예민한 부위입니다. 따라서 날달걀로 멍 든 부분을 풀어 주듯 손에 힘을 너무 주지 말고 부드럽게 동작을 해 주세요. 너무 세게 누르면 림프샘이 압박되어 오히려 역효과가 납니다.
준비물	큰 공(지름 12cm) 1개, 작은 공(지름 7cm) 1개, 수건이나 블록

① 빗장뼈 바로 아래
② B.P.(버스트포인트)
③ 상체를 반으로 나눈 지점

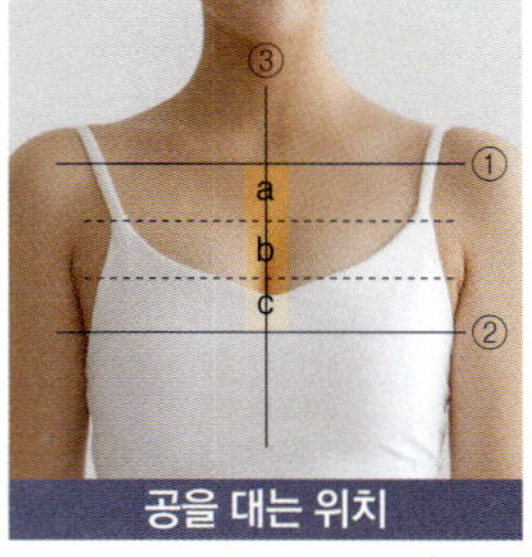

EASY &
COMFORTABLE
PROGRAM
FOR 4 WEEKS

❶ 가슴 사이 풀기

사진처럼 공을 가슴 사이에 끼운 채 이동시키면 됩니다.

고개는 자연스럽게 들어 주세요.

두 다리는 골반 너비만큼 혹은 45도 정도 벌린 채 곧게 폅니다.

발등은 가볍게 폅니다.

배는 바닥에 밀착시킵니다.

양팔을 삼각형 형태로 벌린 채 바닥에 대고 손끝과 이마가 같은 선상에 위치하게!

큰 공을 a 지점에 끼운 뒤 기본 동작을 합니다. 그다음에는 공을 b, c 지점으로 옮겨 기본 동작을 합니다. 여기까지가 1세트로 총 3세트 실시합니다.

② 빗장뼈 아랫부분 풀기

① 빗장뼈

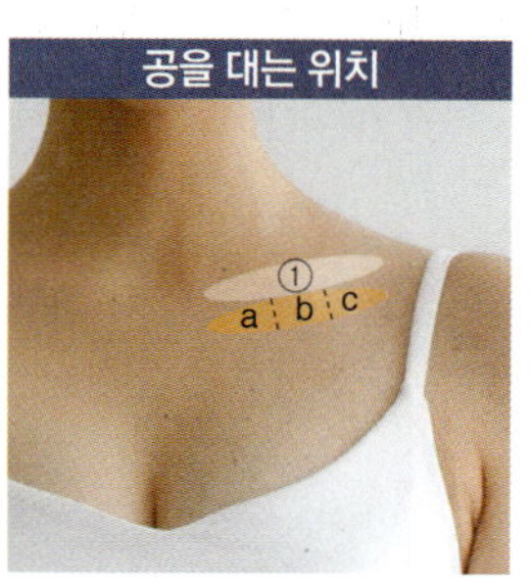

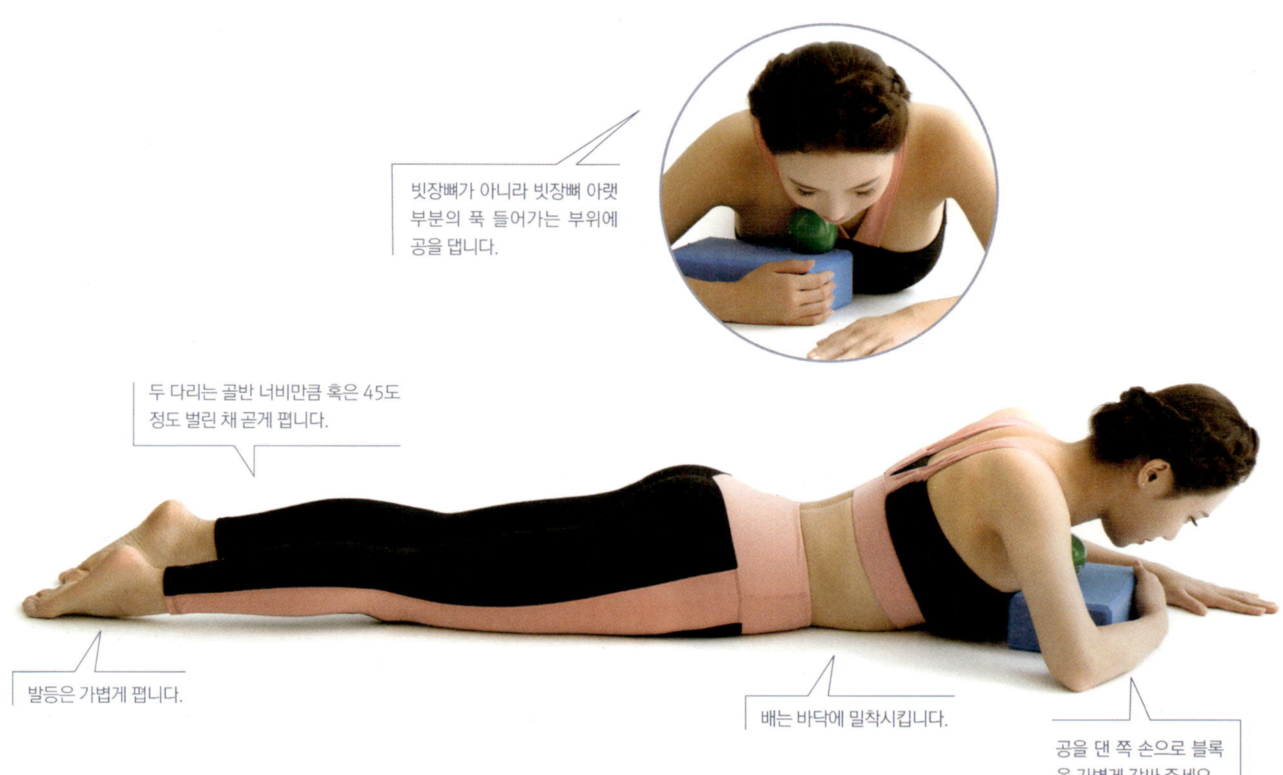

a 지점에 작은 공이 맞닿게 엎드린 뒤 기본 동작을 합니다. 그다음에는
공을 b, c 지점으로 옮겨 기본 동작을 합니다. 여기까지가 1세트로 총
3세트 실시합니다. 반대쪽에도 3세트 실시합니다.

③ 미간 풀기

* b, c 지점에 공을 댈 때는 눈썹의 중간 이상
공이 넘어가지 않게 주의하세요.

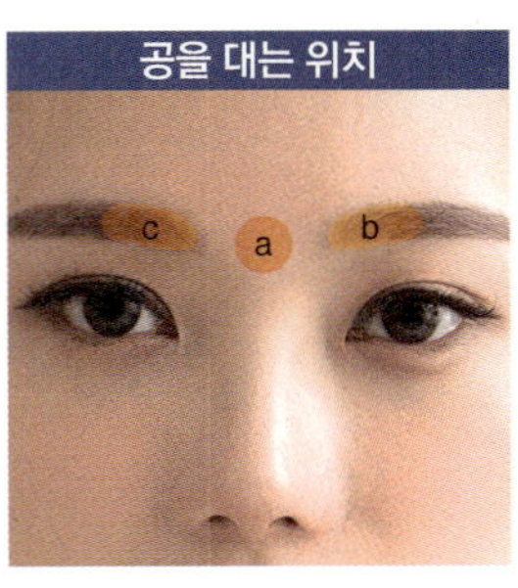

약 7cm 높이의 블록이나
같은 높이로 돌돌 만 수건
위에 공을 얹습니다.

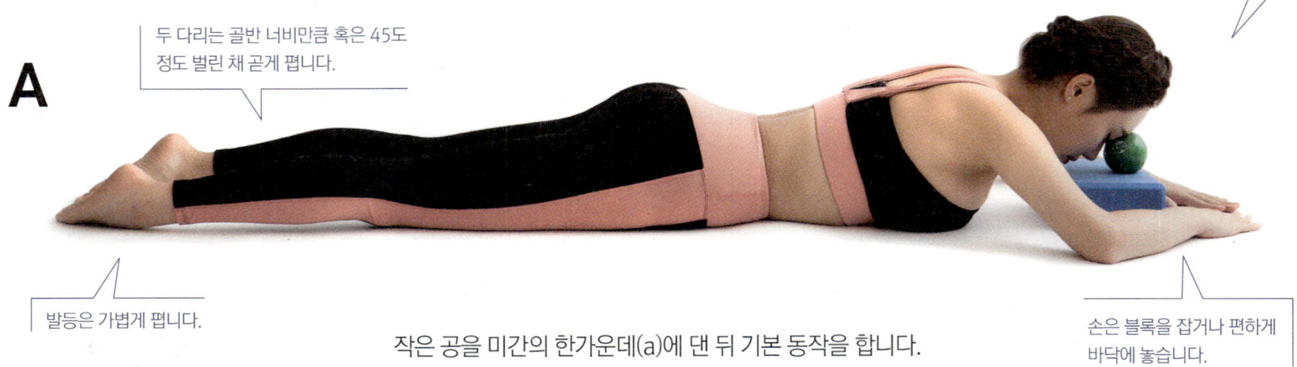

A

작은 공을 미간의 한가운데(a)에 댄 뒤 기본 동작을 합니다.

고개를 공이 옮겨 갈 반대쪽으로
살짝 돌리면 자연스럽게 공이 이
동합니다.

B

b 지점으로 공을 옮겨 기본 동작을 합니다.

C

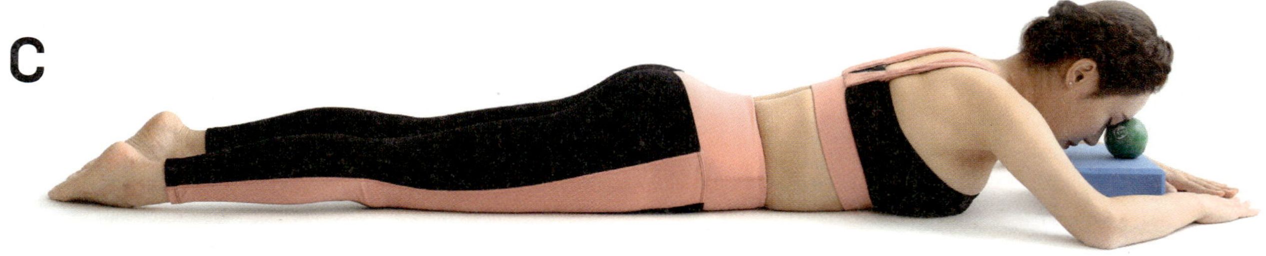

고개를 가운데로 움직여 a 지점에 공이 다시 닿게 한 다음
기본 동작을 합니다.

D

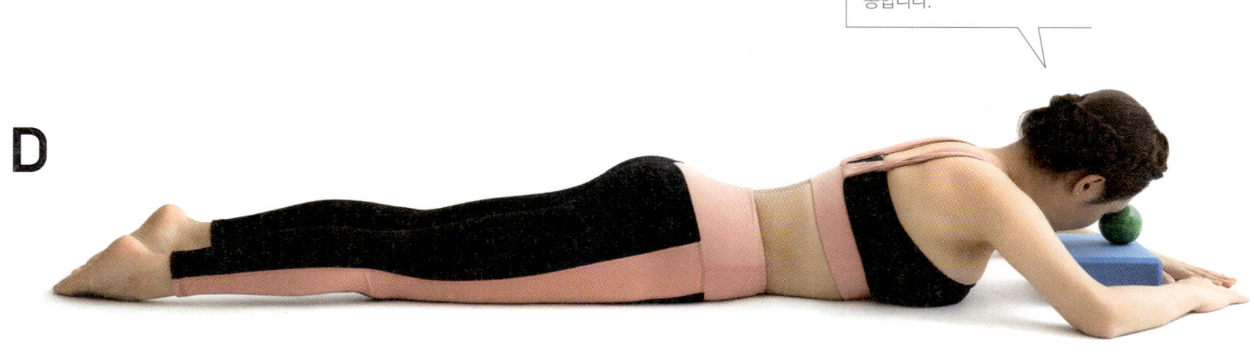

c 지점으로 공을 옮겨 기본 동작을 합니다. 여기까지가
1세트로 총 3세트 실시합니다.

4 뭉친 등 이완하기

A

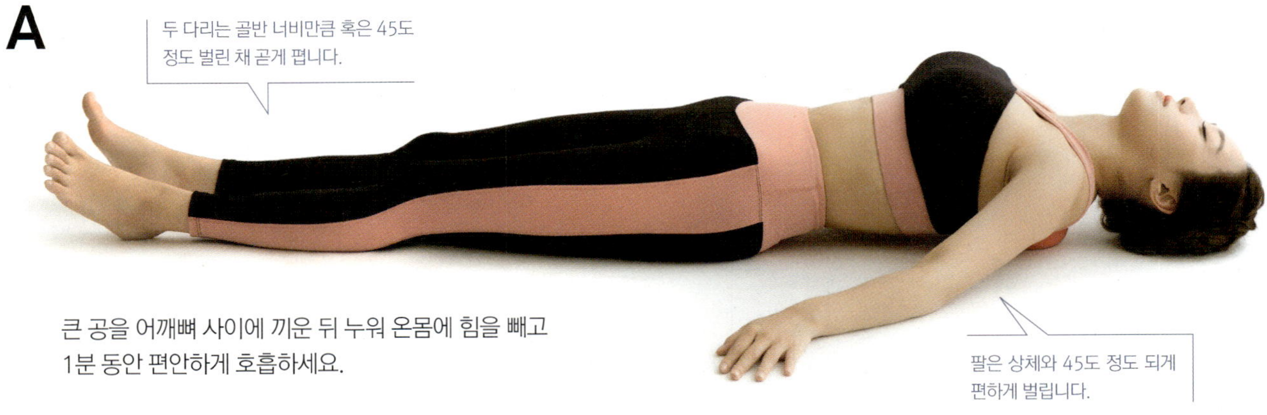

큰 공을 어깨뼈 사이에 끼운 뒤 누워 온몸에 힘을 빼고
1분 동안 편안하게 호흡하세요.

B

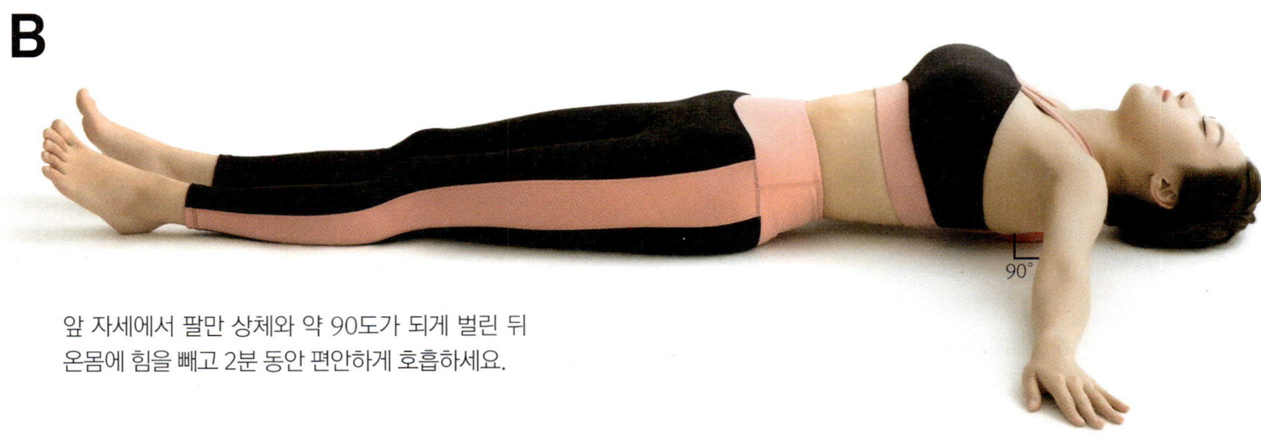

앞 자세에서 팔만 상체와 약 90도가 되게 벌린 뒤
온몸에 힘을 빼고 2분 동안 편안하게 호흡하세요.

C

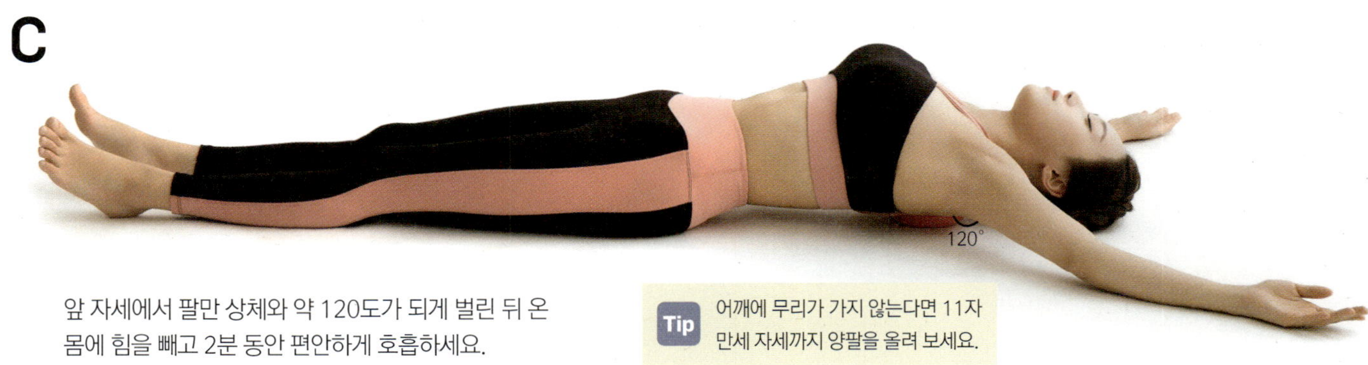

앞 자세에서 팔만 상체와 약 120도가 되게 벌린 뒤 온
몸에 힘을 빼고 2분 동안 편안하게 호흡하세요.

Tip 어깨에 무리가 가지 않는다면 11자
만세 자세까지 양팔을 올려 보세요.

5 빗장뼈 아랫부분 풀기

① 빗장뼈

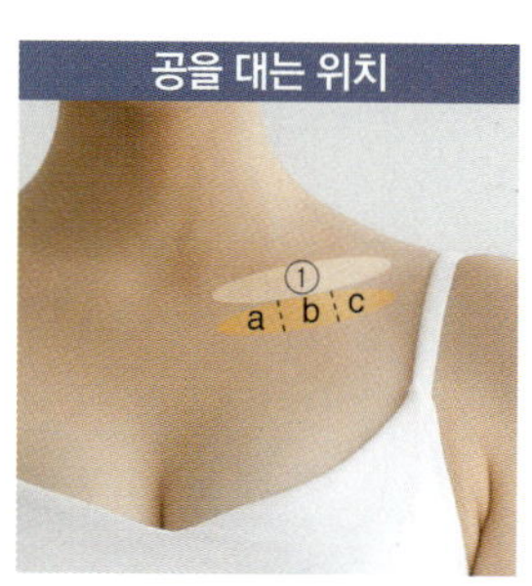

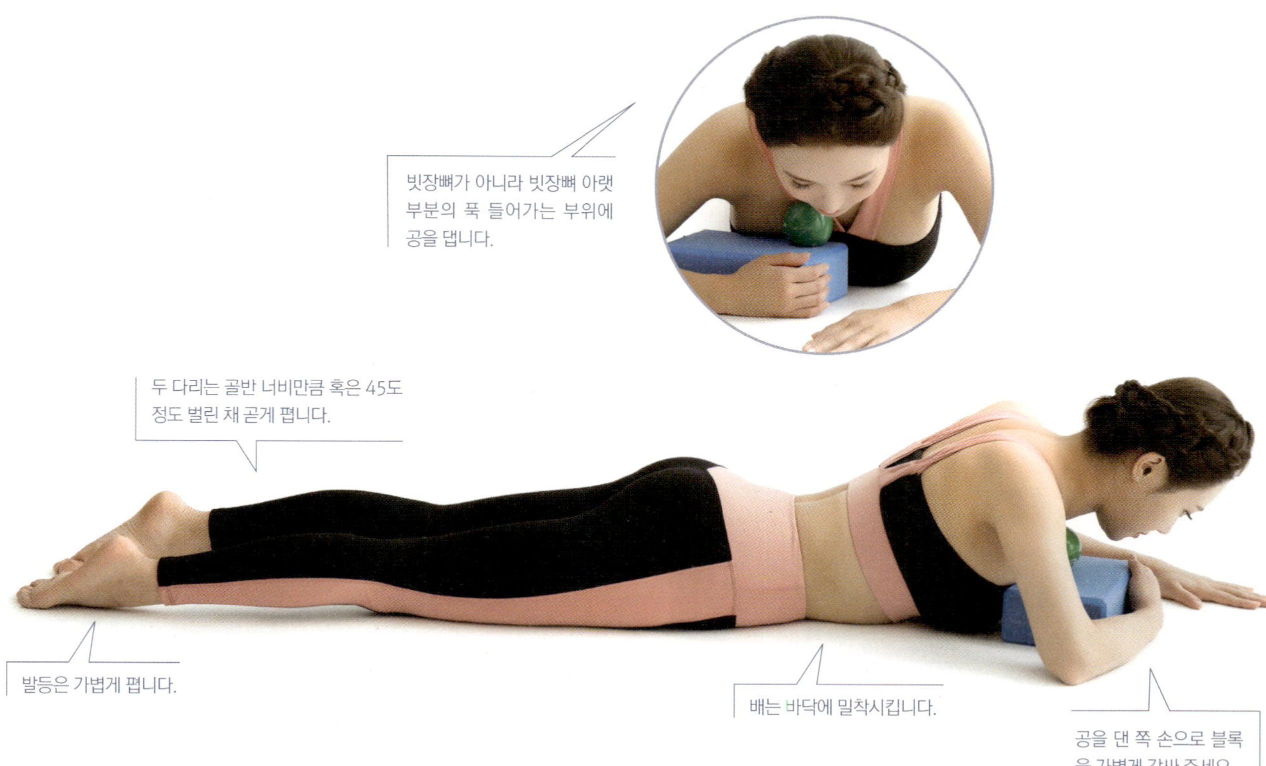

a 지점에 작은 공이 맞닿게 엎드린 뒤 기본 동작을 합니다.
그다음에는 공을 b, c 지점으로 옮겨 기본 동작을 합니다.
여기까지가 1세트로 총 3세트 실시합니다. 반대쪽에도 3
세트 실시합니다.

6 눈 주변 피부를 리프팅하기

① 광대뼈 라인
② 코의 2분의 1 지점

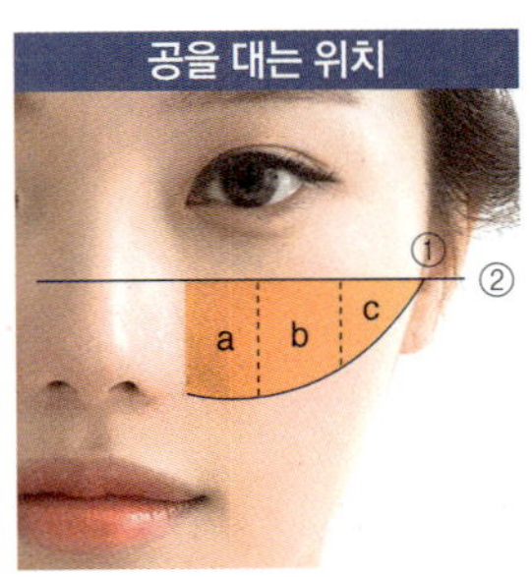

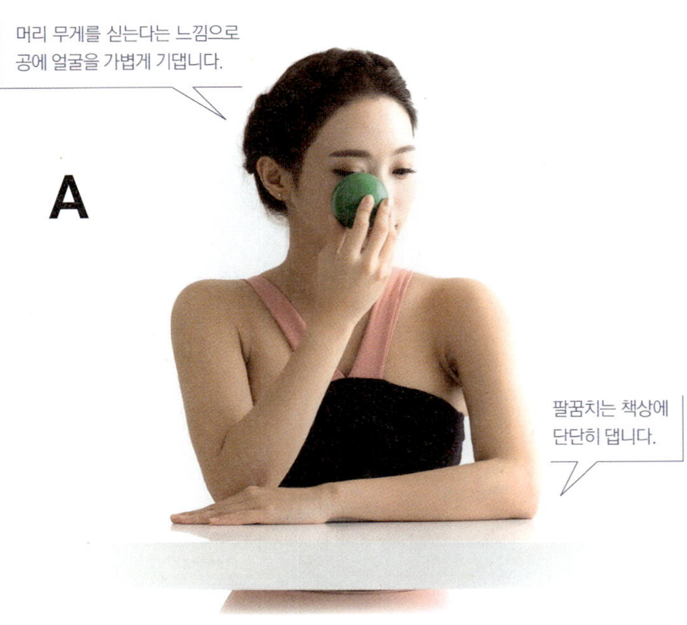

작은 공을 a 지점에 대고 기본 동작을 합니다.

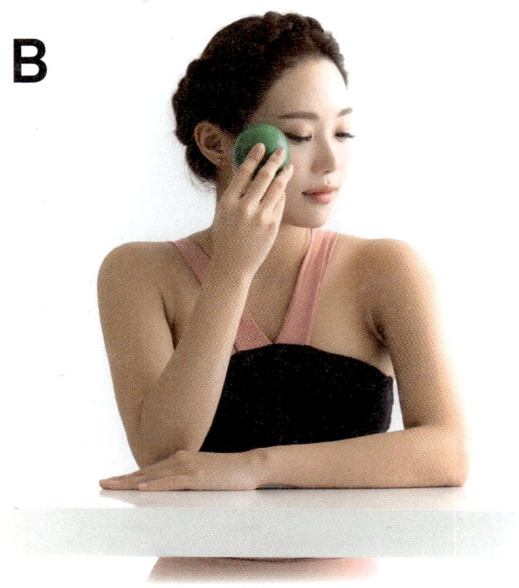

공을 b, c 지점으로 옮겨 기본 동작을 합니다. 여기까지
가 1세트로 총 3세트 실시합니다. 반대쪽에도 3세트
실시합니다.

⑦ 눈 주변 노폐물과 부기 빼기

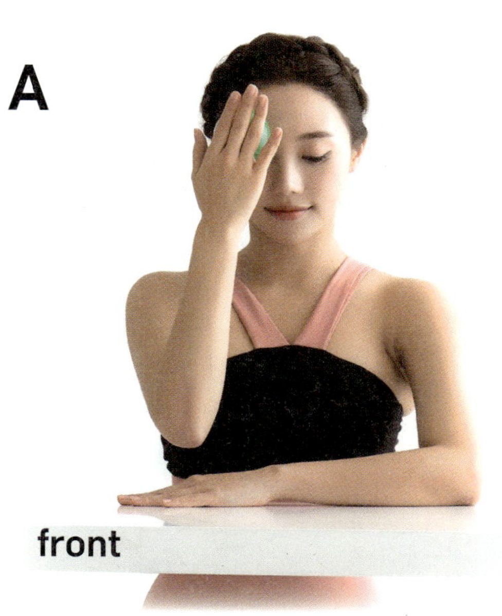
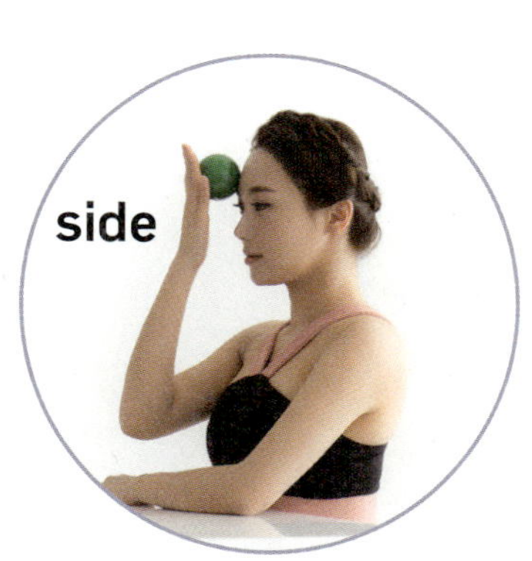

A

A&B 눈을 지그시 감은 채 작은 공으로 눈썹 산 → 눈 앞머리 → 눈 아랫부분 → 눈꼬리 옆 순서로 원을 그리듯 10회 굴려 주세요. 눈 주변의 노폐물을 효과적으로 빼 주름 완화에 도움이 됩니다. 반대쪽에도 같은 방법으로 반복합니다.

B

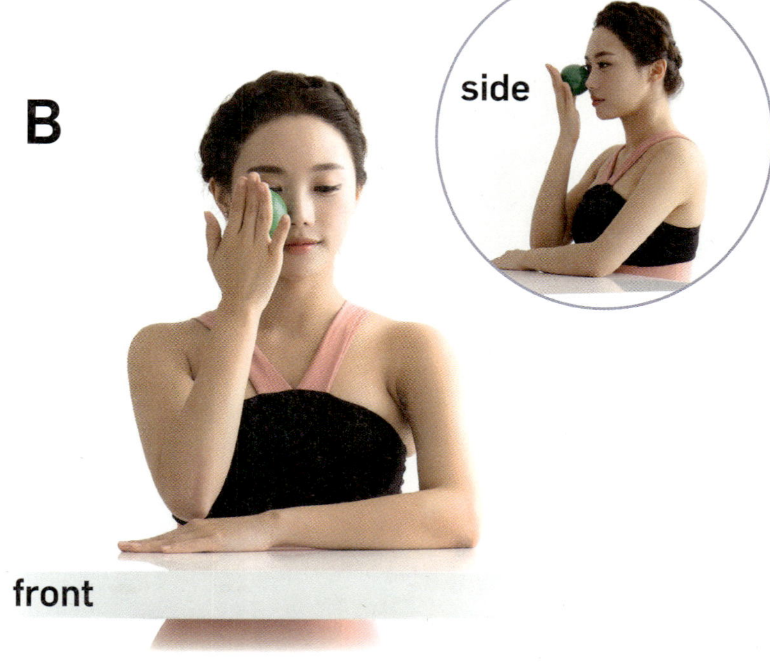

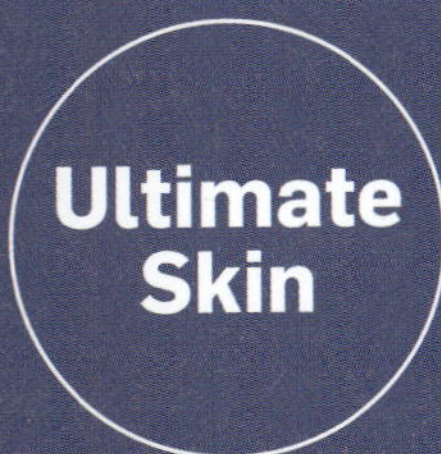

화장이 착 붙는 피부로 만들어 주는 3분 마사지

아무리 좋은 파운데이션을 쓴다고 해도, 그 바탕이 되는 피부 상태가 좋지 않다면 되레 피부의 단점만 더 부각시켜 화장을 안 하느니만 못한 결과를 낳습니다. 이번 강좌에서는 칙칙한 혈색을 개선하여 화장이 잘 받는 베이스를 만드는 마사지 방법을 알려 드리겠습니다. 3분 안에 할 수 있는 간단하지만, 효과적인 방법들로만 구성했으니 기대하세요!

시작하기 전에 CHECK! 얼굴은 예민한 부위입니다. 따라서 날달걀로 멍 든 부분을 풀듯 손에 힘을 너무 주지 말고 부드럽게 동작을 해 주세요. 너무 세게 누르면 림프샘이 손상되어 오히려 역효과가 납니다.

준비물 큰 공(지름 12cm) 1개, 작은 공(지름 7cm) 1개

① 빗장뼈

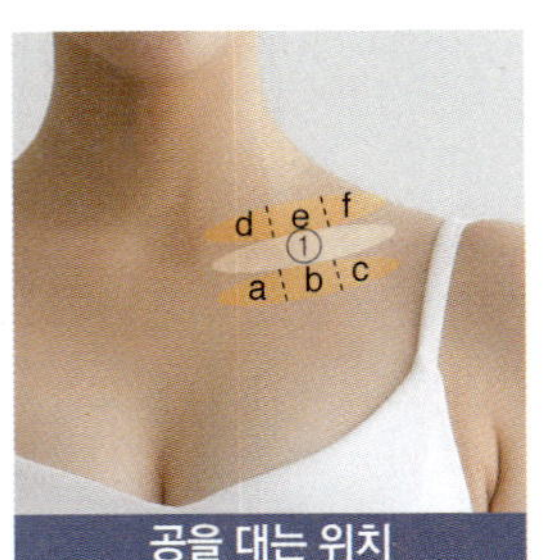

EASY &
COMFORTABLE
PROGRAM
FOR 4 WEEKS

① 빗장뼈 아랫부분 풀기

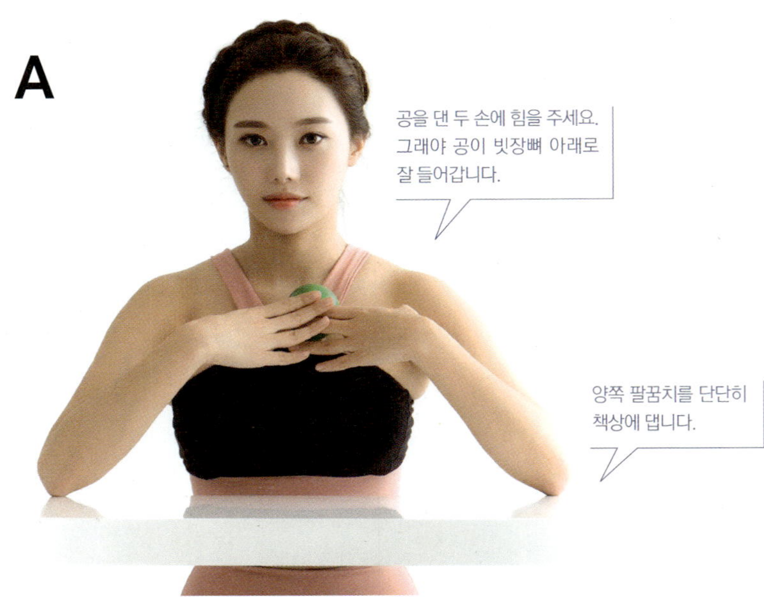

a 지점에 작은 공을 대 주세요.

B

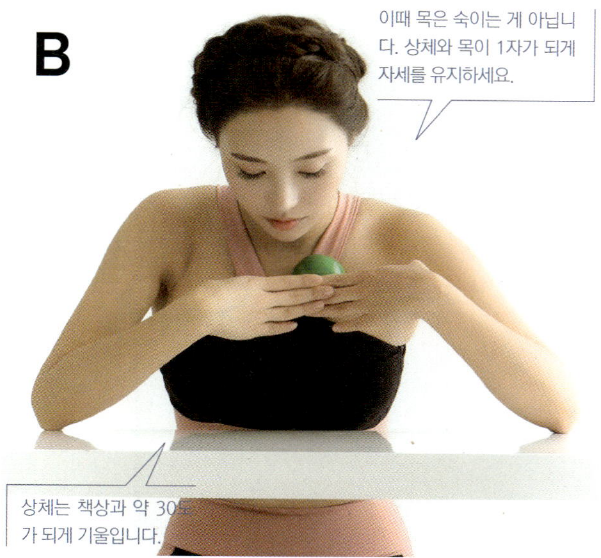

상체를 앞으로 30도 정도 기울인 채 10초 동안 편하게 호흡합니다. 공이 빗장뼈와 수직을 이룬다는 느낌으로 동작해야 합니다. 주의하세요!

C

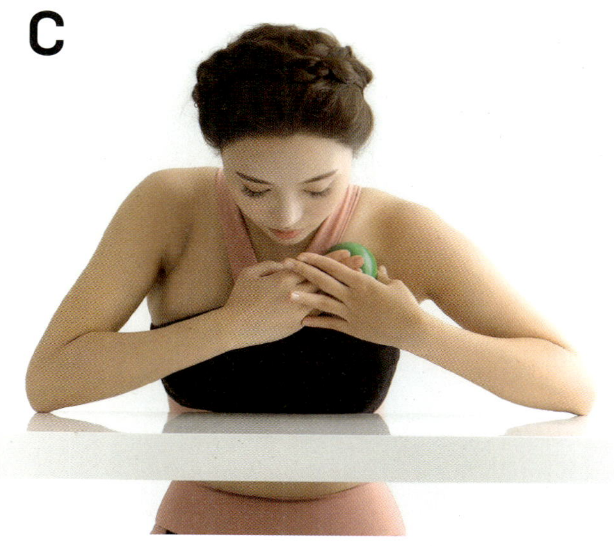

공을 b 지점으로 옮겨 B 과정을 반복합니다.

D

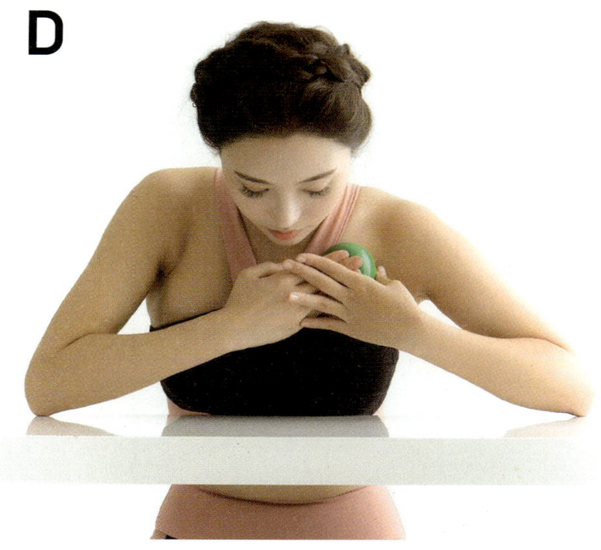

공을 c 지점으로 옮겨 B 과정을 반복합니다.

E

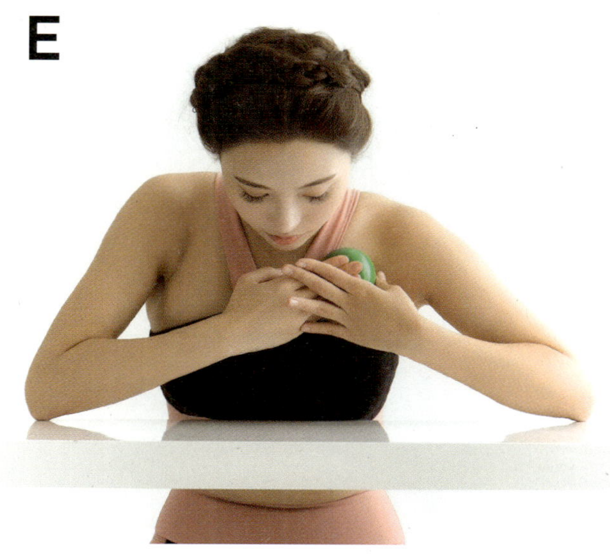

빗장뼈 d~f 지점으로 공을 옮겨 A~D 과정을 반복합니다. 여기까지가 1세트로 총 3세트 실시합니다. 반대쪽에도 3세트 실시합니다.

② 가슴 사이 풀기

① 빗장뼈 바로 아래
② BP.(버스트포인트)
③ 상체를 반으로 나눈 지점

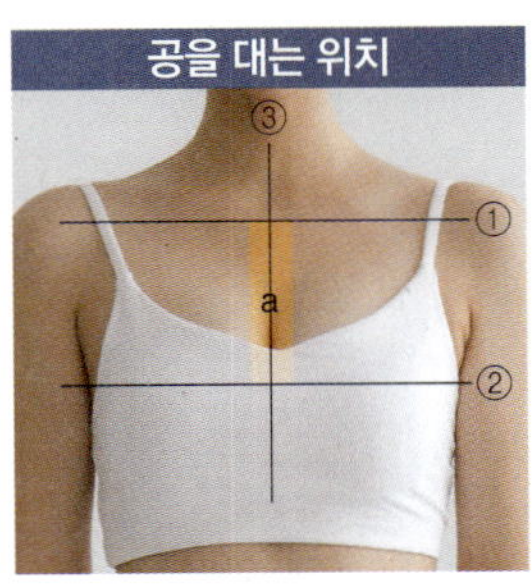

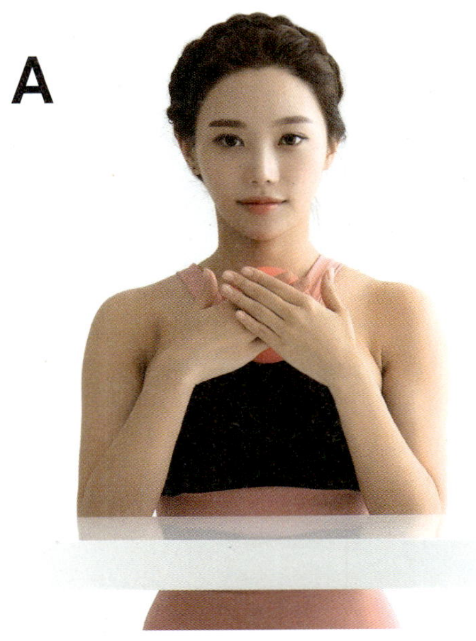

A

A~C a 영역에서 공이 벗어나지 않게 주의하며 큰 공
으로 원을 그리듯 데굴데굴 30회 굴려 긴장한 가슴 한
가운데를 풀어 줍니다.

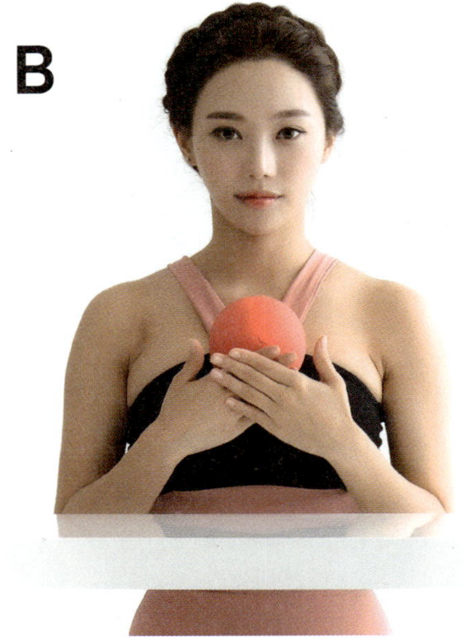

B

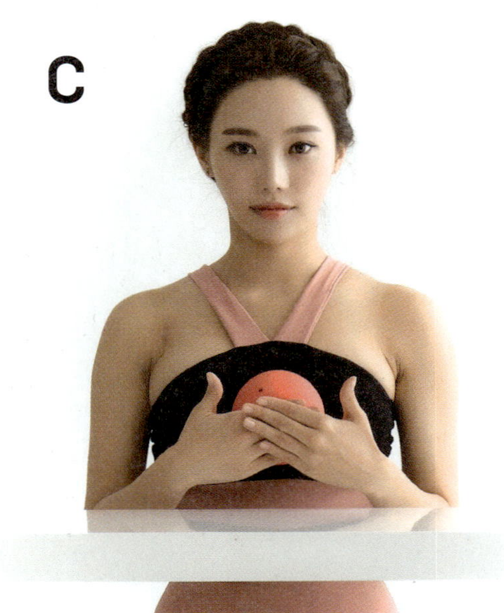

C

3 두피를 풀어 얼굴의 긴장 완화하기

① 귓불 바로 아래
② 목을 반으로 나눈 지점
③ 목의 3분의 1 지점
* 공이 ①과 ②가 만나는 지점에서 1cm 이상
벗어나지 않게 주의하세요.

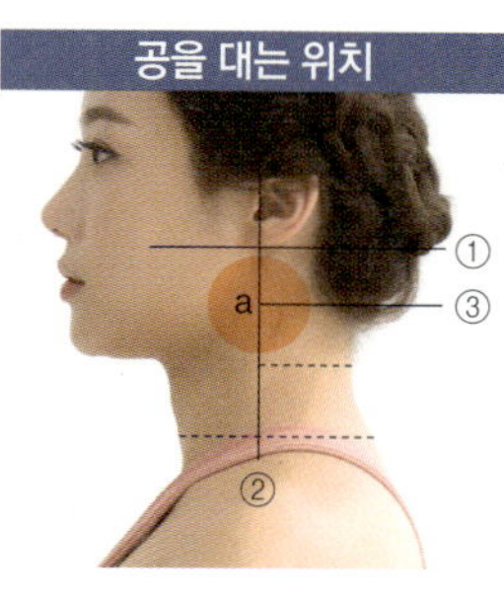

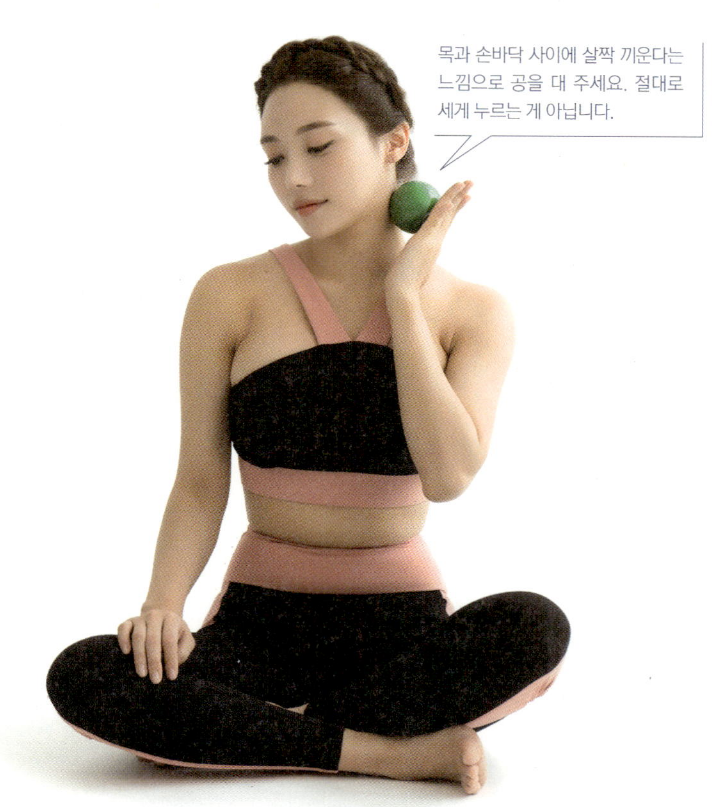

책상다리를 하고 앉아 작은 공을 a 지점에 댄 뒤 작은 원을 그리듯
10회 돌려 주세요. 돌리는 방향은 어느쪽이든 상관없습니다. 반대
쪽에도 같은 방법으로 반복합니다.

생리와 함께 찾아오는 피부 트러블 해결하기

생리 때 피부에 문제가 생기거나 푸석푸석해진다면 호르몬 불균형일 경우가 많습니다. 이럴 때는 골반 부위의 혈액순환을 원활해지게 해 노폐물을 배출시켜 골반 긴장을 풀어 주어야 합니다.

시작하기 전에 CHECK!	생리통 때 해당 동작을 하면 통증 완화 효과가 있습니다.

준비물	큰 공(지름 12cm) 2개

① 배꼽에서 4~5cm 내려온 지점
② 허벅지 중간
③ 몸을 반으로 나눈 지점

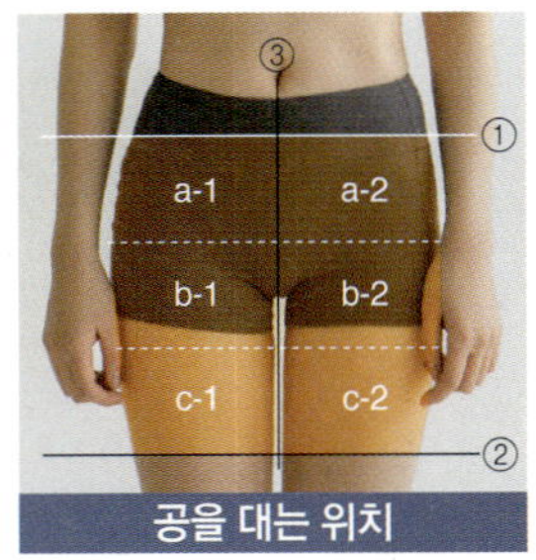

EASY &
COMFORTABLE
PROGRAM
FOR 4 WEEKS

1 골반 앞쪽 풀기

A

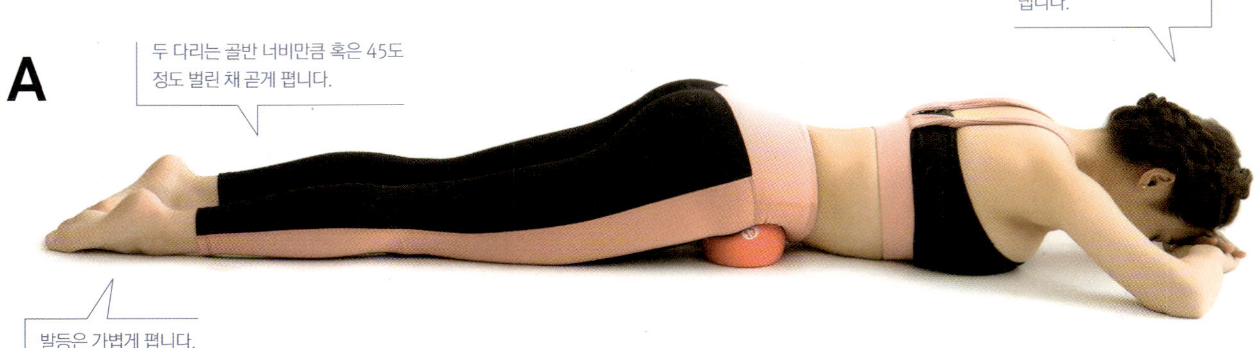

큰 공 2개를 a-1, a-2 지점에 댄 뒤 기본 동작을 합니다.

B

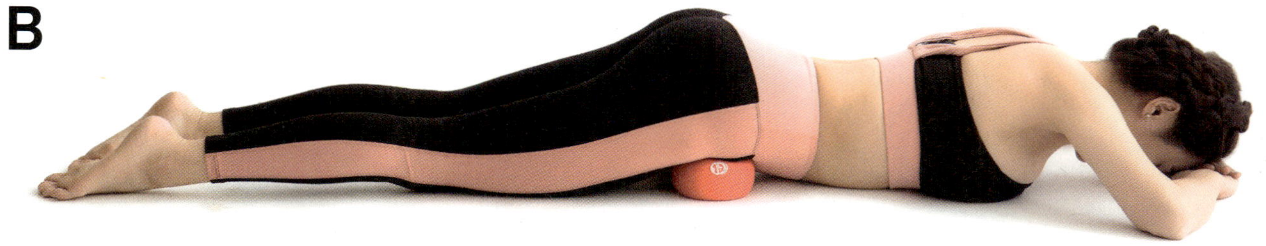

공을 b-1, b-2 지점으로 옮겨 기본 동작을 합니다.

C

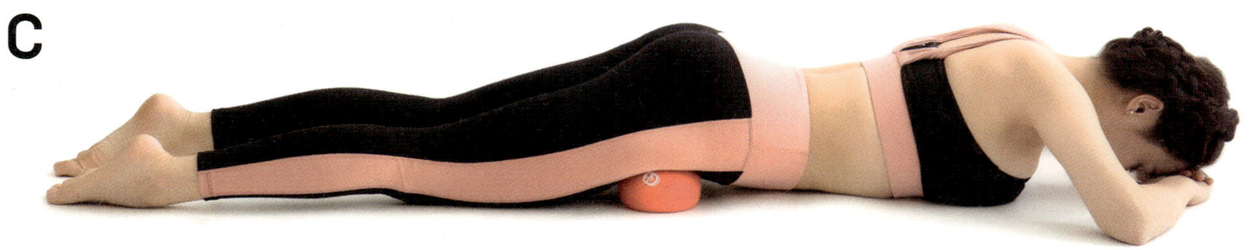

공을 c-1, c-2 지점으로 옮겨 기본 동작을 합니다.
여기까지가 1세트로 총 3세트 실시합니다.

② 골반 바깥쪽 풀기

① 엉덩이가 끝나는 지점
② 엉덩이를 반으로 나눕니다.
③ 다시 반으로 나눕니다.
④ 골반이 시작되는 지점
(배꼽에서 4~5cm 내려온 곳의 등 대칭점)

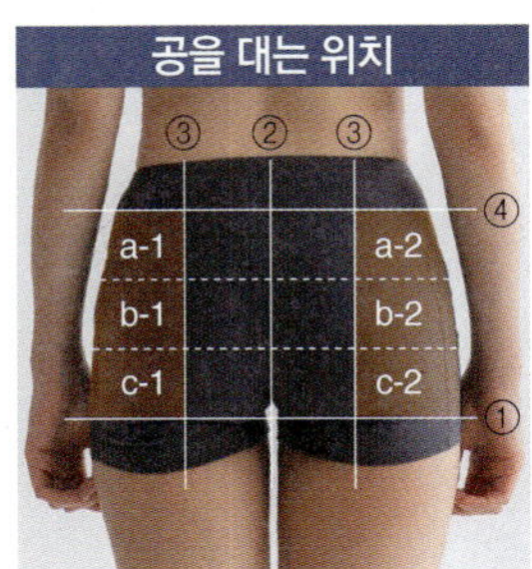

A

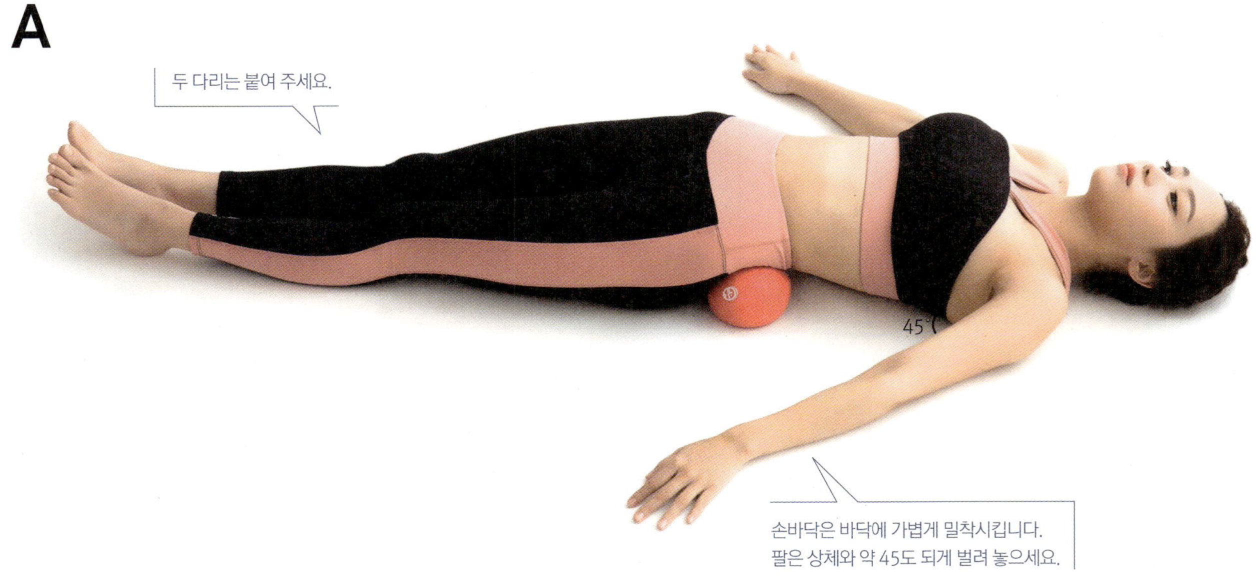

큰 공 2개를 a-1, a-2 지점에 댄 뒤 기본 동작을 합니다.

B

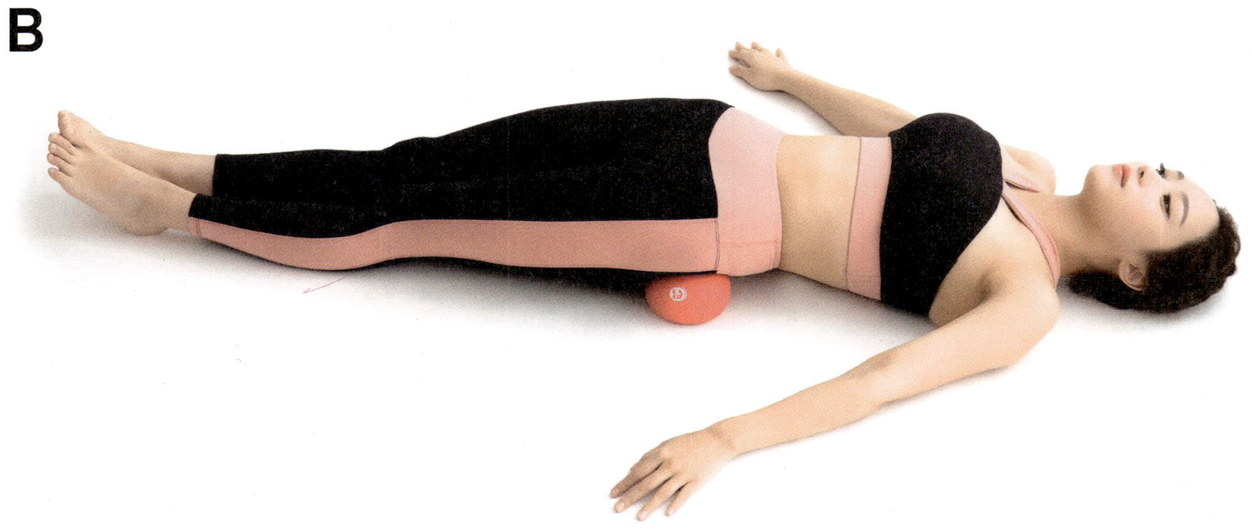

공을 b-1, b-2와 c-1, c-2 지점으로 옮겨 기본 동작을 합니다.

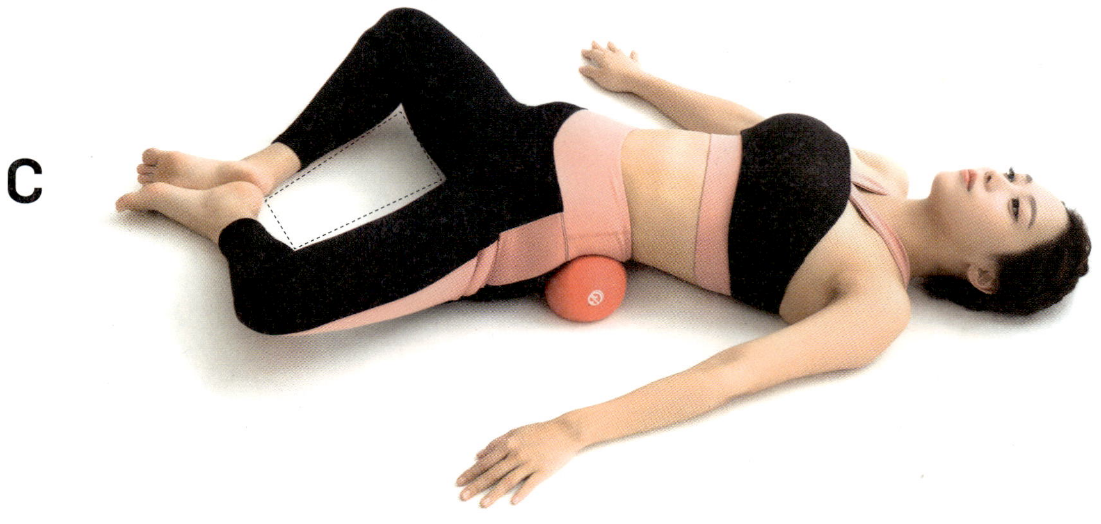

공을 다시 a-1, a-2 지점으로 옮긴 뒤 두 다리를 마름모 형태로 벌려
기본 동작을 합니다.

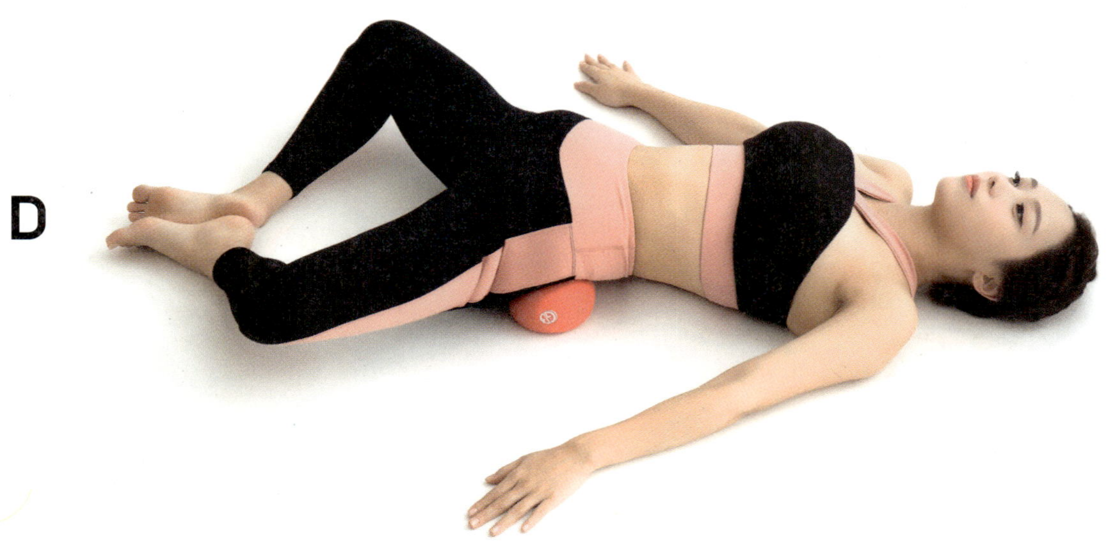

공을 b-1, b-2와 c-1, c-2 지점으로 옮겨 기본 동작을 합니다.
여기까지가 1세트로 총 3세트 실시합니다.

3 골반 아래쪽 풀기

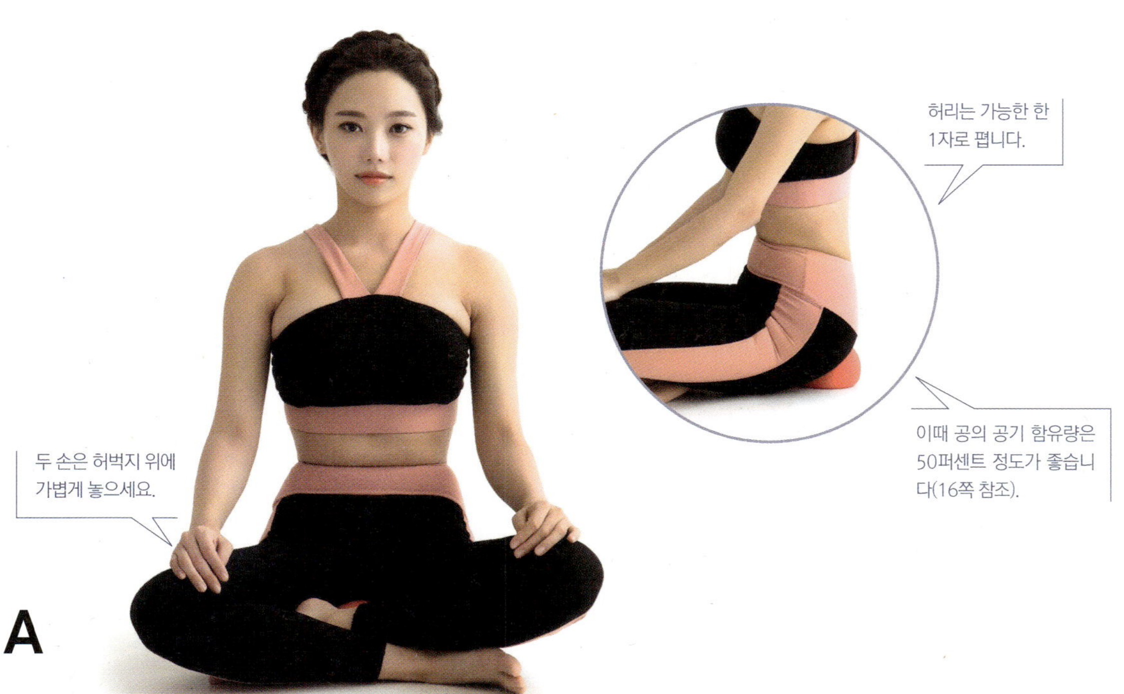

큰 공 2개를 항문을 사이에 두고 앞뒤로 끼운 채
책상다리로 앉습니다. 이때 두 공의 사이가 1cm
정도 떨어져 있으면 됩니다.

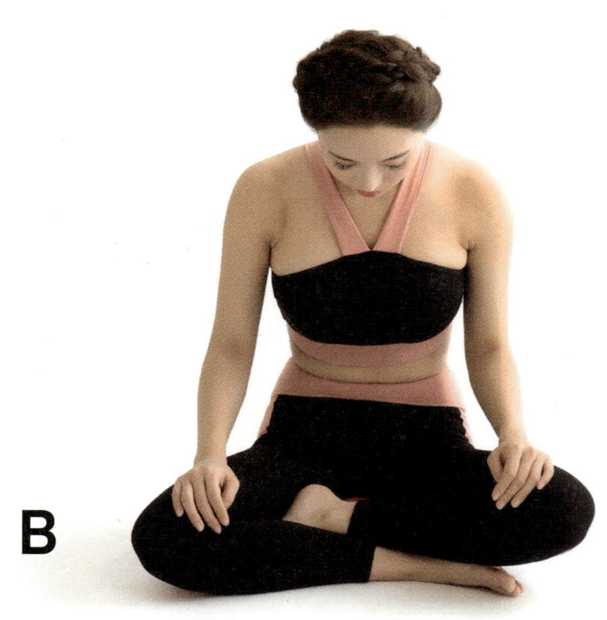

상체를 앞으로 5도 정도 기울여 앞의 공에 체중을 실어 주세요.
이때 목과 몸이 1자를 유지하는 걸 잊지 마세요.

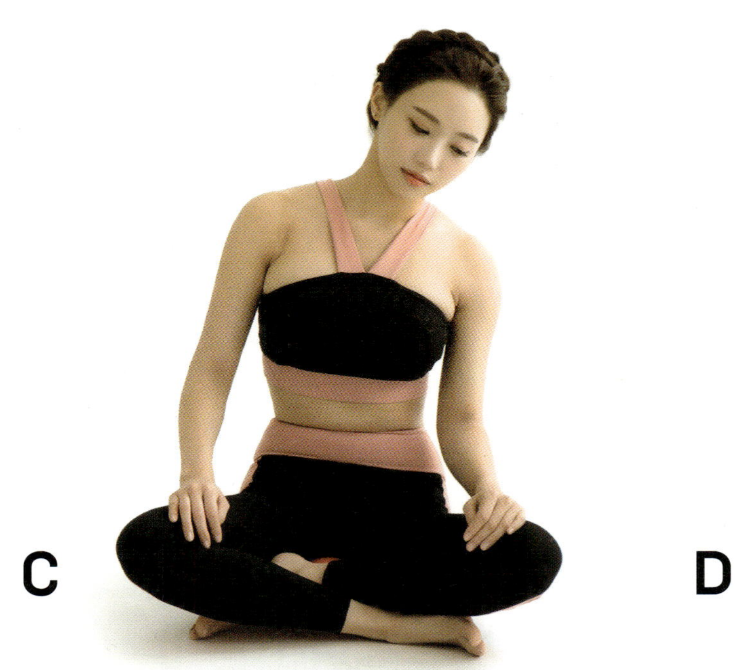

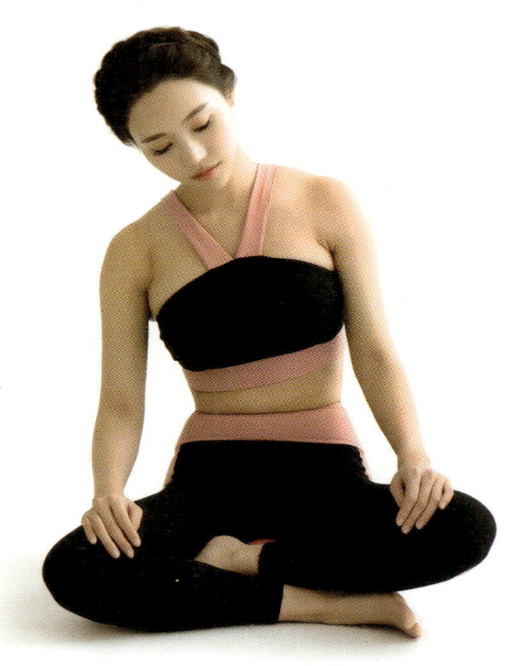

C & D B 과정과 같은 방법으로 동·서·남·북 사방으로 몸을 움직여 보세요. 여기까지가 1세트로 총 10세트 실시합니다.

Tip 해당 동작을 마친 뒤 공을 빼고 바닥에 다시 앉아 보세요. 회음부가 바닥에 완전히 밀착되는 걸 느낄 수 있을 겁니다. 회음부를 부드럽게 풀어 주어 골반의 위치를 교정하고, 그 주변에 군살이 붙는 걸 막아 줍니다.

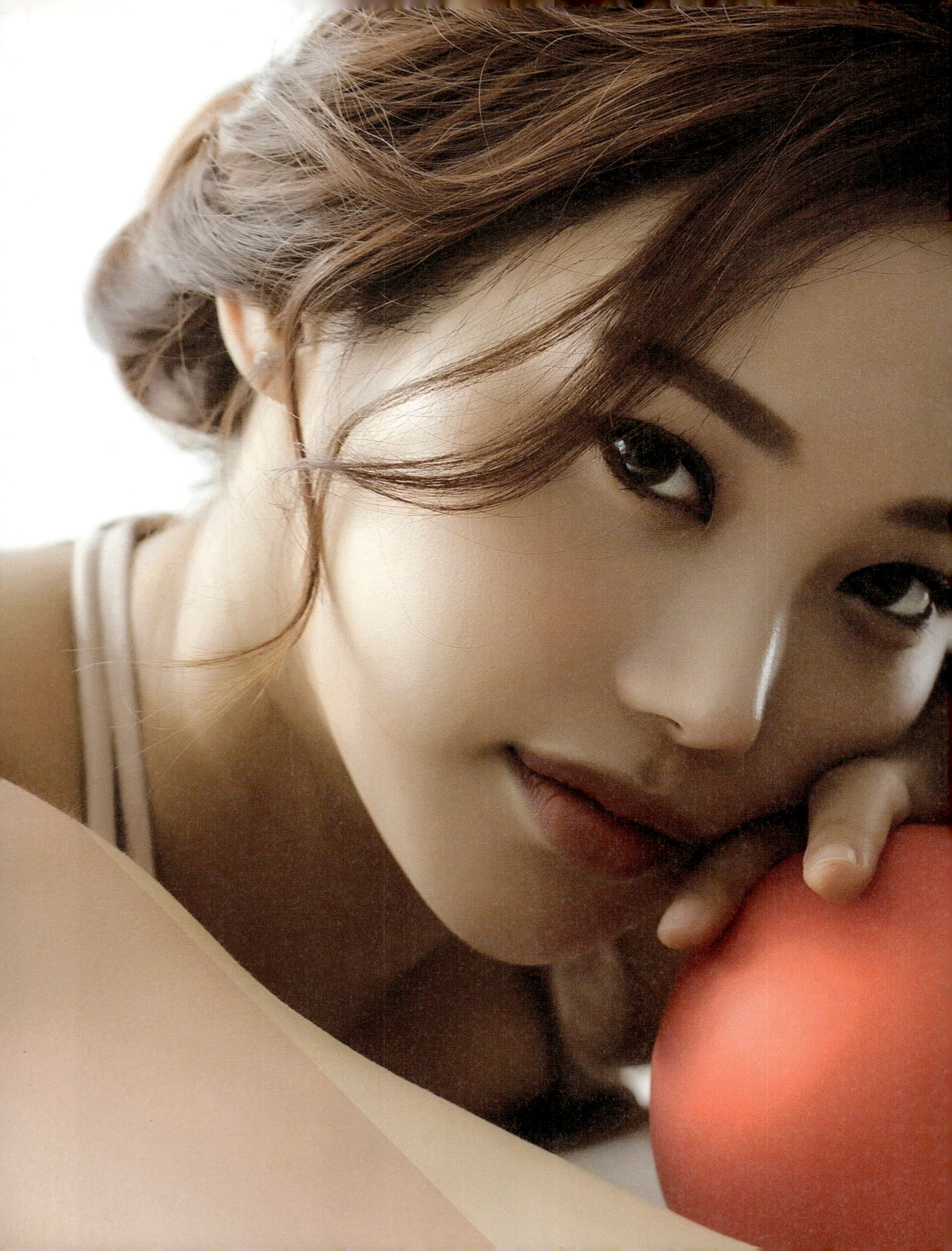

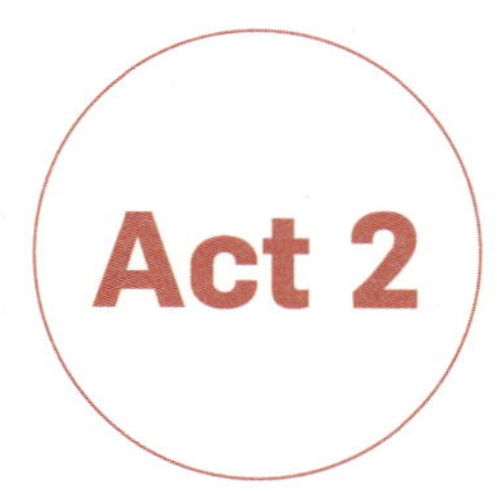

Perfect Face & Wrinkles

중력의 영향을 받는 인간이 피해 갈 수 없는 게 바로 주름이지요. 나이가 들었다는 기준이 되는 요소이기도 합니다. 세월을 완전히 비껴갈 수는 없지만, 림프샘의 흐름을 원활하게 만들고, 뭉친 근막을 효과적으로 풀어 주면, 피부의 처짐을 막고 주름을 완화하는 데 큰 효과를 볼 수 있습니다. 이번 장에서는 균형 잡힌 아름다운 얼굴을 만들고 주름을 완화 및 예방하는 데 효과적인 동작들을 많이 알려 드릴 테니 잘 따라오시기 바랍니다.

아름다운 V 라인 턱 만들기
(사각 턱 완화)

억세거나 각진 턱 라인 때문에 스트레스를 받는 분들에게 시술 없이도 효과를 보는 방법을 알려 드리겠습니다. 빗장뼈와 얼굴선을 풀어 각진 턱을 부드럽고 매끈하게 만들어 볼까요!

시작하기 전에 CHECK! 얼굴은 예민한 부위이니, 작고 부드러운 공을 사용하세요!

준비물 큰 공(지름 12cm) 1개, 작은 공(지름 7cm) 2개, 수건이나 블록

1 빗장뼈 아랫부분 풀기

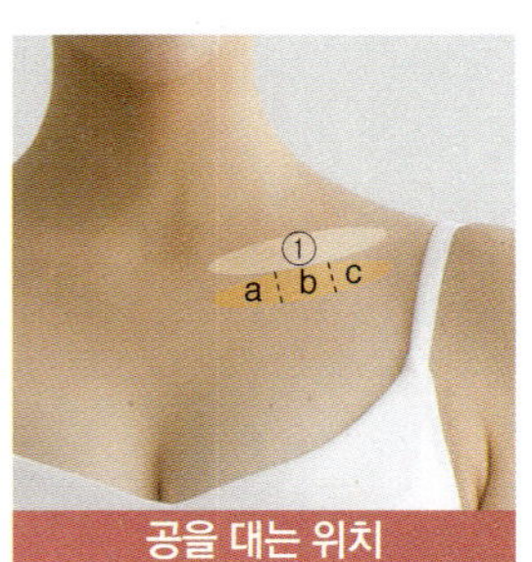

빗장뼈가 아니라 빗장뼈 아랫부분의 푹 들어가는 부위에 공을 댑니다.

두 다리는 골반 너비만큼 혹은 45도 정도 벌린 채 곧게 폅니다.

발등은 가볍게 폅니다.

배는 바닥에 밀착시킵니다.

공을 댄 쪽 팔로 블록을 가볍게 감싸 주세요.

a 지점에 작은 공 1개가 맞닿게 엎드린 뒤 기본 동작을 합니다. 그다음에는 공을 b, c 지점으로 옮겨 기본 동작을 합니다. 여기까지가 1세트로 총 3세트 실시합니다. 반대쪽에도 3세트 실시합니다.

② 등과 골반 이완하기

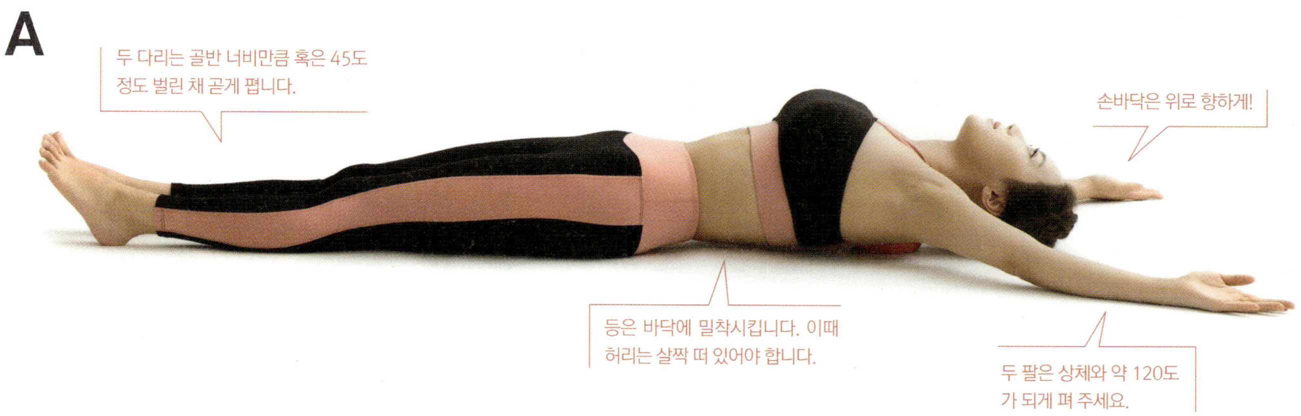

어깨뼈 사이에 큰 공을 대고 누워 3분 동안 편하게 호흡합니다.

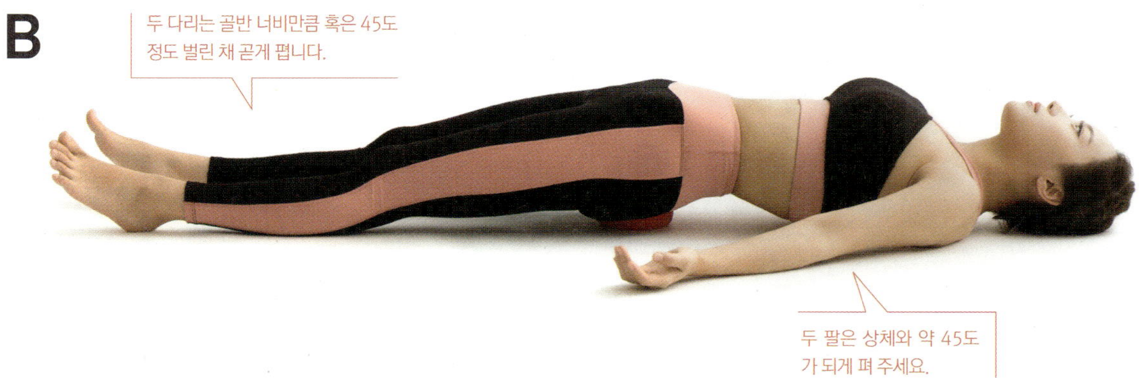

엉덩이 골이 시작되는 지점에 큰 공을 댄 뒤 3분 동안 편하게 호흡합니다.
여기까지 한 뒤 공을 빼서 엉덩이와 어깨뼈가 바닥에 편하게 밀착되는지
확인해 보세요. 그 느낌을 잠시 음미하며 이완을 즐긴 후 다음 동작으로
넘어갑니다.

3 처진 얼굴선 끌어 올리기

① 입술 끝에서 턱을 향해 수평으로 선을 그은 지점
② 눈썹 끝에서 관자놀이를 향해 수평으로 선을 그은 지점
③ 눈썹 끝과 헤어라인 사이의 간격을 반으로 나눈 지점
④ 입술 끝과 옆 턱 사이의 간격을 반으로 나눈 지점

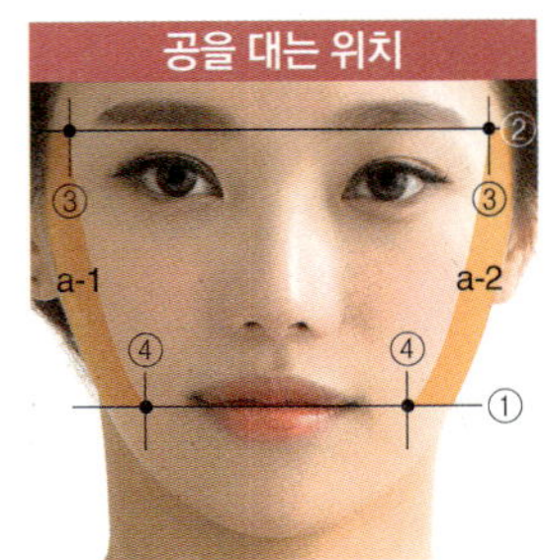

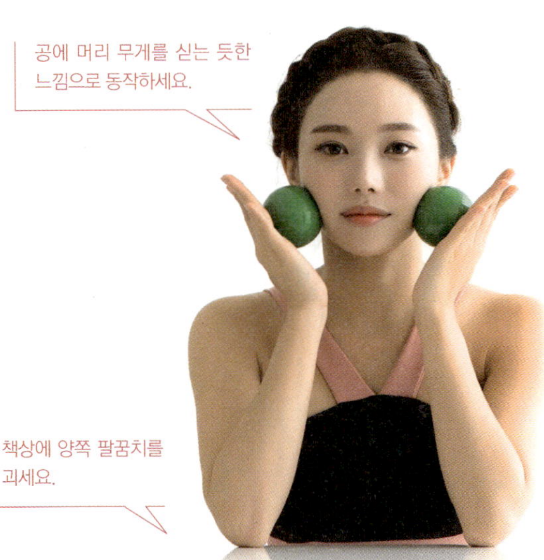

A a-1, a-2 영역의 가장 아랫부분에 작은 공 2개를 댑니다.

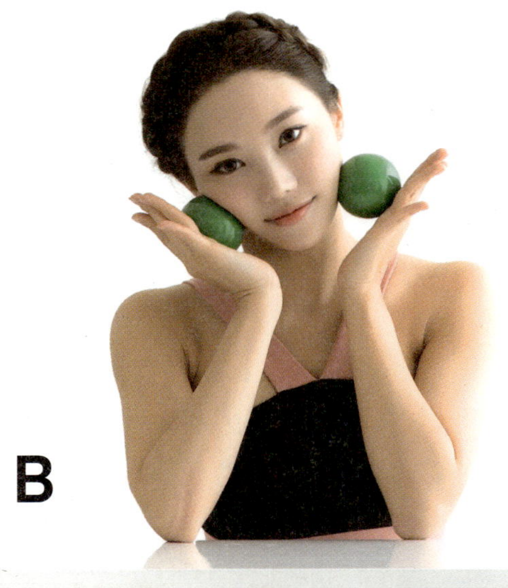

B

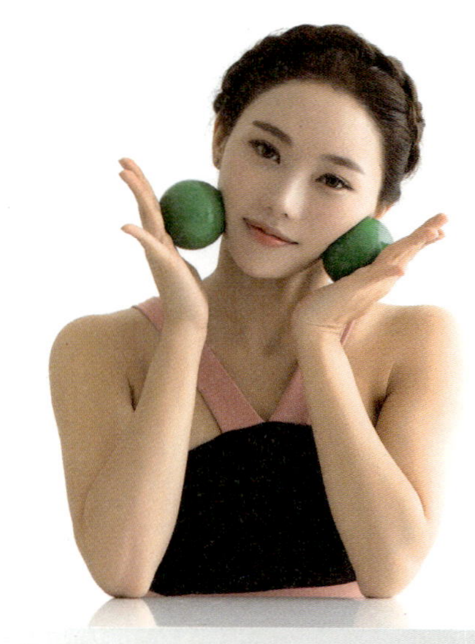

C

B&C 앞 자세에서 고개를 좌우로 10회 움직여 주세요. 이때 고개가 기울어진 쪽의 공에 머리 무게가 더 실릴 수 있게 의식하여 동작을 이어 갑니다. 같은 방법으로 a 영역의 가장 윗부분까지 조금씩 공을 이동시키며 영역 전체를 풀어 주면 됩니다.

4 얼굴 측면 풀기

① 입술 끝에서 수평선을 그어 턱과 만나는 지점
② 눈썹 산을 기준으로 수평으로 그은 선
③ 정수리부터 머리 옆을 따라 그은 선

공을 대는 위치

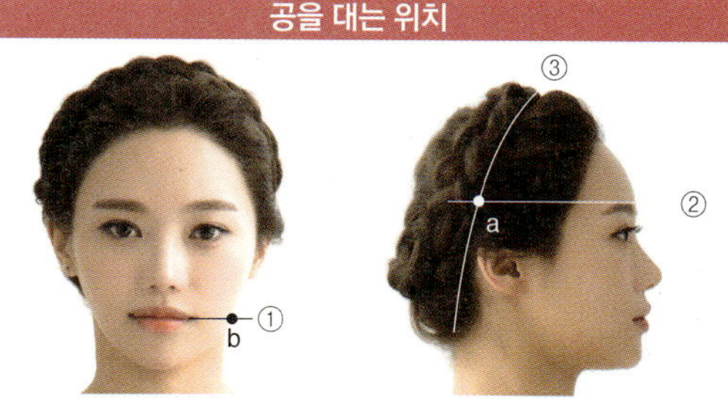

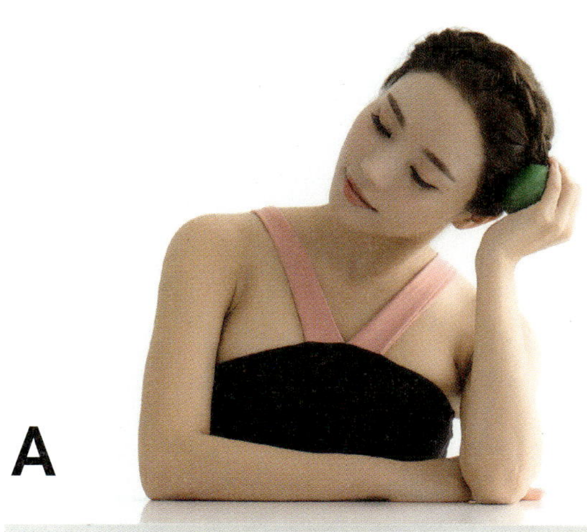

A

살짝 고개를 돌려 a 지점에 작은 공 1개를 댄 뒤
기본 동작을 합니다.

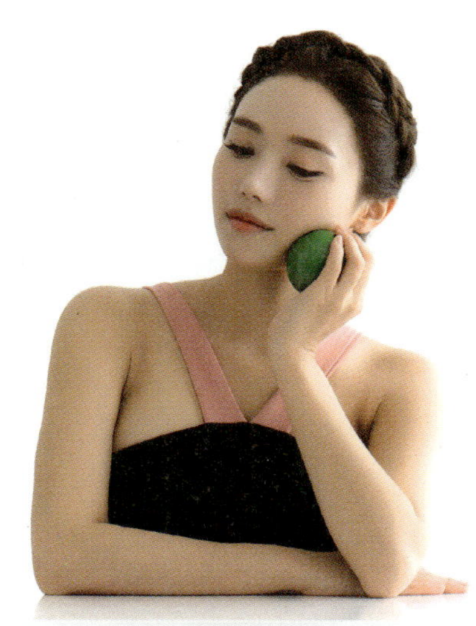

B

공을 b 지점으로 옮겨 기본 동작을 합니다. 이때 공을 굴리지 말고
손으로 직접 공을 b 지점으로 옮겨 와야 합니다. 여기까지가 1세트
로 총 5세트 실시합니다. 반대쪽에도 5세트 실시합니다.

풍성한 모발로 변신하기

남성, 여성 할 것 없이 공통 고민은 탈모입니다. 공해가 심하고 파마 등으로 머리에 시술을 많이 하다 보니 나이와 관계없이 찾아오는 고민거리이기도 하지요. 하지만 머리에 좋은 것을 다 해 준다고 해서 탈모가 해결되지는 않습니다. 탈모의 원인은 두피에만 있지 않기 때문에 두피뿐 아니라 목덜미도 함께 풀어 줘야 가시적 효과를 낼 수 있습니다.

시작하기 전에 CHECK! | 얼굴은 예민한 부위이니, 작고 부드러운 공을 사용하세요!

준비물 | 작은 공(지름 7cm) 2개, 수건이나 블록

① 목을 반으로 나눈 지점
② 목이 시작되는 지점

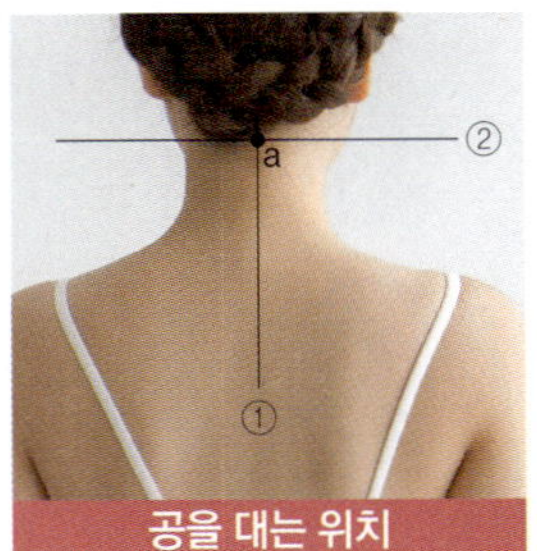

EASY & COMFORTABLE PROGRAM FOR 4 WEEKS

1 목덜미 풀기

A

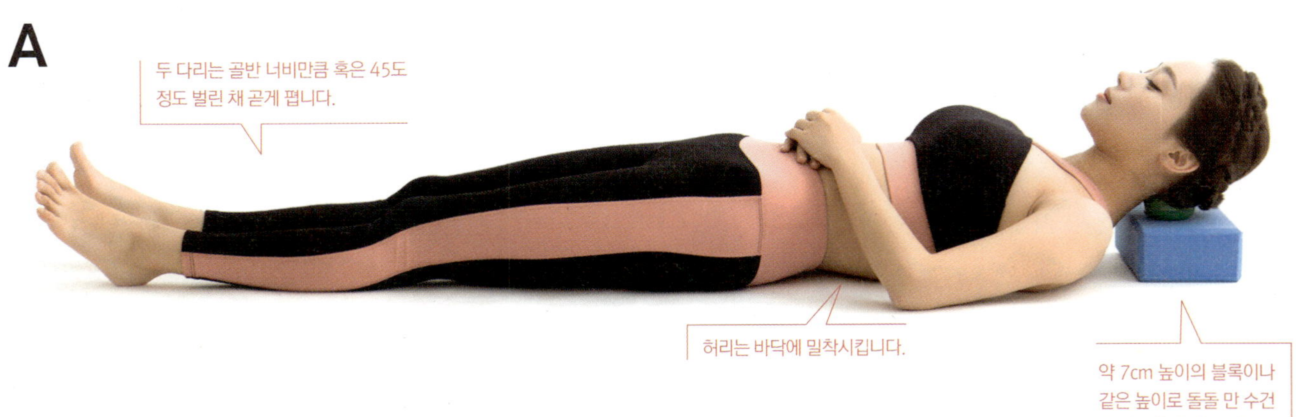

a 지점에 작은 공 1개를 끼운 뒤 공에 머리 무게를 실은 채 기본 동작을 합니다.

B

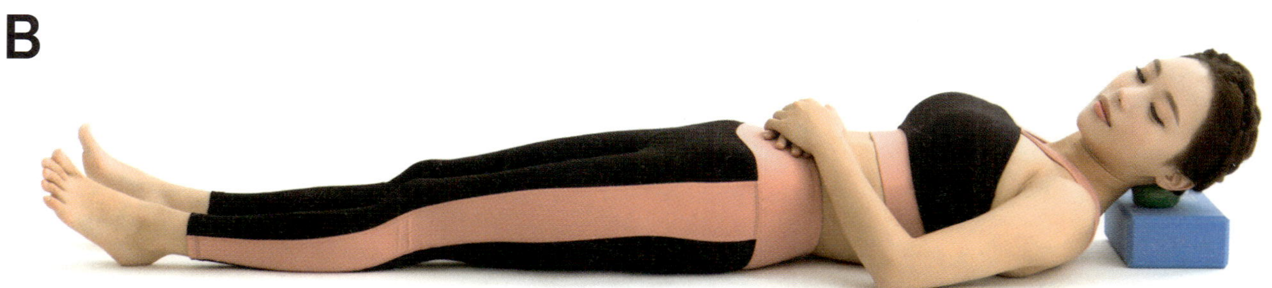

공을 몸에서 떼지 않은 상태로 고개를 바닥으로 천천히 돌립니다. 이때 코가 60도 정도 기운다고 생각하면 됩니다. 공이 자연스럽게 귀를 향해 수평으로 이동하는 걸 의식하면서 움직이세요. 목적한 지점에 이르렀다 싶으면 움직임을 멈추고 기본 동작을 합니다.

C

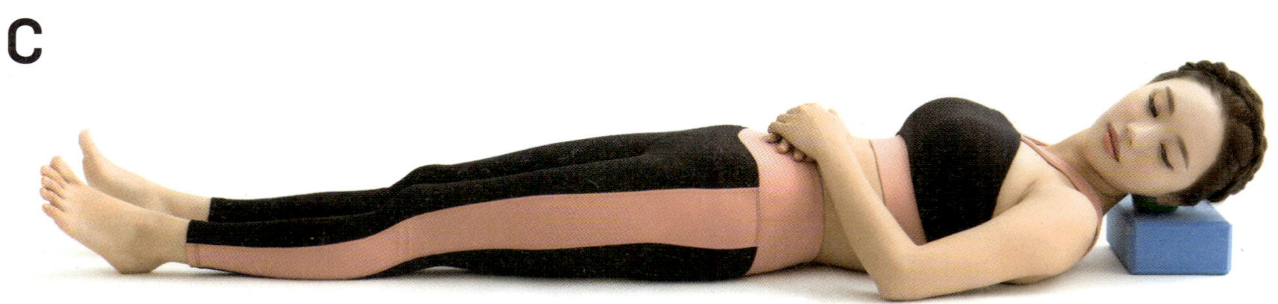

고개를 바닥으로 더 돌립니다. 이때 코가 45도 정도 기운다고 생각하면 됩니다. 목적한 지점에 이르렀다 싶으면 움직임을 멈추고 기본 동작을 합니다. 여기까지가 1세트로 총 3세트 실시합니다. 반대쪽에도 3세트 실시합니다.

 두피 긴장 완화하기

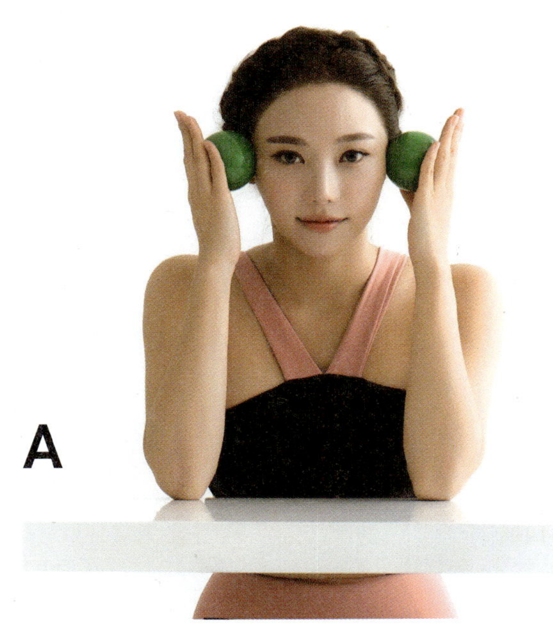

A

양쪽 귀 부근 헤어라인이 시작되는 지점에
작은 공을 하나씩 댑니다.

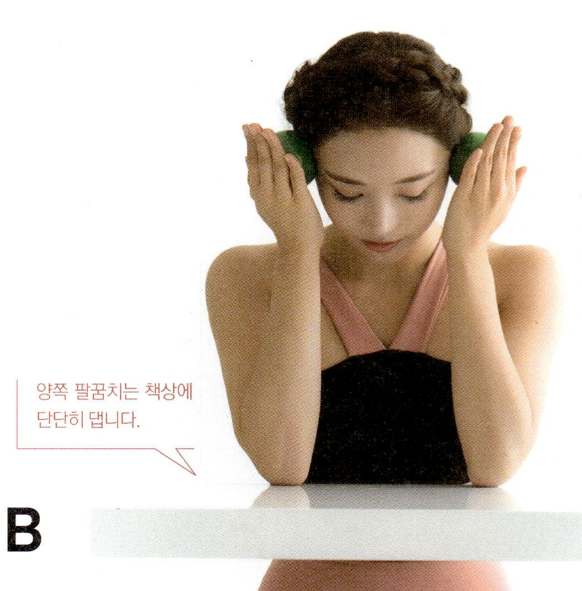

B

머리 무게를 싣듯 5초 동안 공에 머리를 기대 주세요. 이때
단순히 기대는 게 아니라 공과 닿은 부분의 헤어라인을 두
피 쪽으로 밀어 올리듯이 머리를 기대야 합니다. 이때 공을
댄 손에 지나치게 힘이 들어가지 않게 조심하세요.

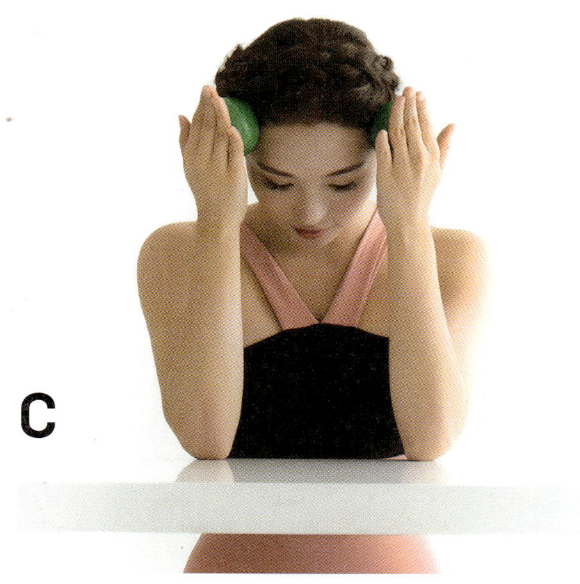

C

C & D 헤어라인을 따라 조금씩 공을 이동시키며
A~B 과정과 같은 방법으로 두피의 긴장을 풀어
줍니다. 공 2개가 가운데에서 서로 만날 때까지
동작을 하면 됩니다.

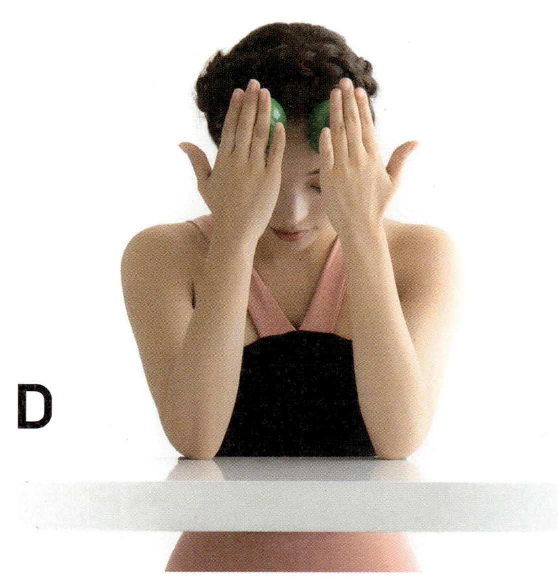

D

3 처진 얼굴선 끌어 올리기

① 입술 끝에서 턱을 향해 수평으로 선을 그은 지점
② 눈썹 끝에서 관자놀이를 향해 수평으로 선을 그은 지점
③ 눈썹 끝과 헤어라인 사이의 간격을 반으로 나눈 지점
④ 입술 끝과 옆 턱 사이의 간격을 반으로 나눈 지점

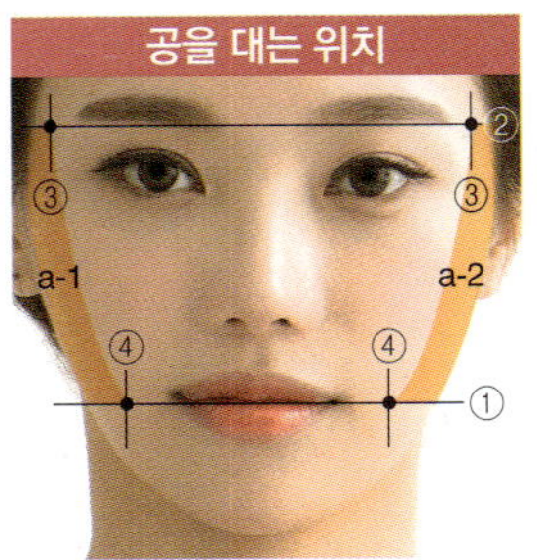

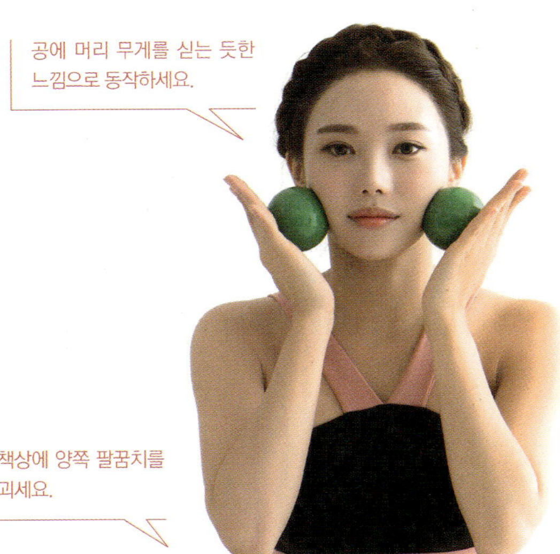

A a-1, a-2 영역의 가장 아랫부분에 작은 공 2개를 댑니다.

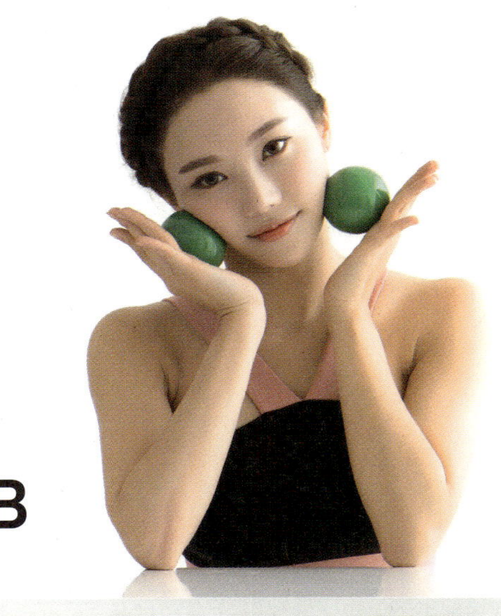

B

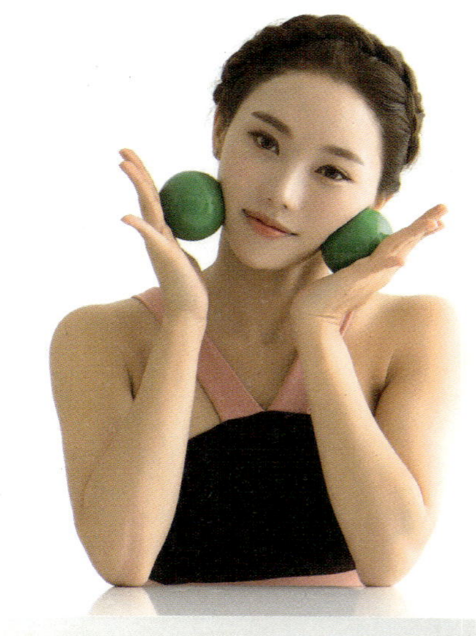

C

B&C 앞 자세에서 고개를 좌우로 10회 움직여 주세요. 이때 고개가 기울어진 쪽의
공에 머리 무게가 더 실릴 수 있게 의식하여 동작을 이어 갑니다. 같은 방법으로 a
영역의 가장 윗부분까지 조금씩 공을 이동시키며 영역 전체를 풀어 주면 됩니다.

4 혈액순환을 촉진하여 두피 긴장 풀기

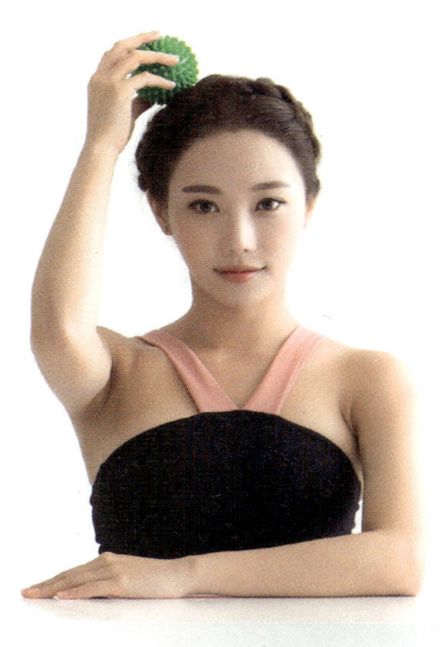

돌기가 있는 공(9쪽 참조)으로 두피 전체를 가볍게
두드려 줍니다. 공을 쥔 손에 힘을 거의 빼고 하세요.
해당 동작은 돌기 공이 없다면 그냥 넘어가도 됩니다.

5 혈액순환을 촉진하여 탈모 완화하기

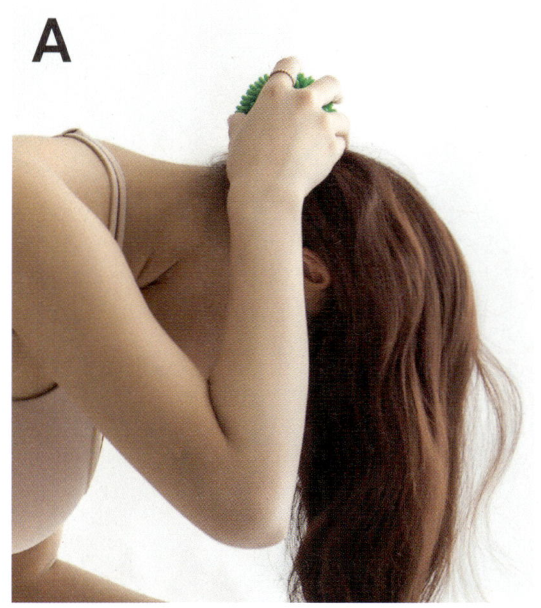

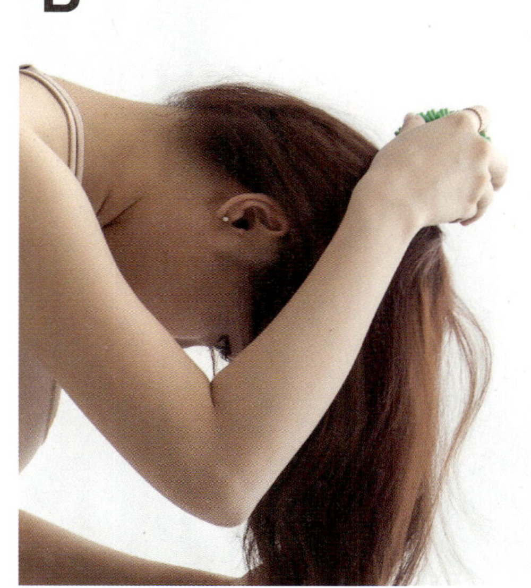

A & B 돌기가 있는 공(9쪽 참조)으로 두피의 곡선을 따라 거꾸로 빗질해 주세
요. 이때 두피를 긁는 게 아니라, 머리를 살살 빗듯 동작해야 합니다. 해당 동작
은 돌기 공이 없다면 그냥 넘어가도 됩니다.

눈가 주름 완화하기

눈가에 주름이 생기는 건 나이 탓이 가장 크지만 눈 주변에 노폐물이 쌓여 부기를 유발하고 피부의 탄력이 떨어져 생기기도 합니다. 따라서 눈썹뼈와 눈 주변 피부를 풀어 주고 노폐물을 배출시키면 눈가 주름 완화에 도움이 됩니다.

시작하기 전에 CHECK! | 얼굴은 예민한 부위입니다. 따라서 날달걀로 멍 든 부분을 풀듯 손에 힘을 너무 주지 말고 부드럽게 동작을 해 주세요. 너무 세게 누르면 림프샘이 손상되어 오히려 역효과가 납니다.

준비물 | 작은 공(지름 7cm) 1개, 수건이나 블록

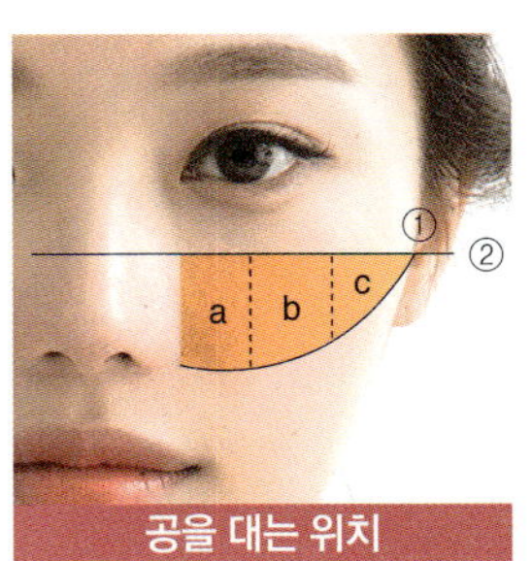

1 눈 주변 피부를 리프팅하기

A

작은 공을 a 지점에 대고 기본 동작을 합니다.

B

공을 b, c 지점으로 옮겨 기본 동작을 합니다.

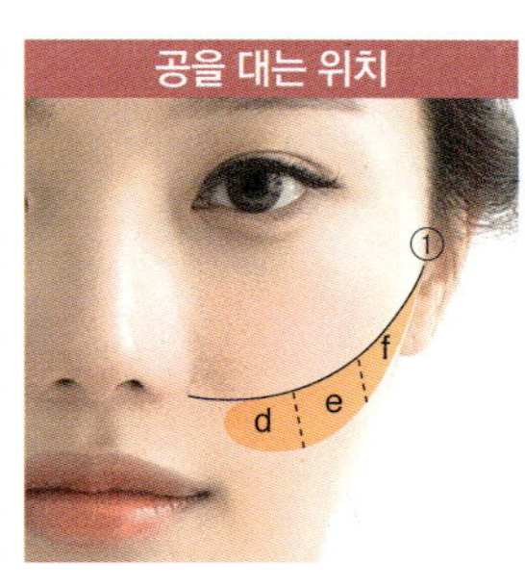

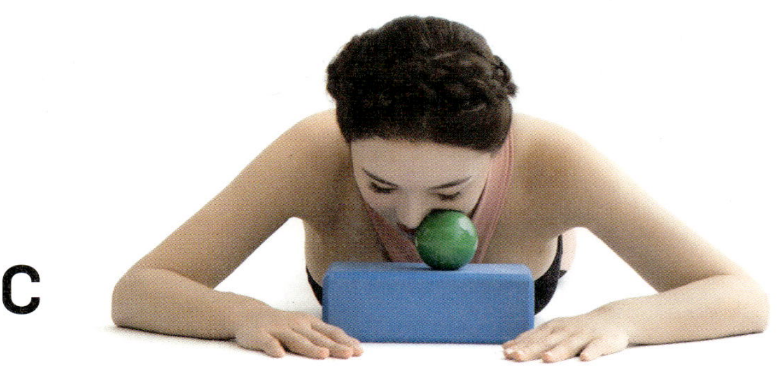

C

d 지점에 작은 공을 댄 뒤 기본 동작을 합니다.

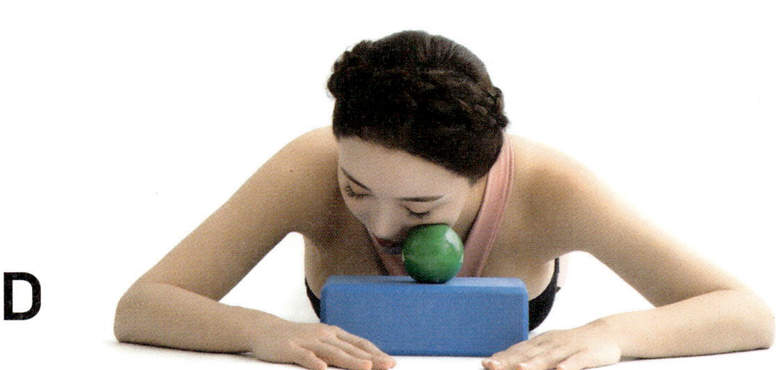

D

공을 e, f 지점으로 옮겨 기본 동작을 합니다.
여기까지가 1세트로 총 3세트 실시합니다.
반대쪽에도 3세트 실시합니다.

② 눈썹뼈 풀기

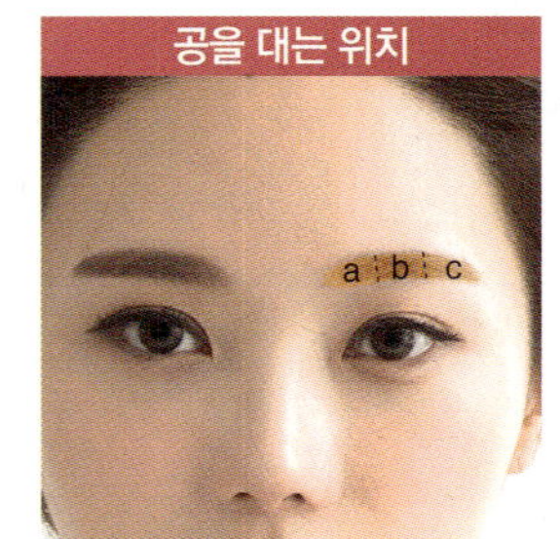

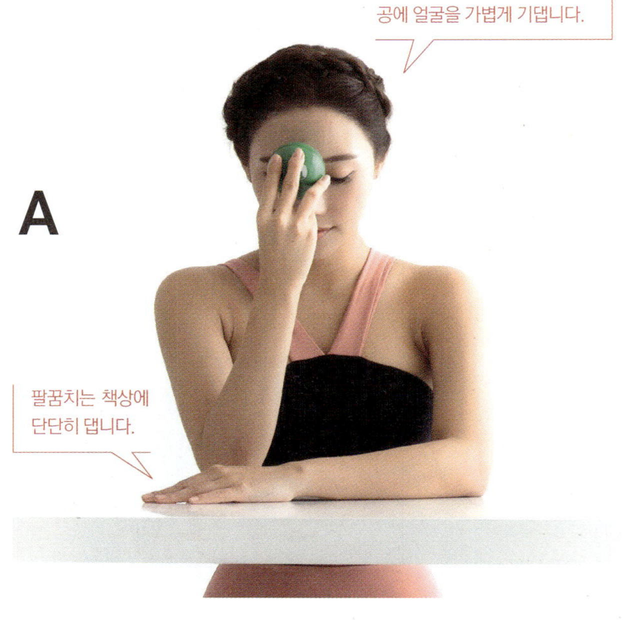

A

작은 공을 a 지점에 대고 기본 동작을 합니다.

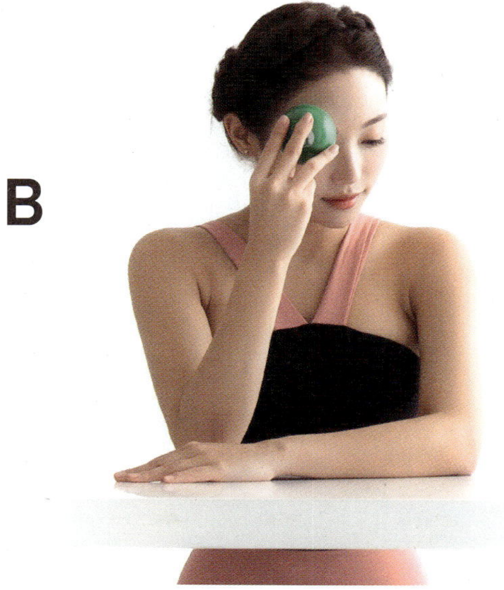

B

공을 b 지점으로 옮겨 기본 동작을 합니다.

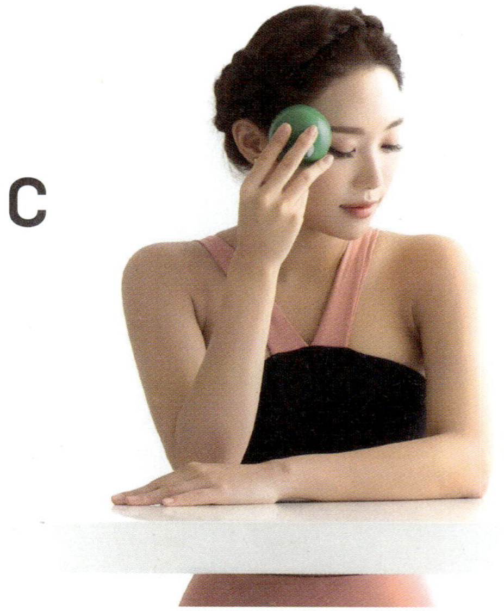

C

공을 c 지점으로 옮겨 기본 동작을 합니다.
여기까지가 1세트로 총 3세트 실시합니다.
반대쪽에도 3세트 실시합니다.

3 눈 주변의 근막을 풀어 주름 완화하기

① 이마를 반으로 나눈 지점
② 구레나룻이 시작되는 지점

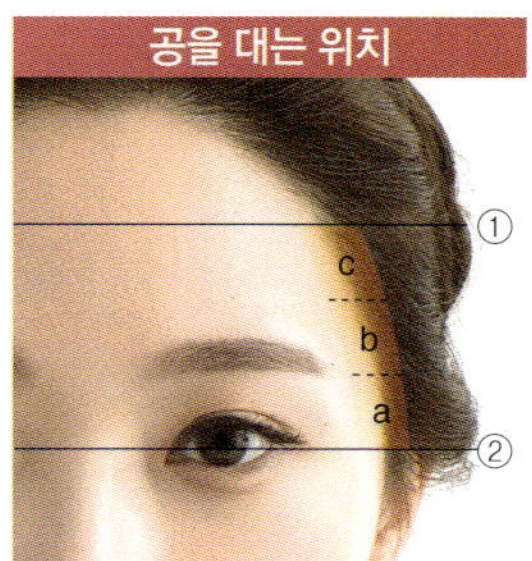

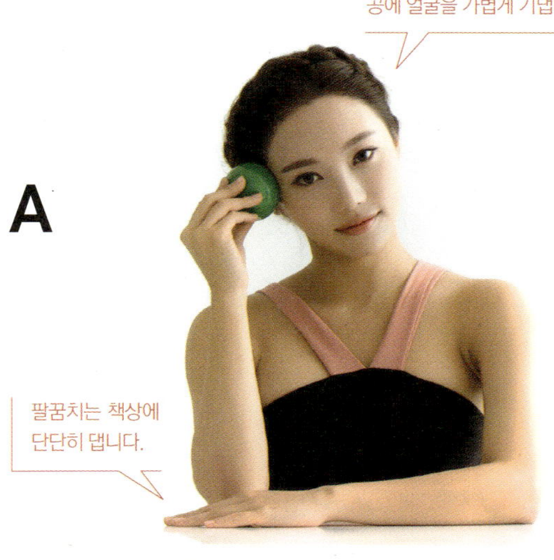

A

작은 공을 a 지점에 대고 기본 동작을 합니다.

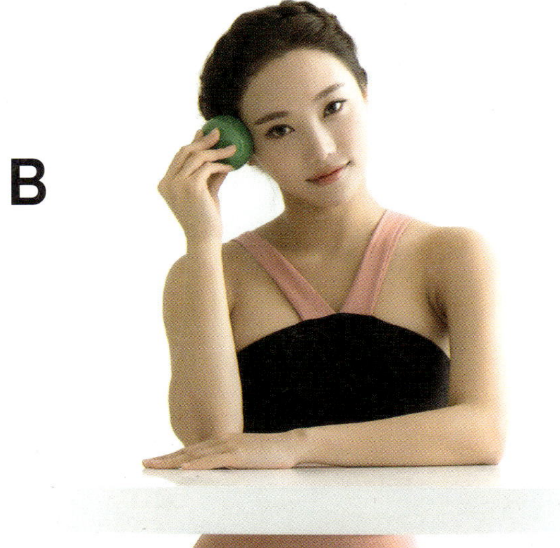

B

공을 b 지점으로 옮겨 기본 동작을 합니다.

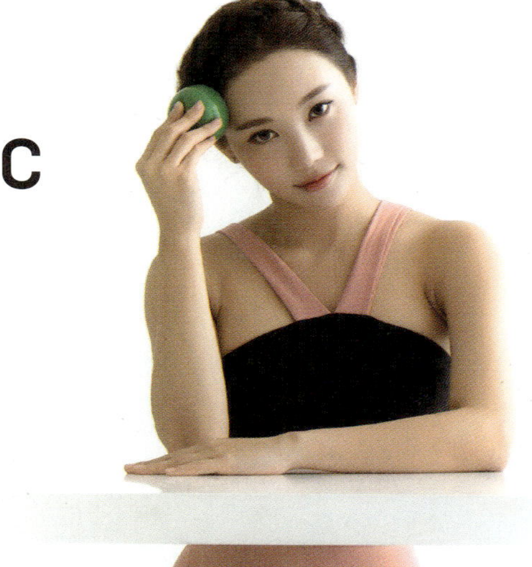

C

공을 c 지점으로 옮겨 기본 동작을 합니다.
여기까지가 1세트로 총 3세트 실시합니다.
반대쪽에도 3세트 실시해 주세요.

4 눈 주변 노폐물과 부기 빼기

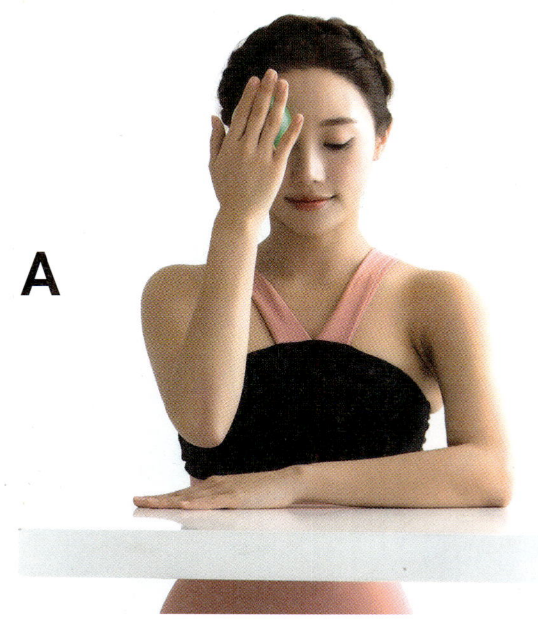

A

front

A&B 눈을 지그시 감고 작은 공으로 눈썹 산 → 눈 앞머리
→ 눈 아랫부분 → 눈꼬리 옆 순서로 원을 그리듯 10회 굴려
주세요. 눈 주변의 노폐물을 효과적으로 빼 주름 완화에 도움
이 됩니다. 반대쪽에도 같은 방법으로 반복합니다.

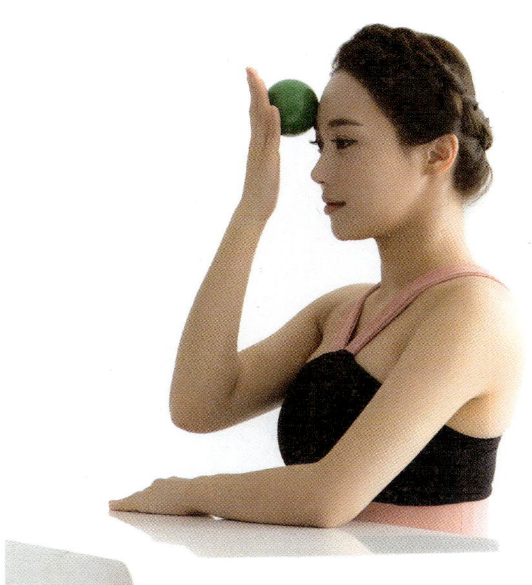

side

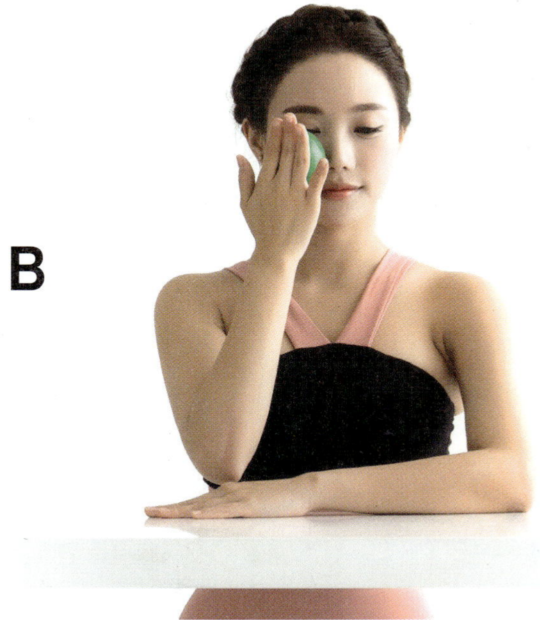

B

front

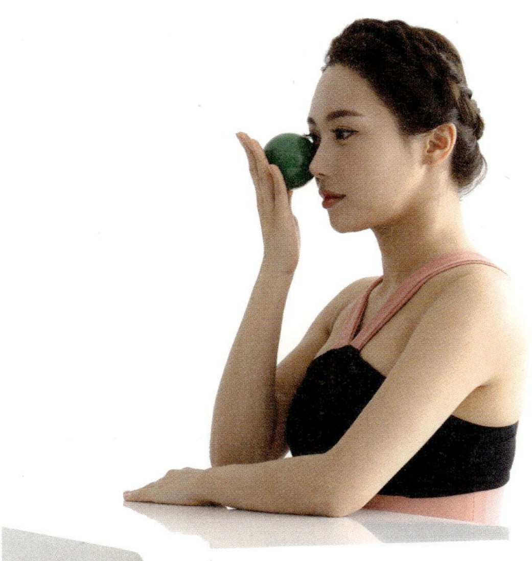

side

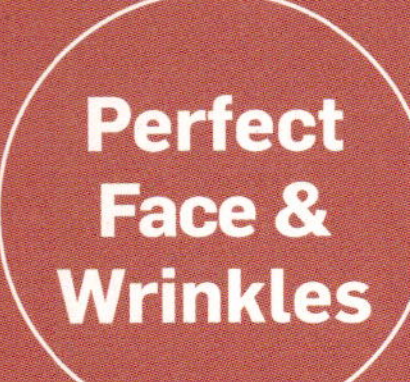

옆 광대뼈 집어넣기

갸름한 얼굴형을 선호하는 요즘에는 돌출된 광대뼈에 스트레스를 받는 경우가 있습니다. 사실 광대뼈는 갸름한 얼굴형에 영향을 크게 미치지 않습니다. 오히려 개성적으로 보여 자신만의 매력이 될 수도 있지요. 게다가 적당히 나온 광대뼈는 얼굴선을 세련되게 보이는 데 한몫합니다. 그런데도 광대뼈에 대한 불만이 나오는 이유는 동양인은 앞 광대뼈보다 옆 광대뼈가 두드러지기 때문입니다. 이번 동작들은 돌출된 광대뼈 부근의 근육을 풀어 주어 광대뼈를 들어가 보이게 하므로 많이 튀어나온 옆 광대뼈가 불만인 분들에게 무척 좋습니다.

시작하기 전에 CHECK! 광대뼈 비대칭이 고민이라면 얼굴 양쪽을 비교해 본 뒤 광대뼈가 더 돌출된 쪽에만 하세요. 혹시 돌출된 옆 광대뼈가 고민이라면 양쪽을 다 하면 됩니다.

준비물 작은 공(지름 7cm) 1개, 수건이나 블록

---

① 입술 끝에서 수평선을 그어 턱과 만나는 지점
② 눈썹 산을 기준으로 수평으로 그은 선
③ 정수리부터 머리 옆을 따라 그은 선

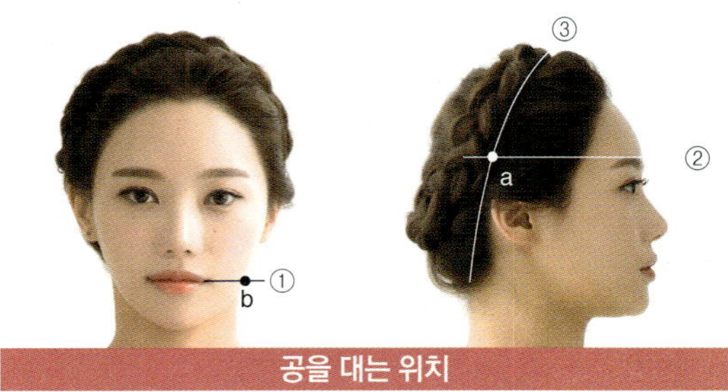

① 얼굴 측면 풀기

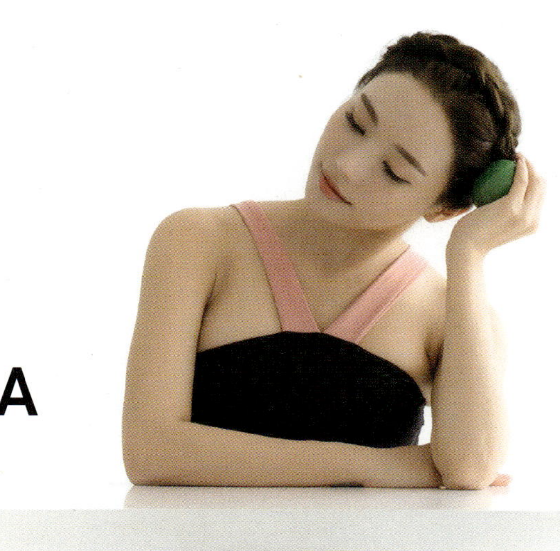

A

양쪽을 비교해 봐서 광대뼈가 더 튀어나온 얼굴 쪽 a 지점에 작은 공을 대 주세요. 그런 뒤 기본 동작을 합니다.

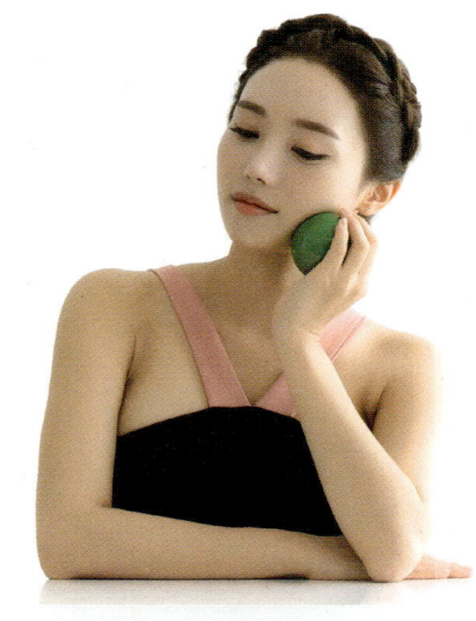

B

공을 b 지점으로 옮겨 기본 동작을 합니다. 이때 공을 굴리지 말고 손으로 직접 공을 b 지점으로 옮겨 와야 합니다. 여기까지가 1세트로 총 5세트 실시합니다.

2 돌출된 광대뼈 집어넣기

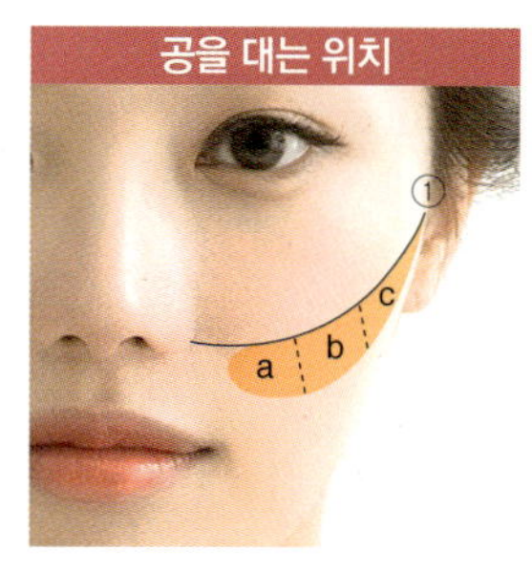

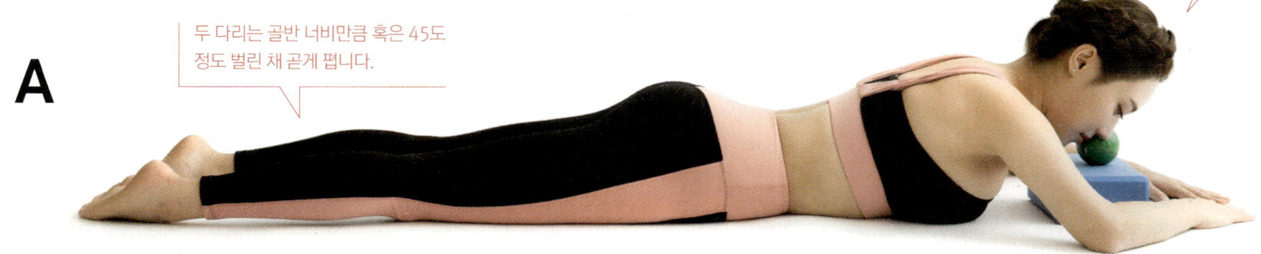

A

양쪽을 비교해 봐서 광대뼈가 더 튀어나온 얼굴 쪽
a 지점에 작은 공을 댄 뒤 기본 동작을 합니다.

B

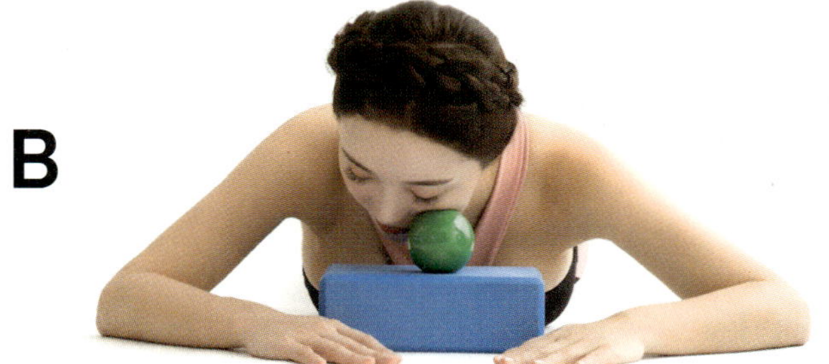

공을 b 지점으로 옮겨 기본 동작을 합니다.

C

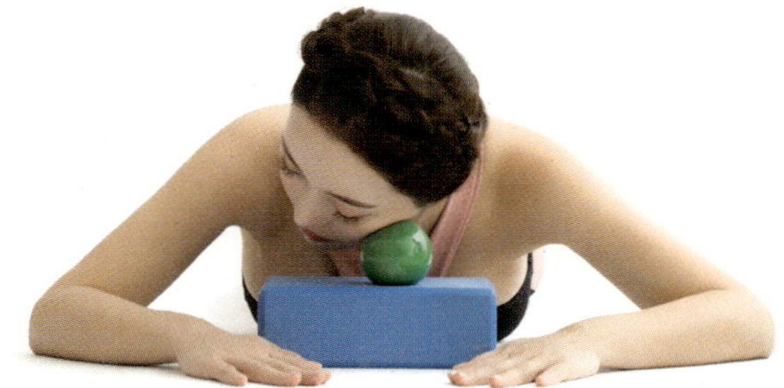

공을 c 지점으로 옮겨 기본 동작을 합니다.
여기까지가 1세트로 총 3세트 실시합니다.

팔자 주름 개선하기

팔자 주름은 나이를 들어 보이게 만드는 데 한몫을 단단히 합니다. 메이크업을 할 때도 그 부분에 파운데이션이 끼어 짜증을 유발하지요. 지긋지긋한 팔자 주름을 펴는 데 효과적인 방법을 알려 드리겠습니다.

시작하기 전에 CHECK! 얼굴은 예민한 부위입니다. 따라서 날달걀로 멍 든 부분을 풀어 주듯 손에 힘을 너무 주지 말고 부드럽게 동작을 해 주세요. 너무 세게 누르면 림프샘이 손상되어 오히려 역효과가 납니다.

준비물 작은 공(지름 7cm) 2개, 수건이나 블록

1 뺨의 탄력 회복하기

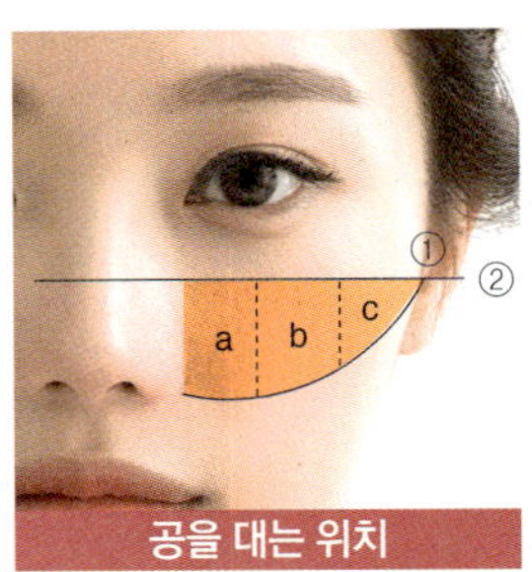

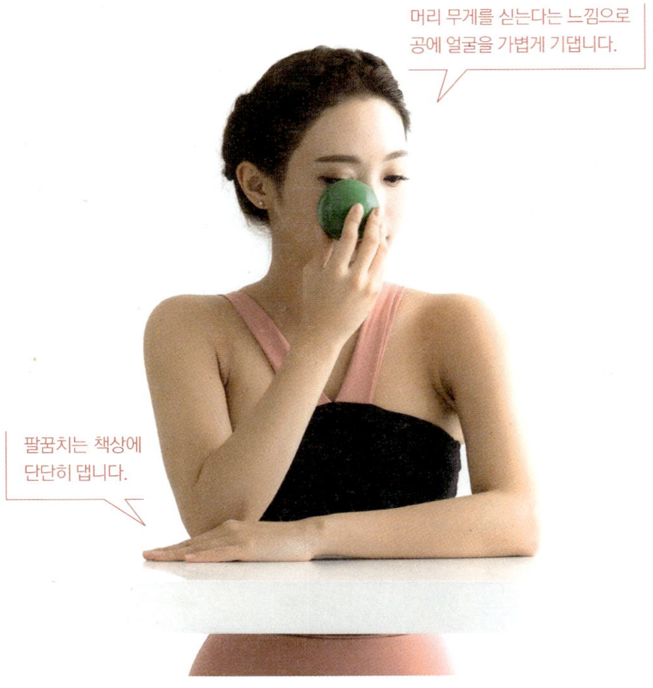

A 작은 공 1개를 a 지점에 대고 기본 동작을 합니다.

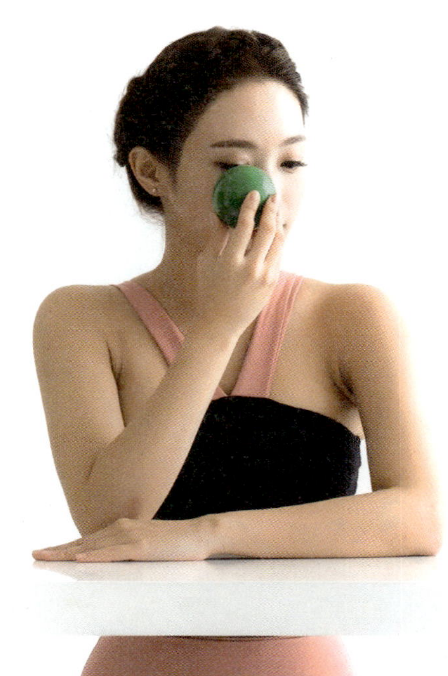

B 공을 b, c 지점으로 옮겨 기본 동작을 합니다.

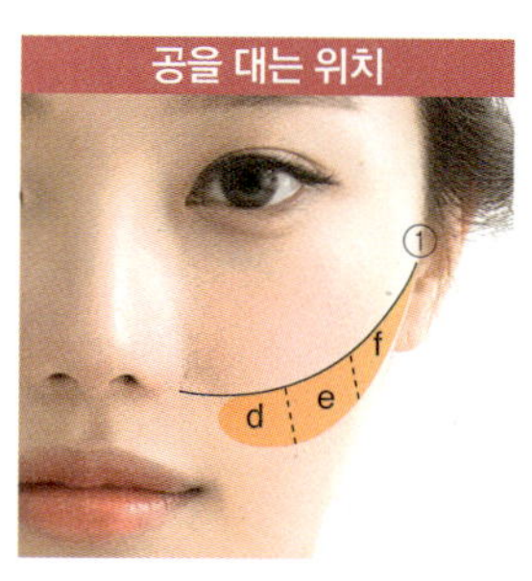

① 광대뼈 라인

C

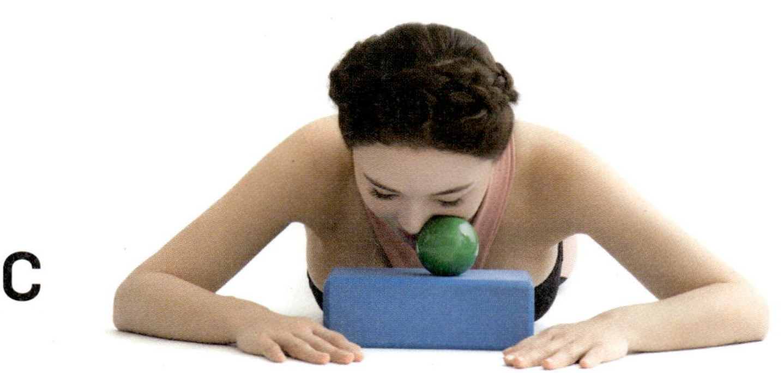

d 지점에 작은 공 1개를 댄 뒤 기본 동작을 합니다.

D

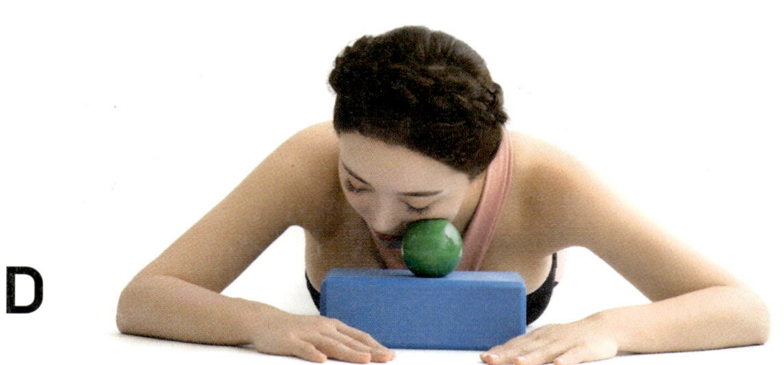

공을 e, f 지점으로 옮겨 기본 동작을 합니다. 여기
까지가 1세트로 총 3세트 실시합니다. 반대쪽에도
3세트 실시합니다.

② 팔자 주름을 유발하는 유착된 근막 풀기

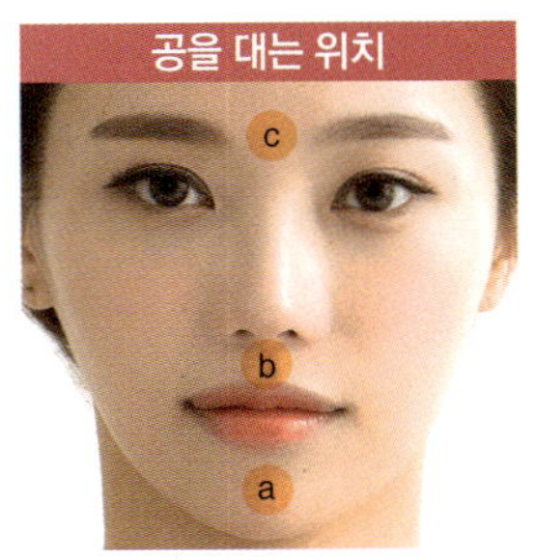

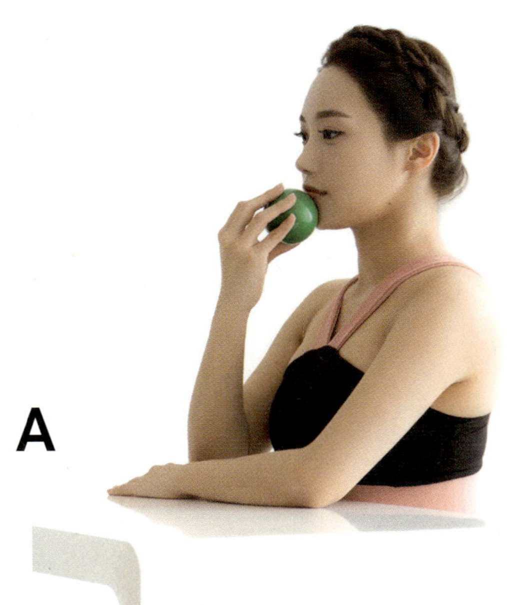

작은 공 1개를 a 지점에 대 주세요.

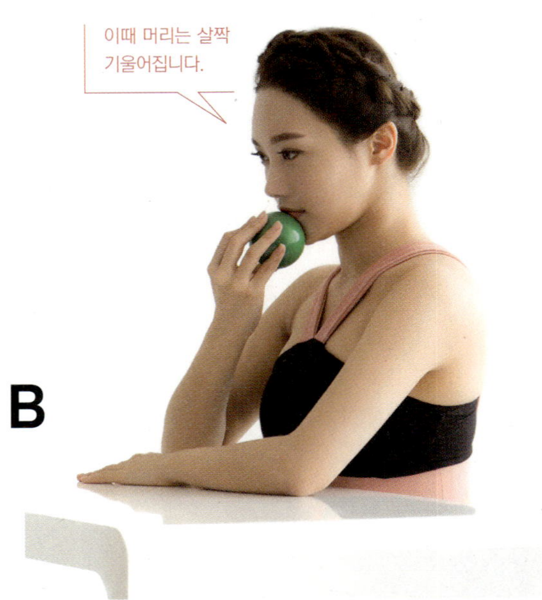

머리의 체중을 실어 10초 동안 편하게 호흡합니다.

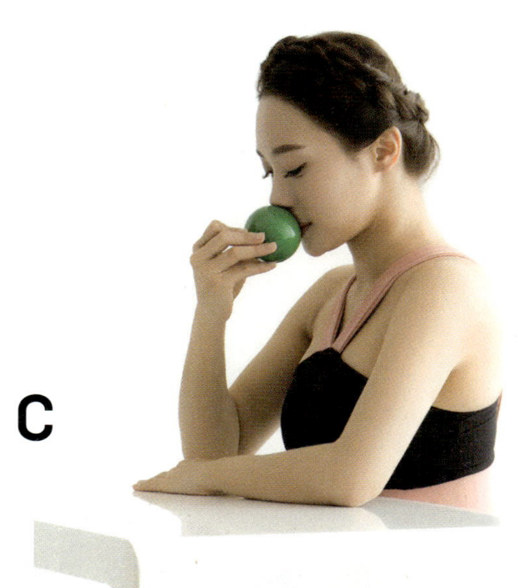

C

굴리지 말고 손으로 직접 공을 b 지점으로
옮긴 뒤 B 과정을 반복합니다.

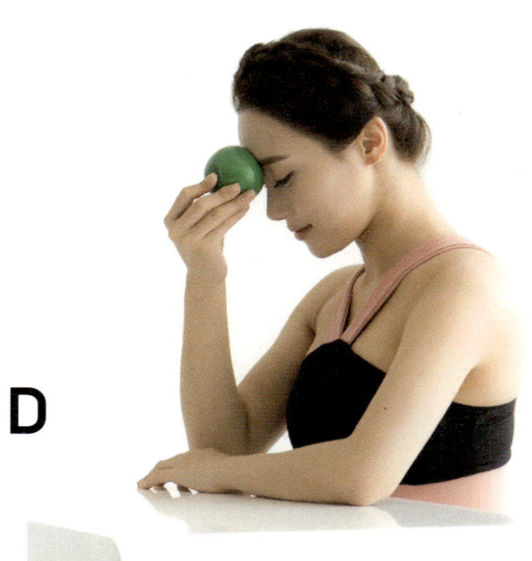

D

굴리지 말고 손으로 직접 공을 c 지점으로 옮긴 뒤 B
과정을 반복합니다. 여기까지가 1세트로 총 3세트
실시합니다.

3 처진 얼굴선 끌어 올리기

① 입술 끝에서 턱을 향해 수평으로 선을 그은 지점
② 눈썹 끝에서 관자놀이를 향해 수평으로 선을 그은 지점
③ 눈썹 끝과 헤어라인 사이의 간격을 반으로 나눈 지점
④ 입술 끝과 옆 턱 사이의 간격을 반으로 나눈 지점

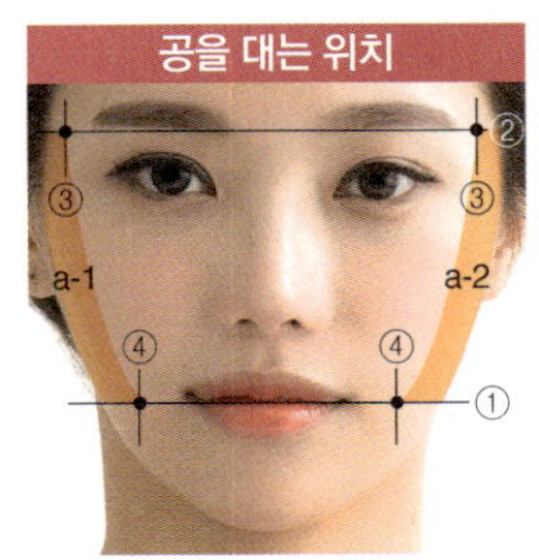

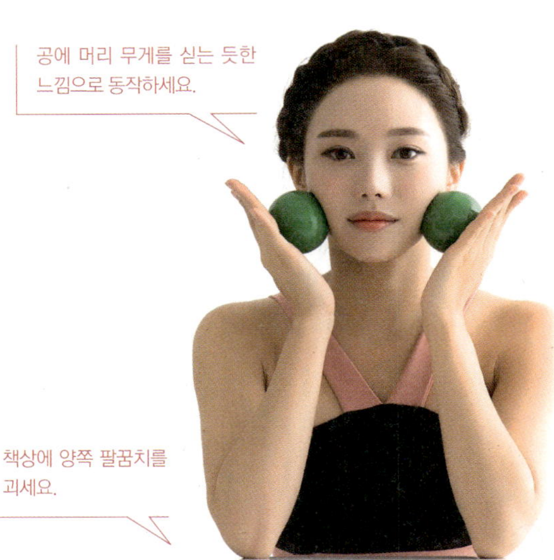

A a-1, a-2 영역의 가장 아랫부분에 작은 공 2개를 댑니다.

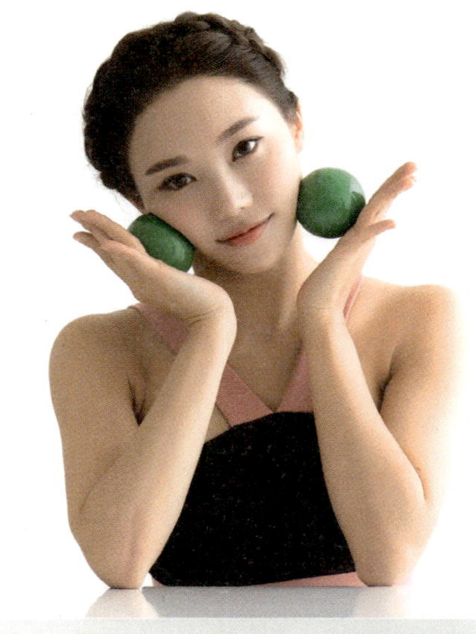

B

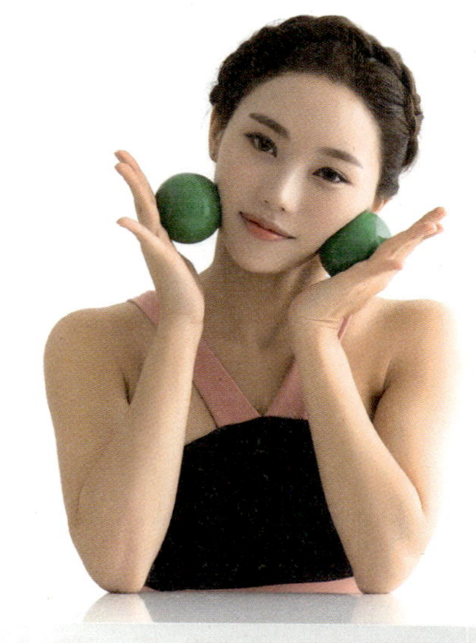

C

B&C 앞 자세에서 고개를 좌우로 10회 움직여 주세요. 이때 고개가 기울어진 쪽의
공에 머리 무게가 더 실릴 수 있게 의식하여 동작을 이어 갑니다. 같은 방법으로 a
영역의 가장 윗부분까지 조금씩 공을 이동시키며 영역 전체를 풀어 주면 됩니다.

4 팔자 주름 예방 및 완화하기

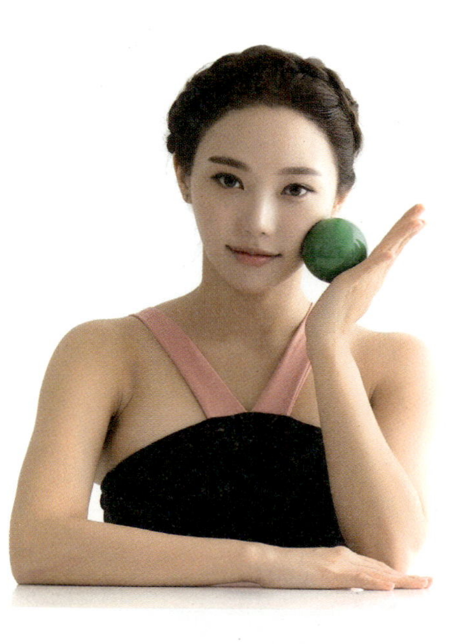

뺨 위로 큰 원을 그린다고 생각하며 작은 공 1개를 데굴데굴 굴려 주세요. 콧방울 바로 옆 → 광대뼈 → 귓불 바로 옆 순으로 이동합니다. 이때 공이 콧방울에 스치듯이 공을 굴려 팔자 주름이 공에 살짝 눌려 이 부분의 굳어 있는 근막이 풀리도록 하는 게 포인트입니다. 반대쪽에도 같은 방법으로 반복합니다.

턱 비대칭 교정하기

얼굴의 가장 아래에 있는 턱은 전체적인 얼굴 이미지를 만드는 데 중요한 역할을 합니다. 따라서 이 부분이 지나치게 돌출되어 있거나 양쪽의 균형이 맞지 않으면 인상이 억세 보이거나, 얼굴의 균형이 흐트러져 보일 수 있지요. 이번 동작들은 턱의 근육을 풀어 주고, 피부에 탄력을 더해 주어 턱의 비대칭을 교정하는 데 도움이 됩니다.

시작하기 전에 CHECK!

비대칭이라고 튀어나온 턱 쪽만 하지 마세요. 튀어나온 쪽은 턱 근육이 지나치게 유착되어 있고, 반대쪽은 약해져 있는 상태입니다. 따라서 튀어나온 쪽을 아래 방법대로 풀어 준 뒤, 반대쪽에도 같은 방법으로 동작을 해 주세요. 같은 방법이지만 결과가 다르게 나오므로 꼭 양쪽을 다 해야 합니다.

준비물

큰 공(지름 12cm) 1개, 작은 공(지름 7cm) 1개, 수건이나 블록

1 돌출된 광대뼈 집어넣기

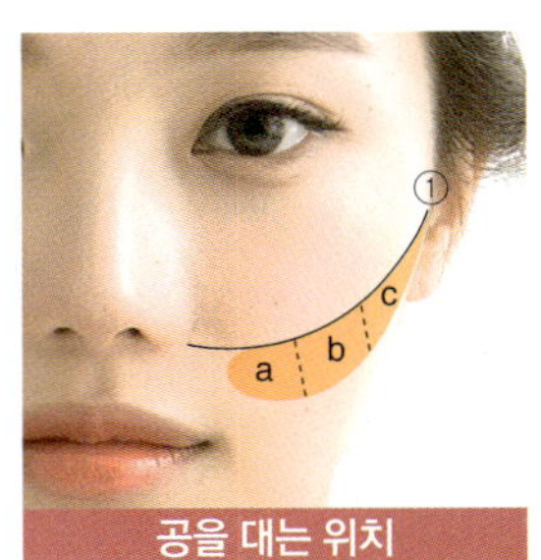

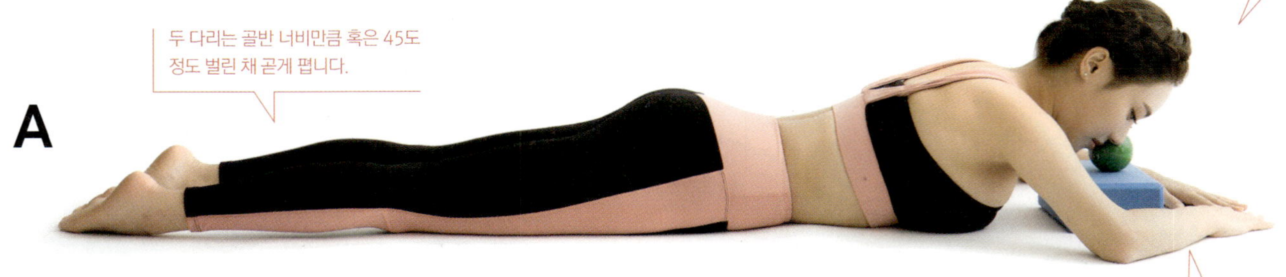

양쪽을 비교해 봐서 광대뼈가 더 튀어나온 쪽 a 지점에 작은 공을 댄 뒤 기본 동작을 합니다.

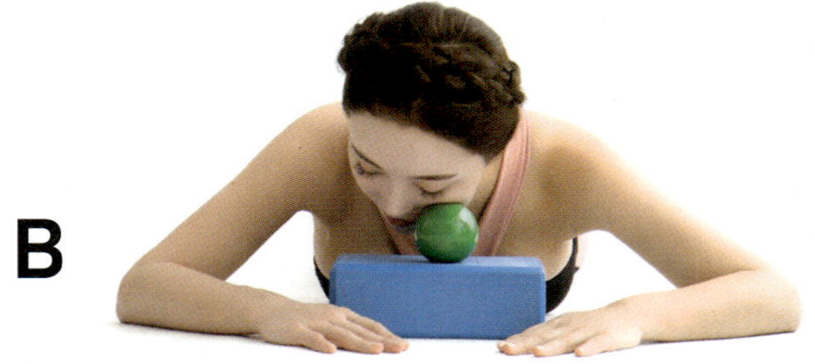

공을 b 지점으로 옮겨 기본 동작을 합니다.

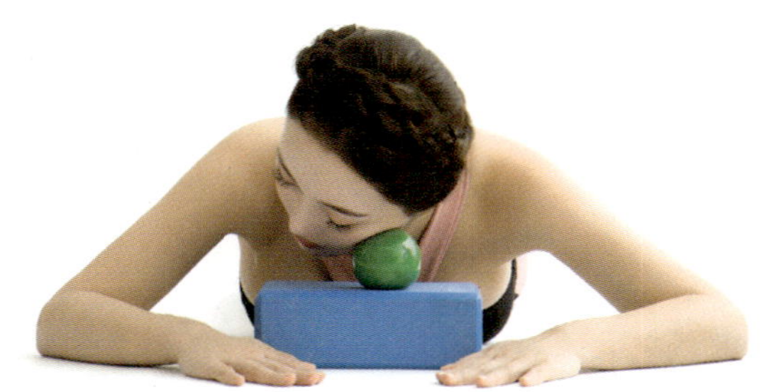

공을 c 지점으로 옮겨 기본 동작을 합니다. 여기까지가 1세트로 총 3세트 실시합니다. 반대쪽에도 3세트 실시합니다.

2 양쪽 턱 균형 있게 맞추기

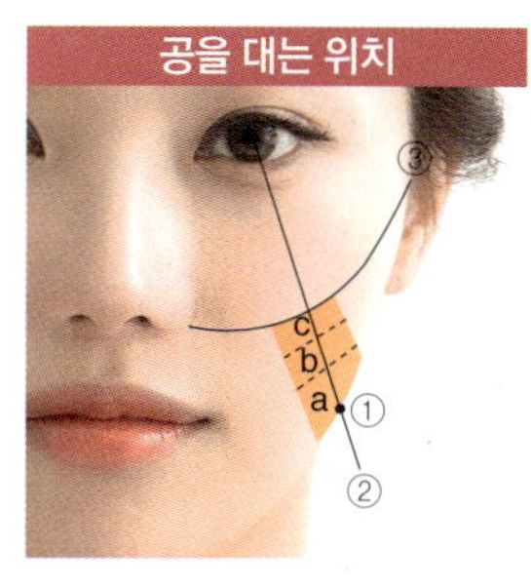

① 귀에서 턱으로 이어지는 각진 지점
② ①을 시작점으로 동공 한가운데까지 이어지는 사선
③ 광대뼈 라인

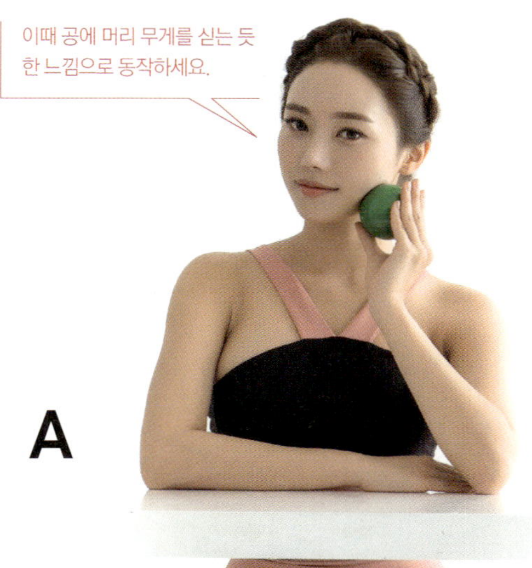

양쪽을 비교해 봐서 광대뼈가 더 튀어나온 쪽 a 지점에
작은 공을 댄 뒤 10초 동안 편하게 호흡합니다.

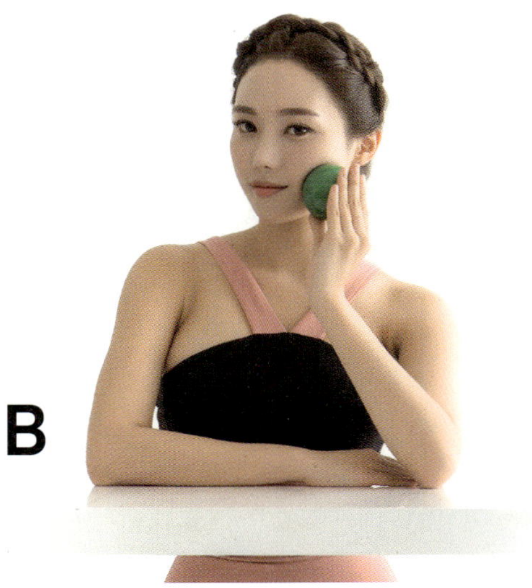

b 지점으로 공을 옮겨 10초 동안 편하게
호흡합니다.

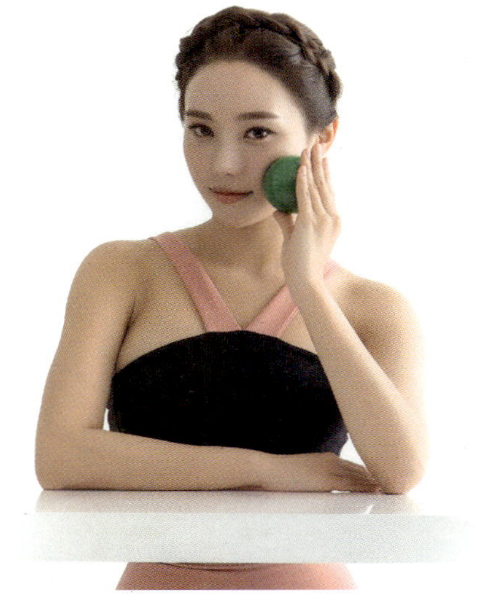

c 지점으로 공을 옮겨 10초 동안 편하게 호흡합니다.
여기까지가 1세트로 총 3세트 실시합니다. 반대쪽에
도 3세트 실시합니다.

3 목의 긴장 풀기

① 목이 시작되는 지점
② 목이 끝나는 지점

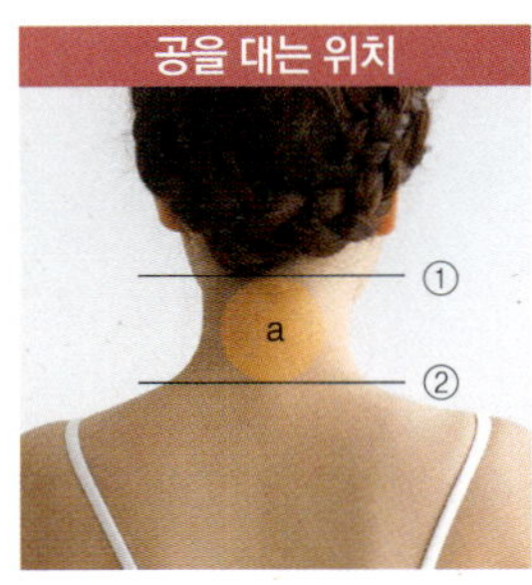

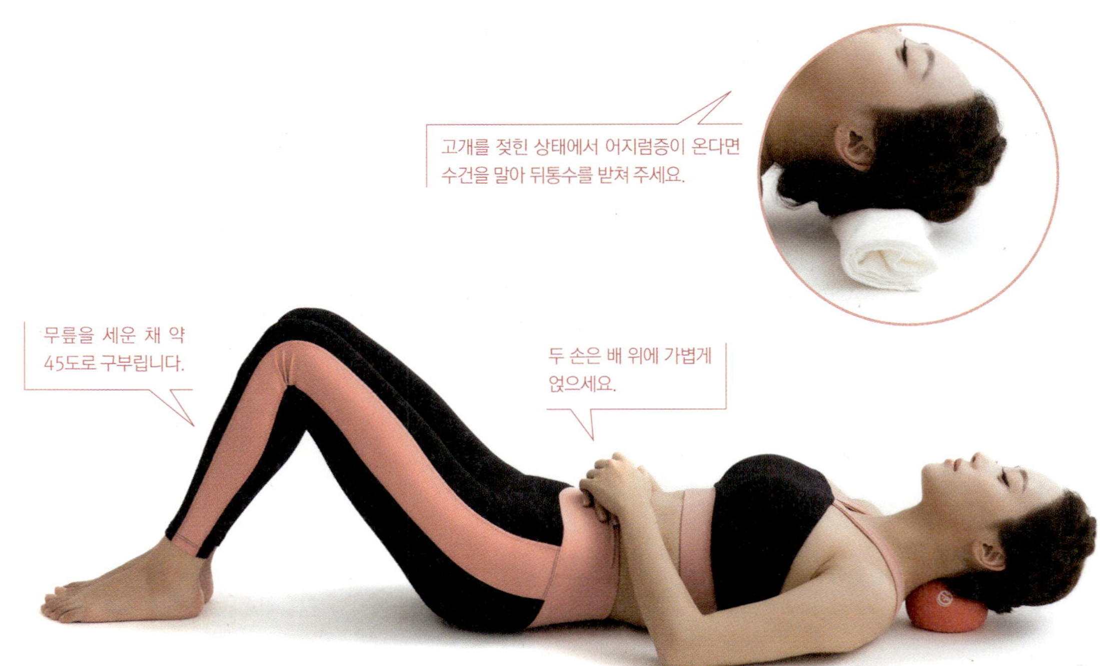

큰 공을 a 지점에 대고 바로 누운 뒤 3분 동안 편하게 호흡합니다.

4 목 위치 바로잡기

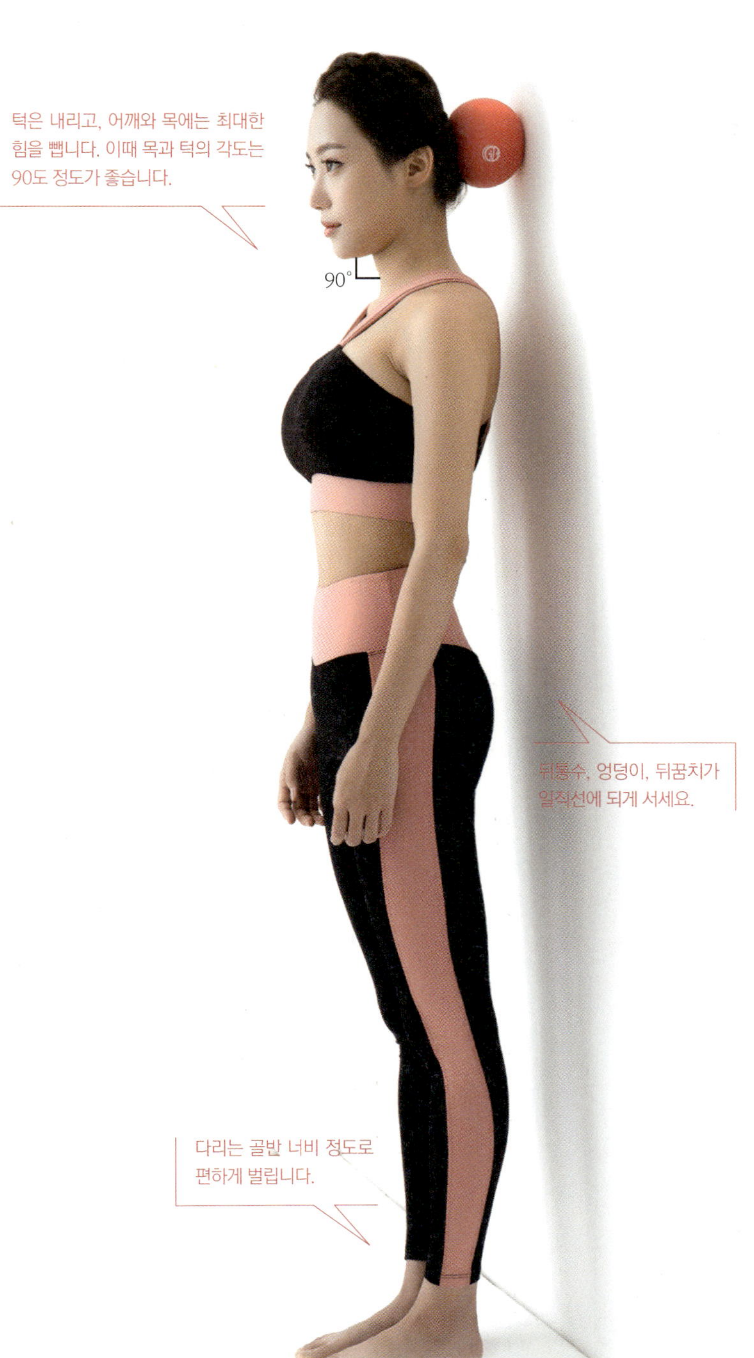

벽에 기대서서 큰 공을 뒤통수에 댄
뒤 공이 떨어지지 않을 정도로만 뒤
통수에 힘을 주어 3분 동안 버팁니다.

Tip 한쪽으로만 음식을 씹거나 턱을
한쪽으로 괴는 습관은 턱의 비대
칭을 유발합니다. 이러한 습관을 없애는
노력을 같이해야 더 큰 교정 효과를 얻을
수 있습니다.

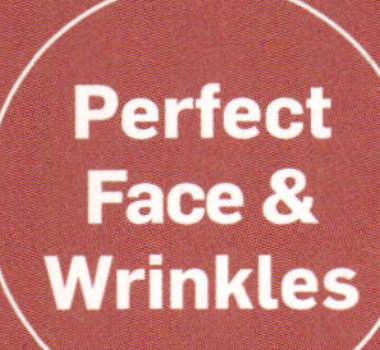

목주름 완화하기

수술로도 안 된다는 우스갯소리가 종종 나오는 목주름. 그렇기에 그만큼 신경 써서 관리해야 하는 부위입니다. 노화의 척도로 여겨지는 목주름을 효과적으로 예방하는 방법을 알려 드릴 테니 주목하세요.

시작하기 전에 CHECK! 얼굴은 예민한 부위입니다. 따라서 날달걀로 멍 든 부분을 풀듯 손에 힘을 너무 주지 말고 부드럽게 동작을 해 주세요. 너무 세게 누르면 림프샘이 손상되어 오히려 역효과가 납니다.

준비물 큰 공(지름 12cm) 2개, 수건이나 블록

① 빗장뼈 바로 아래
② BP.(버스트포인트)
③ 상체를 반으로 나눕니다.

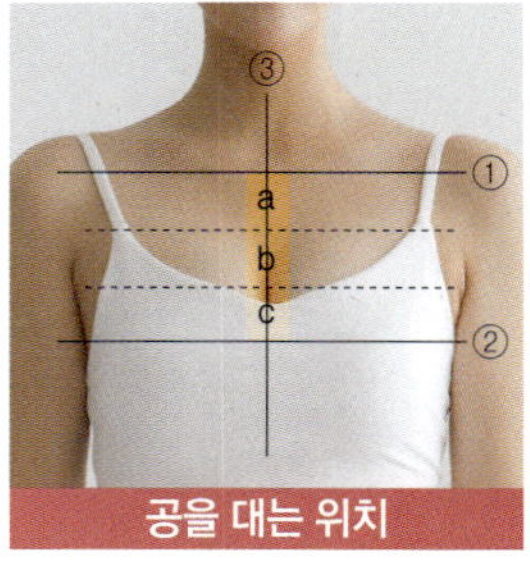

EASY &
COMFORTABLE
PROGRAM
FOR 4 WEEKS

① 가슴 사이 풀기

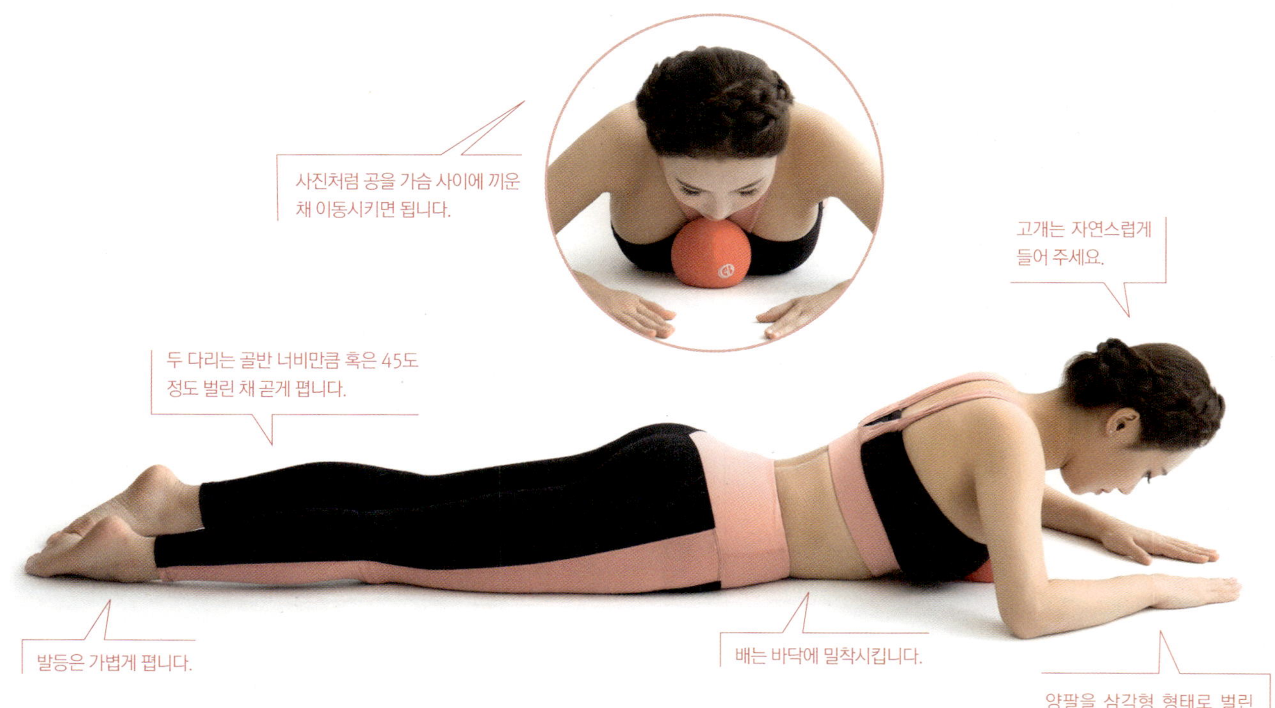

큰 공 1개를 a 지점에 끼운 뒤 기본 동작을 합니다. 그다음에는 공을 b, c 지점으로 옮겨 기본 동작을 합니다. 여기까지가 1세트로 총 3세트 실시합니다.

② 큰 공으로 빗장뼈 아랫부분 풀기

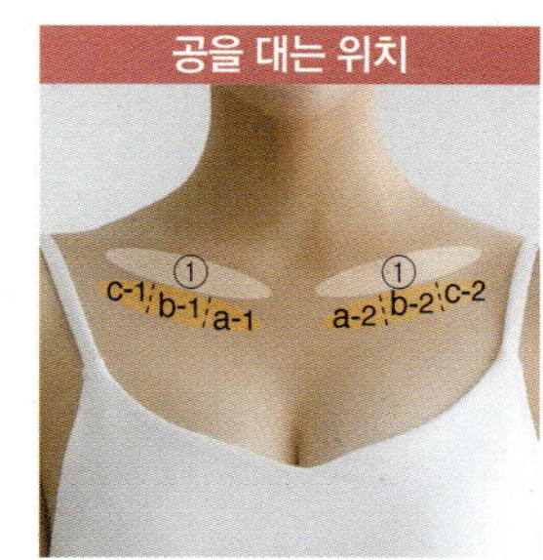

① 빗장뼈

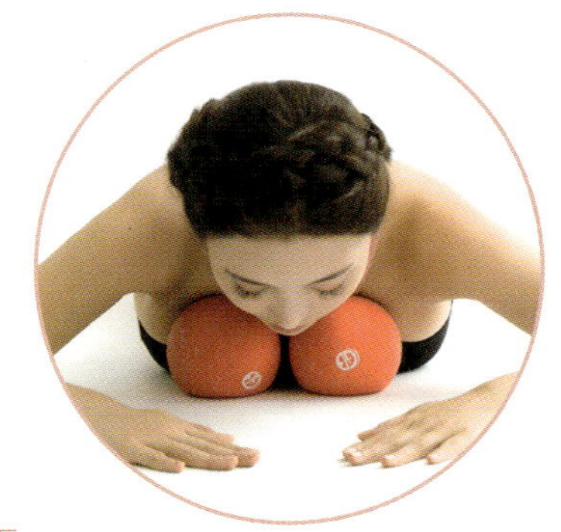

A

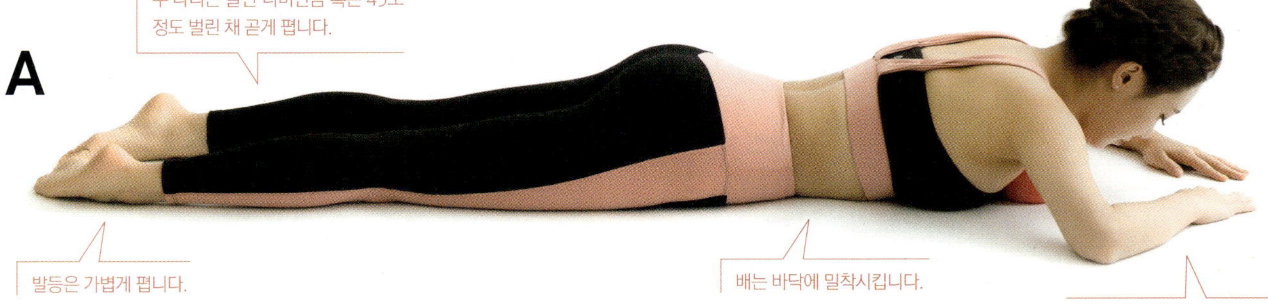

a-1, a-2 지점에 큰 공 2개가 거의 맞닿게 끼운 뒤 기본 동작을 합니다.

B

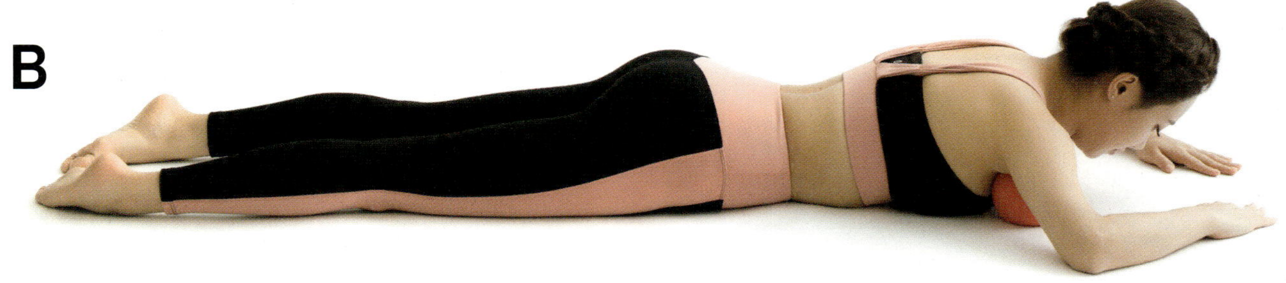

공을 b-1, b-2와 c-1, c-2 지점으로 옮겨 기본 동작을 합니다.
여기까지가 1세트로 총 3세트 실시합니다.

③ 목 근육 풀기

① 머리카락이 끝나는 지점
② 목을 반으로 나눈 지점
③ 어깨가 시작되는 지점

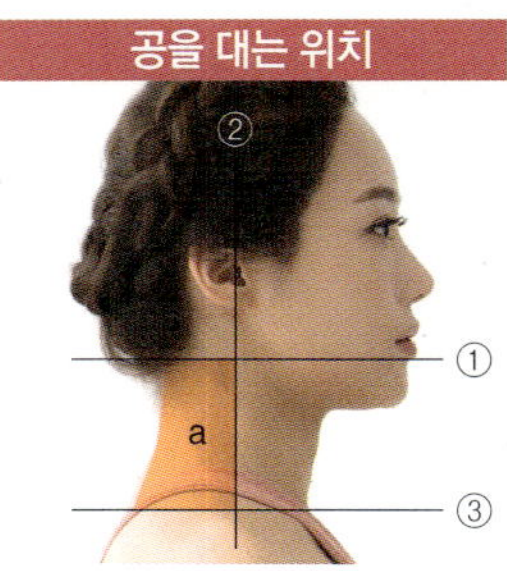

A

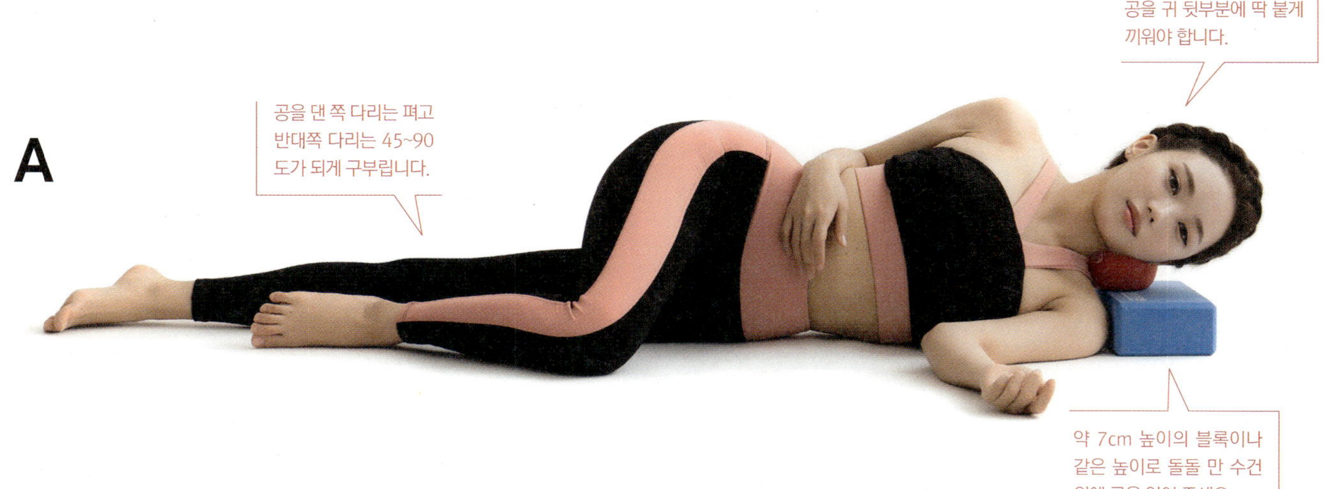

모로 누운 자세로 a 지점에 큰 공 1개를 딱 붙이듯 끼웁니다.

B

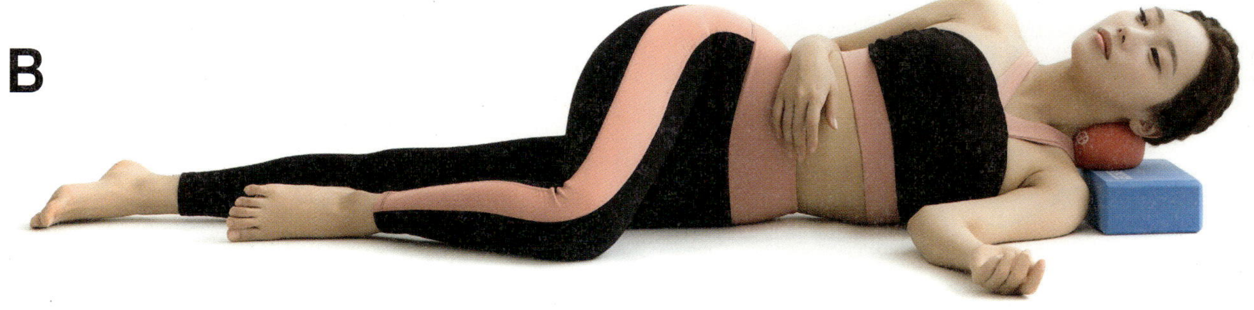

코가 천장 쪽으로 이동한다는 느낌으로 블록과 코가 이루는 각도가 45
도 정도가 될 때까지 고개를 젖혀 주세요. 목적한 지점에 이르렀다 싶
으면 움직임을 멈추고 기본 동작을 합니다.

C

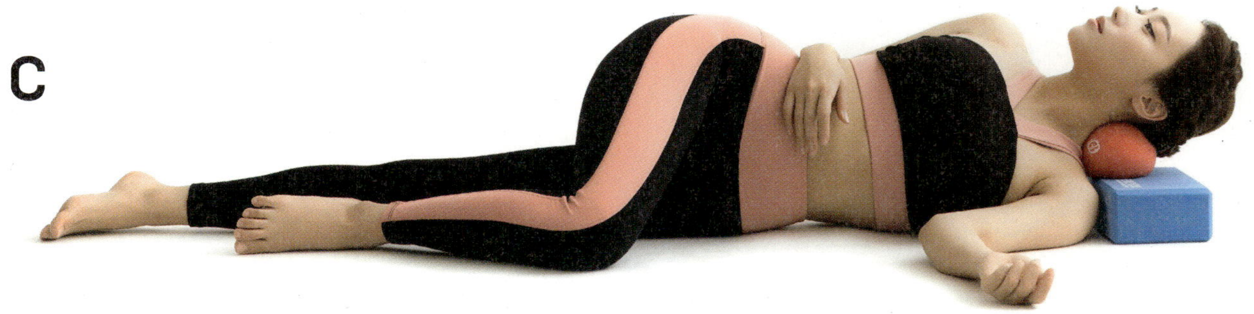

블록과 코가 이루는 각도가 60도 정도 될 때까지 고개를 더 뒤로 젖혀
주세요. 목적한 지점에 이르렀다 싶으면 움직임을 멈추고 기본 동작을
합니다. 만약 목에 무리가 간다 싶으면 B 과정까지만 3회 반복하고, C
과정까지 가능하다면 여기까지는 1세트로 보고 3세트 반복하세요. 반
대쪽에도 3세트 실시합니다.

4 아랫배를 자극하여 목주름 펴기

① 배꼽에서 4~5cm 아래 지점(골반의 시작 지점)
② 골반의 중간 지점
③ ①과 ②를 수평으로 2등분한 지점
④ 골반을 반으로 나눈 지점

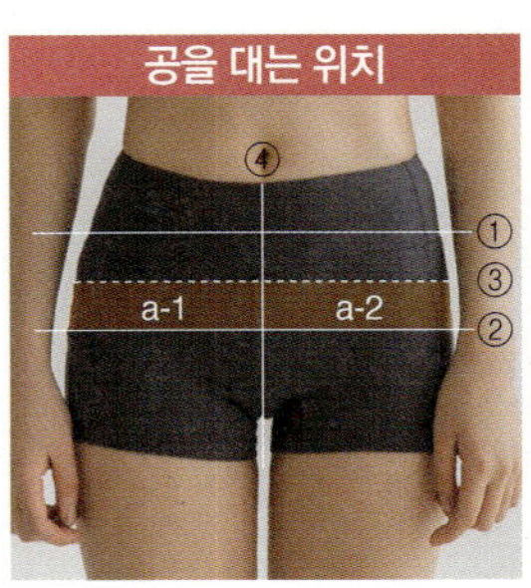

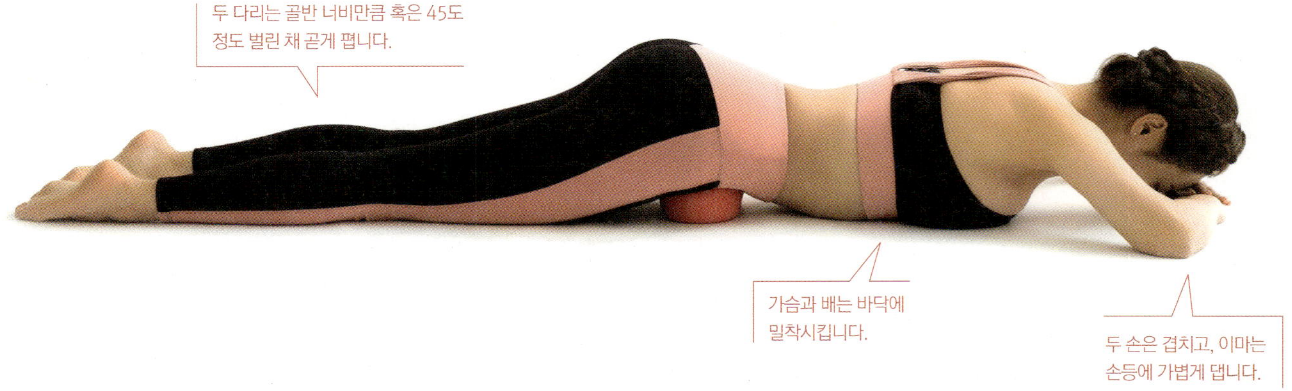

큰 공 2개를 a-1, a-2 지점에 댄 뒤 기본 동작을 3회 실시합니다.

5 처진 목에 탄력 주기

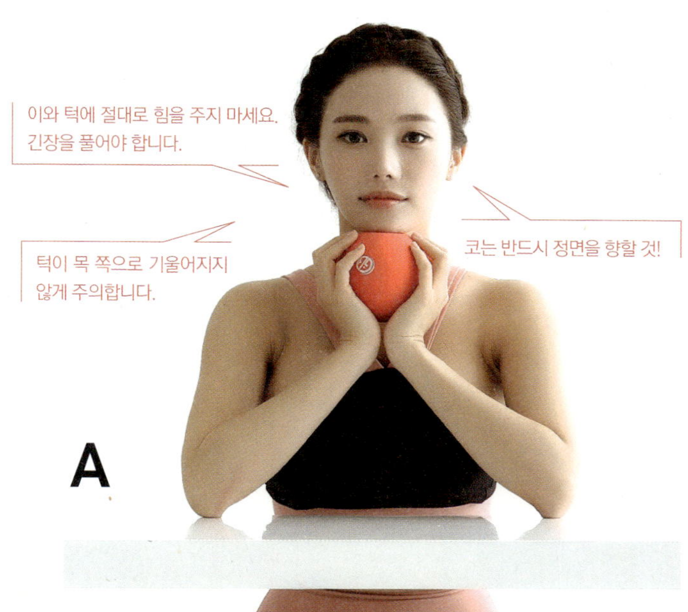

턱과 목이 이어지는 부분에 사진과 같이 큰 공 1개를
대 주세요. 양쪽 팔꿈치는 책상에 굅니다.

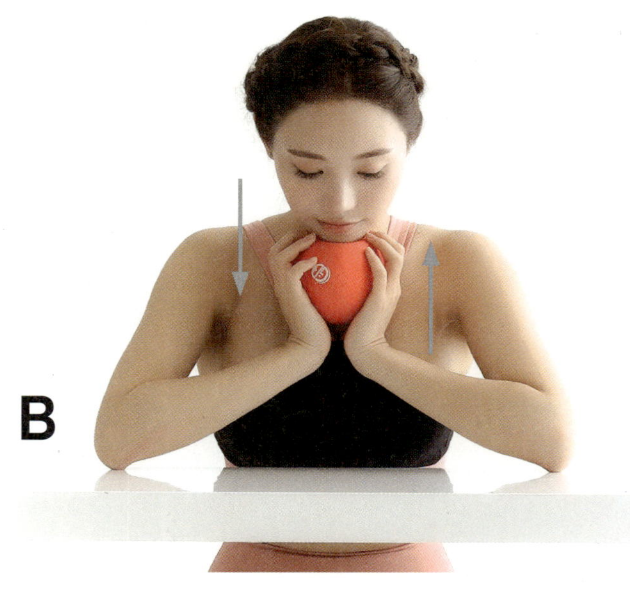

턱으로 공을 누른다는 느낌으로 공에 머리 무게를 실어 줍니다.
이 상태로 10초 동안 편안하게 호흡하세요. 총 5회 실시합니다.

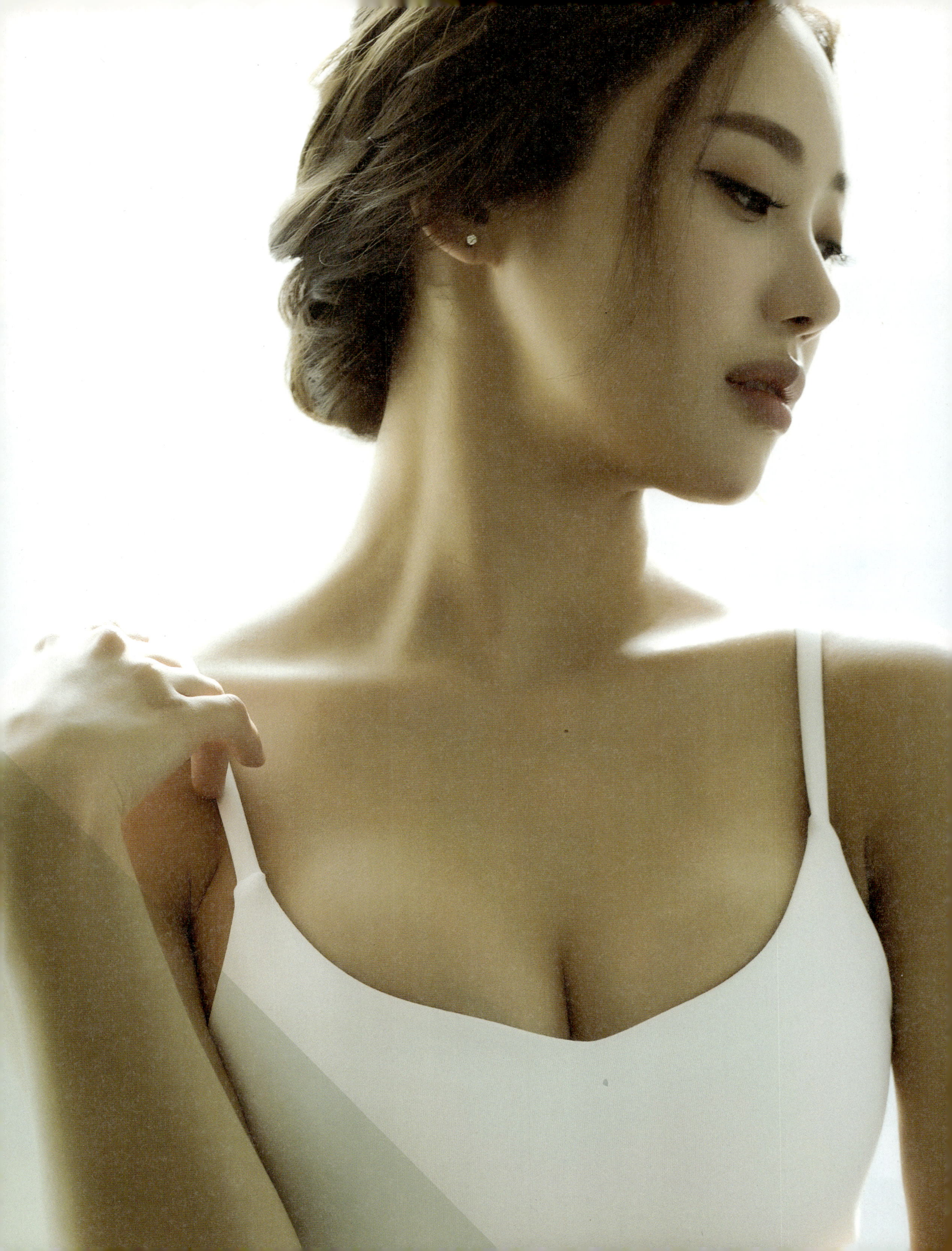

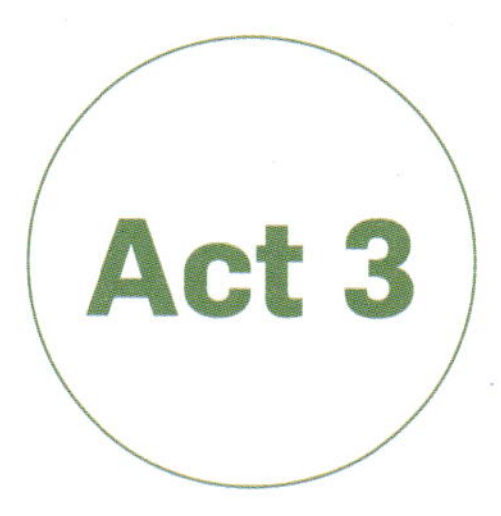

Neck & Shoulders

생기 넘치는 피부와 아름답게 균형 잡힌 얼굴과 바로 연결되어 있으며, 그걸 받치고 있는 부위가 바로 목과 어깨입니다. 이 선이 매끄럽고 아름다워야 얼굴이 더욱 돋보이지요. 하지만 현대인들은 나쁜 자세와 불규칙적인 생활, 각종 스트레스 등의 외부 요소로 인해 목이 원래보다 짧아 보이는 경우가 많습니다. 몇 가지 교정 동작만으로도 누구나 아름다운 목선과 어깨선을 가질 수 있으니 나는 타고나서 어쩔 수 없다는 생각은 절대 하지 않았으면 합니다.

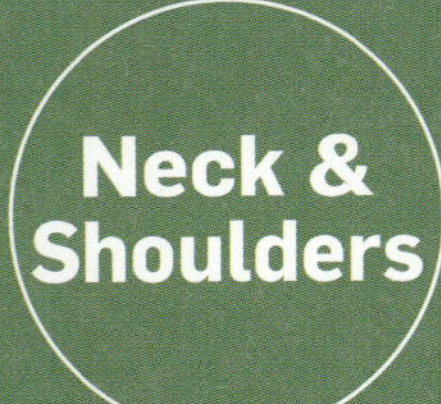

백조처럼
매끄럽고 우아한
목선 가꾸기

목뼈의 개수는 모든 인간이 같지만, 목의 길이는 제각각이지요. 물론 타고난 걸 무시할 수는 없지만, 잘못된 자세로 목이 위축되어 원래보다 짧아져 있는 경우도 많습니다. 이 동작들은 아름다운 목선을 만드는 데 도움을 주고 목의 긴장을 풀어 주는 데에도 좋으니 꼭 기억해 두시기 바랍니다.

시작하기 전에 CHECK! | 3번과 5번 과정의 동작을 할 때 자극이 강하다 싶으면 공의 바람을 빼서 더 말랑말랑한 상태로 만든 뒤 동작을 이어 가세요.

준비물 | 작은 공(지름 7cm) 2개, 큰 공(지름 12cm) 2개, 수건이나 블록

①, ② 어깨뼈 시작과 끝 지점
③ 어깨뼈

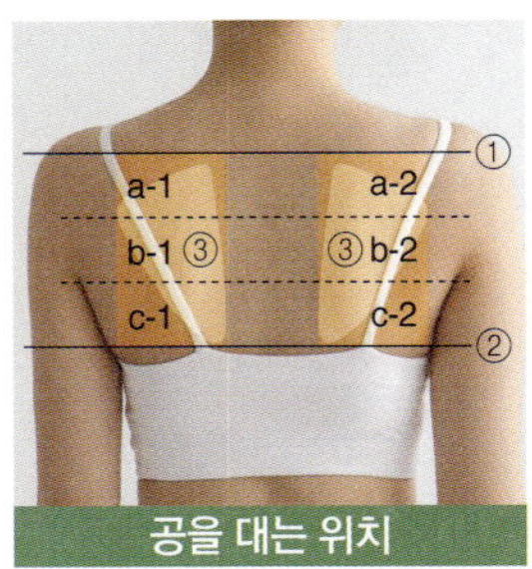

EASY &
COMFORTABLE
PROGRAM
FOR 4 WEEKS

공을 대는 위치

① 작은 공으로 어깨 긴장 풀기

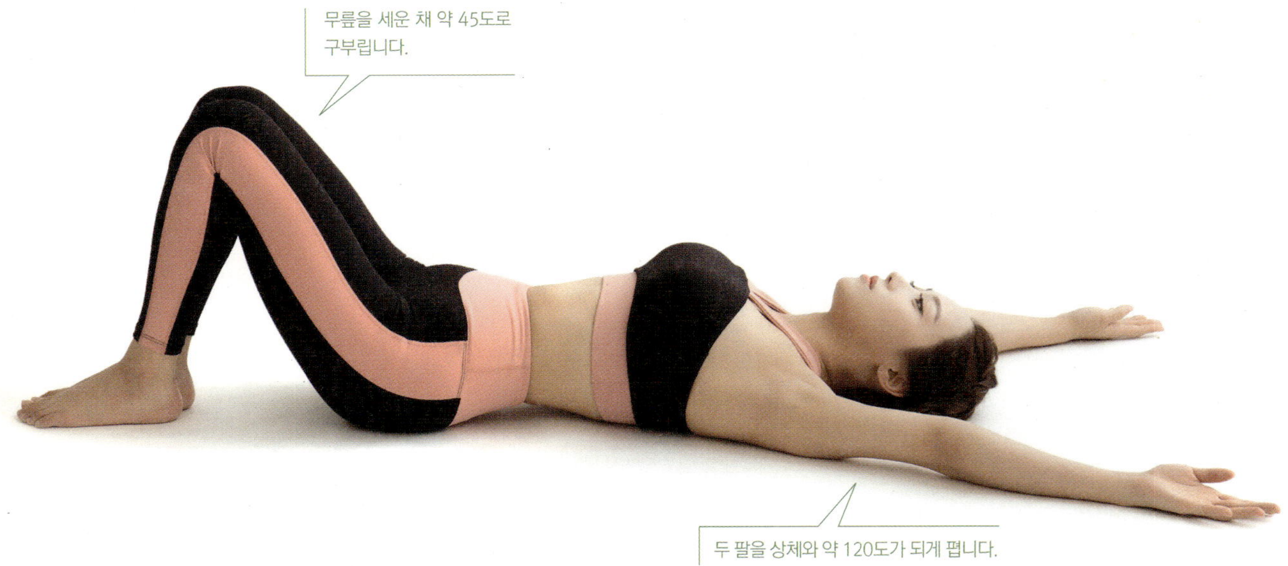

작은 공 2개를 a-1, a-2 지점에 댄 뒤 기본 동작을 합니다. 그다음에는 b-1, b-2와 c-1, c-2 지점으로 공을 옮겨 기본 동작을 합니다. 여기까지가 1세트로 총 3세트 실시합니다.

② 어깨 긴장 풀기

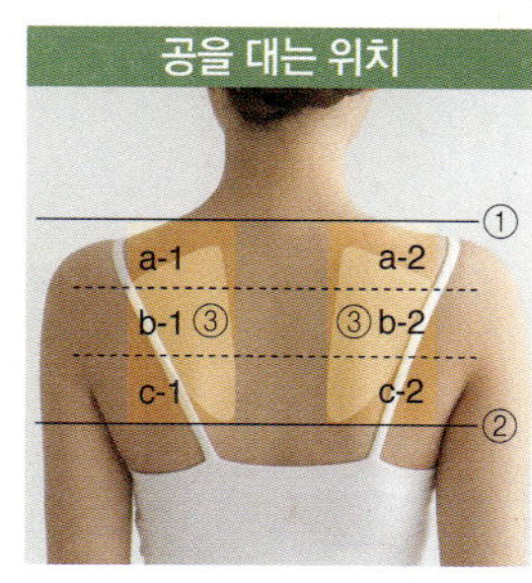

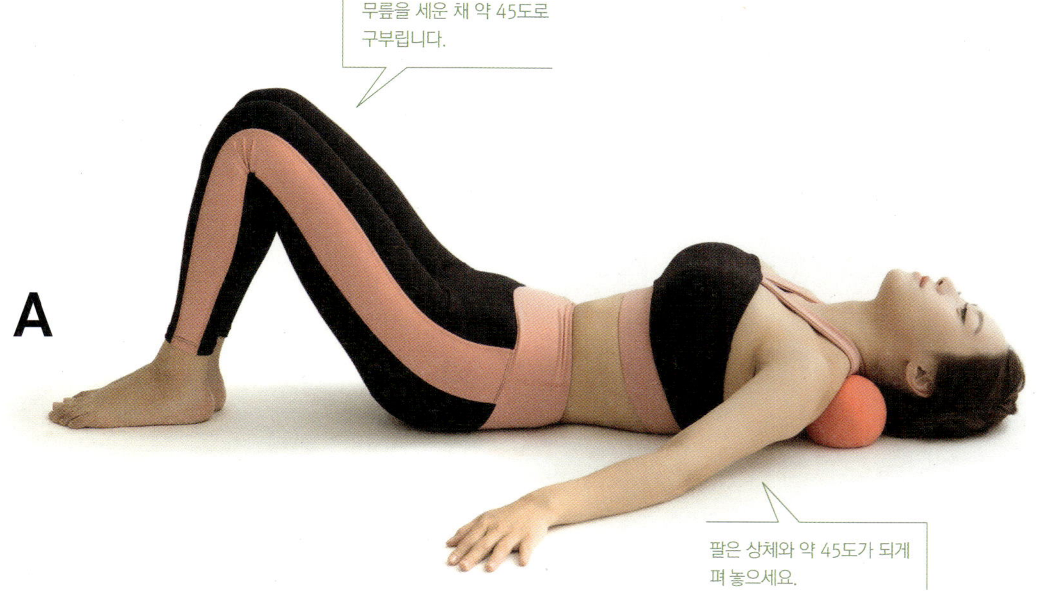

큰 공 2개를 a-1, a-2 지점에 각자 댑니다. 공의 절반 정도가 몸 밖으로 보이면 맞게 끼운 겁니다. 자세가 안정되면 기본 동작을 합니다.

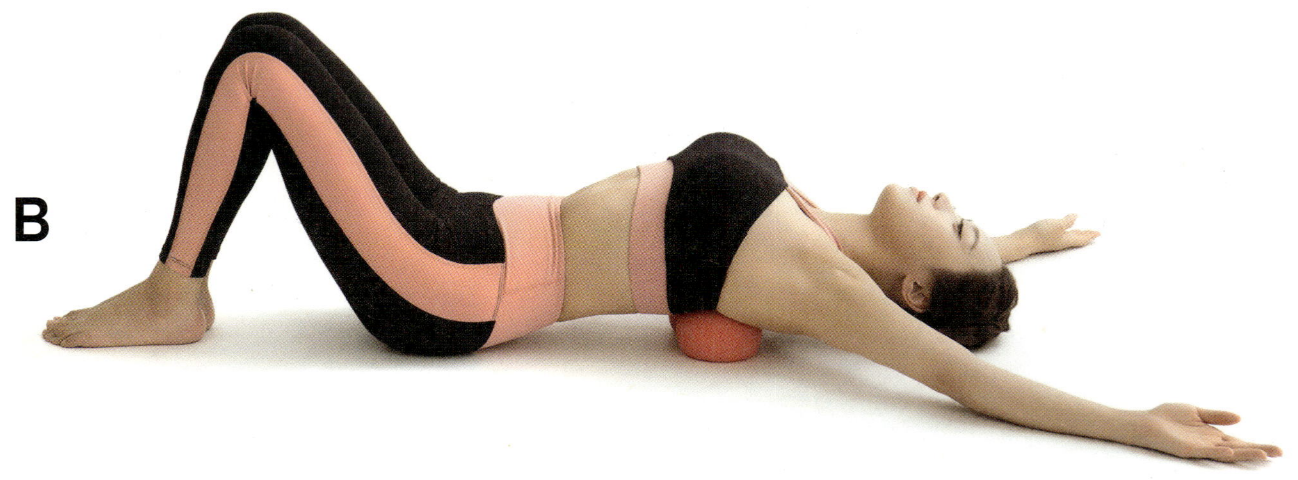

b-1, b-2와 c-1, c-2 지점으로 공을 옮겨 기본 동작을 합니다.
여기까지가 1세트로 총 3세트 실시합니다.

③ 아랫배를 자극하여 목주름 펴기

① 배꼽에서 4~5cm 아래 지점(골반의 시작 지점)
② 골반의 중간 지점
③ ①과 ②를 수평으로 2등분한 지점
④ 골반을 반으로 나눈 지점

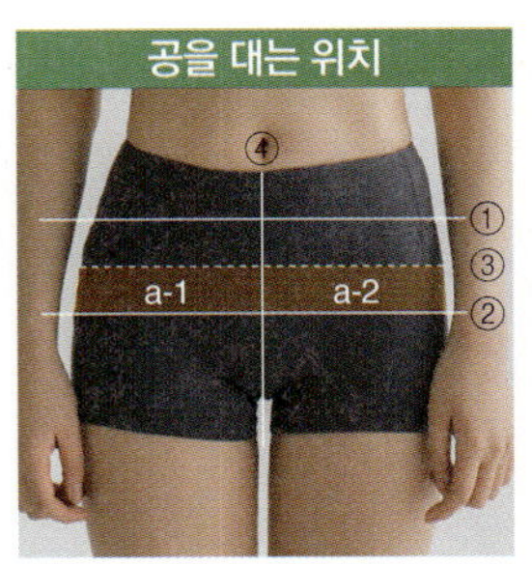

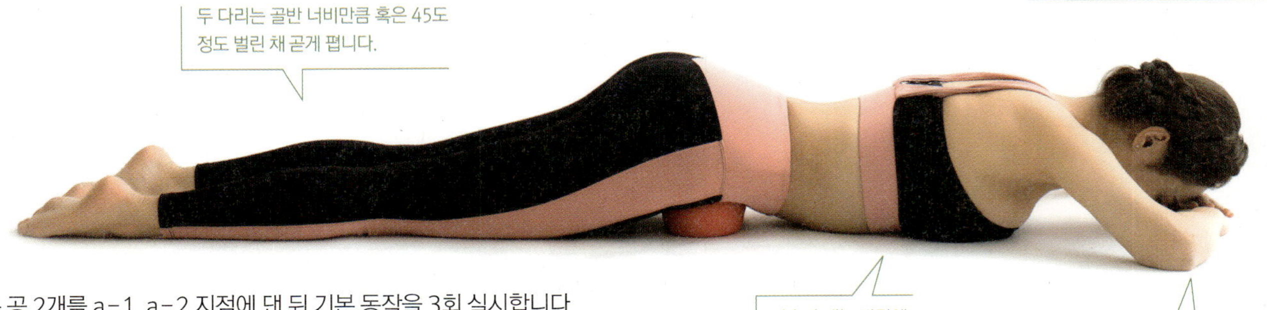

큰 공 2개를 a-1, a-2 지점에 댄 뒤 기본 동작을 3회 실시합니다.

④ 가슴 사이 풀기

① 빗장뼈 바로 아래 지점
② B.P.(버스트포인트)
③ 상체를 반으로 나눈 지점

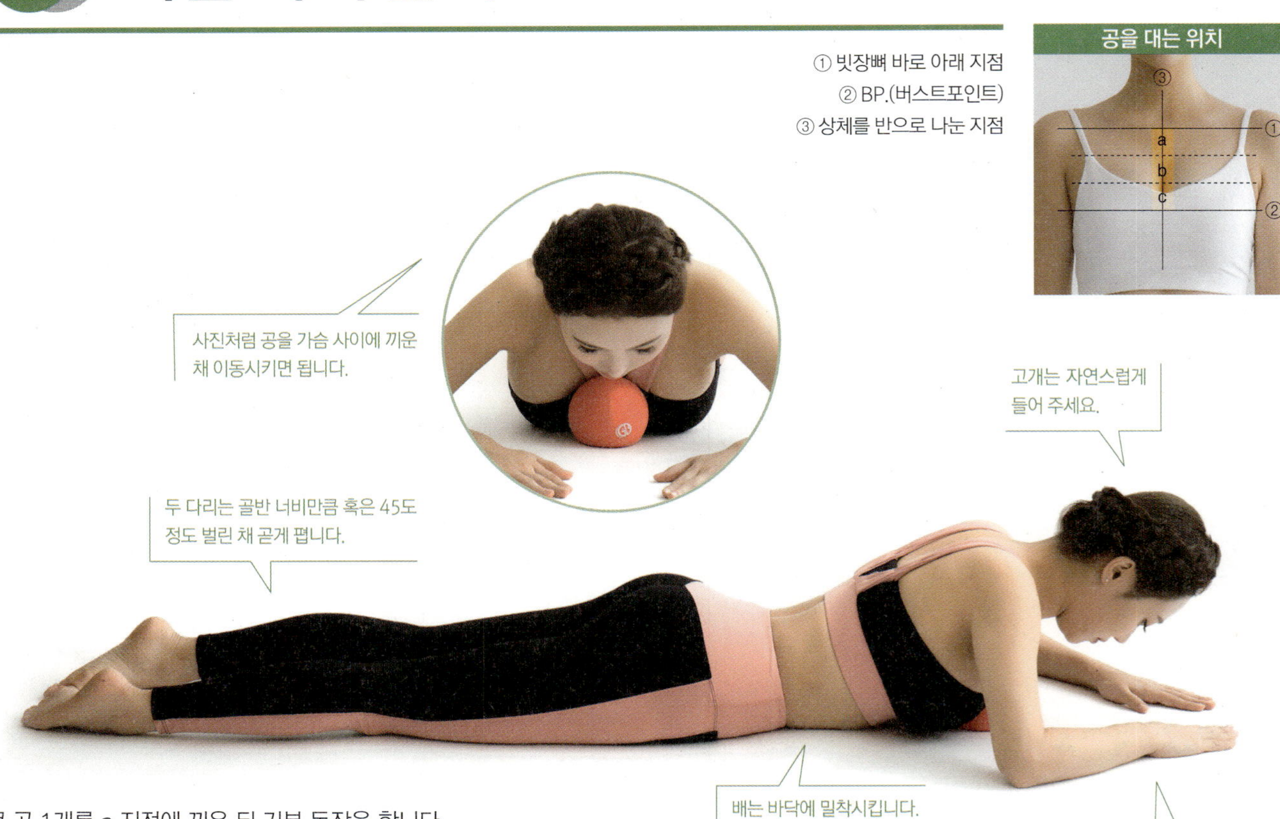

큰 공 1개를 a 지점에 끼운 뒤 기본 동작을 합니다.
그다음에는 공을 b, c 지점으로 옮겨 기본 동작을
합니다. 여기까지가 1세트로 총 3세트 실시합니다.

⑤ 목덜미 풀기

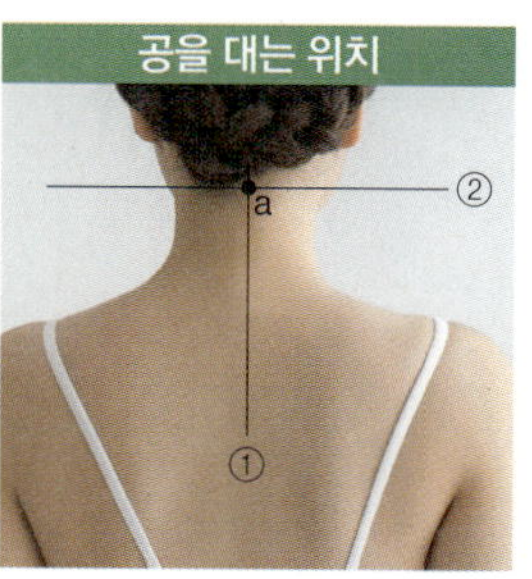

A

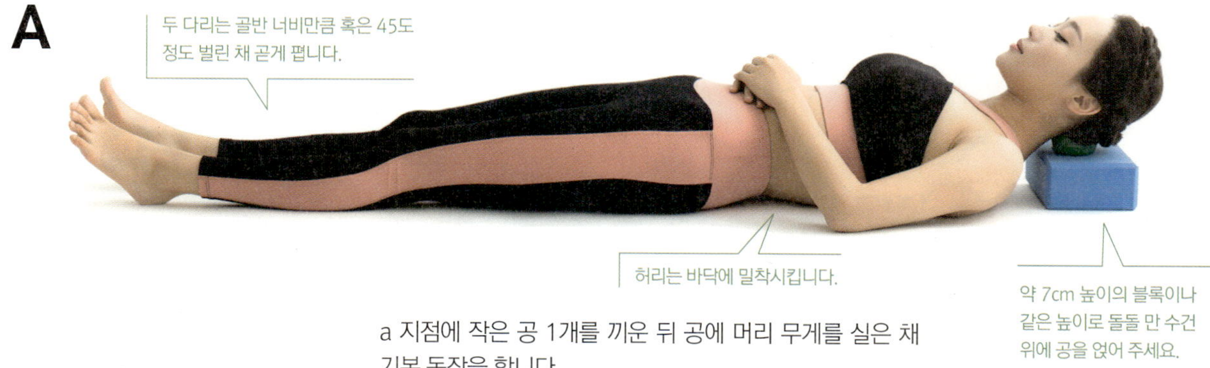

a 지점에 작은 공 1개를 끼운 뒤 공에 머리 무게를 실은 채
기본 동작을 합니다.

B

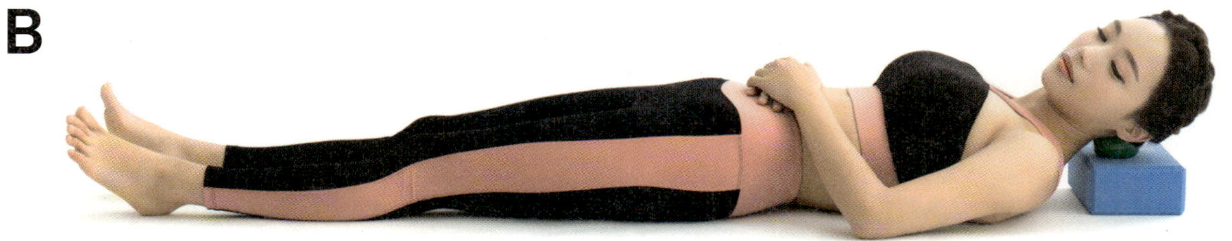

공을 몸에서 떼지 않은 상태로 고개를 바닥으로 천천히 돌립니다. 이때
코가 60도 정도 바닥으로 기운다고 생각하면 됩니다. 공이 자연스럽게
귀를 향해 수평으로 이동하는 걸 의식하면서 움직이세요. 목적한 지점
에 이르렀다 싶으면 움직임을 멈춘 뒤 기본 동작을 합니다.

C

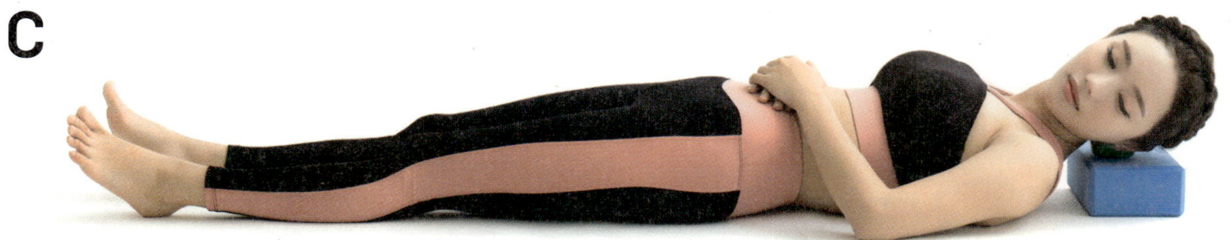

고개를 바닥으로 더 돌립니다. 이때 코가 45도 정도 기운다고 생각
하면 됩니다. 목적한 지점에 이르렀다 싶으면 움직임을 멈춘 뒤 기본
동작을 합니다. 여기까지가 1세트로 총 3세트 실시합니다. 반대쪽에
도 3세트 실시합니다.

 위축된 목 앞쪽 늘리기

① 빗장뼈 바로 아래 지점
② B.P.(버스트포인트)
③ 상체를 반으로 나눈 지점

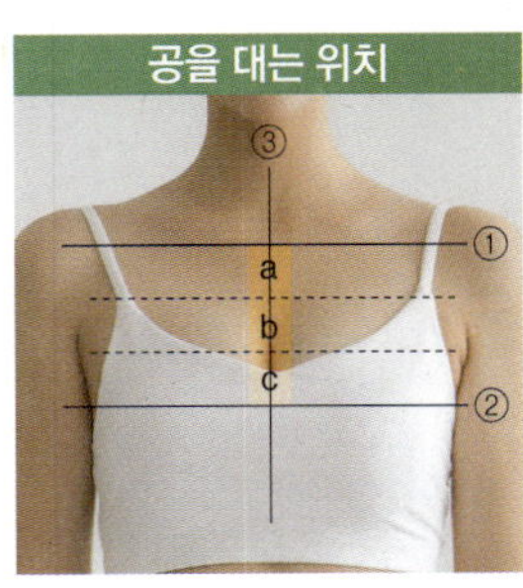

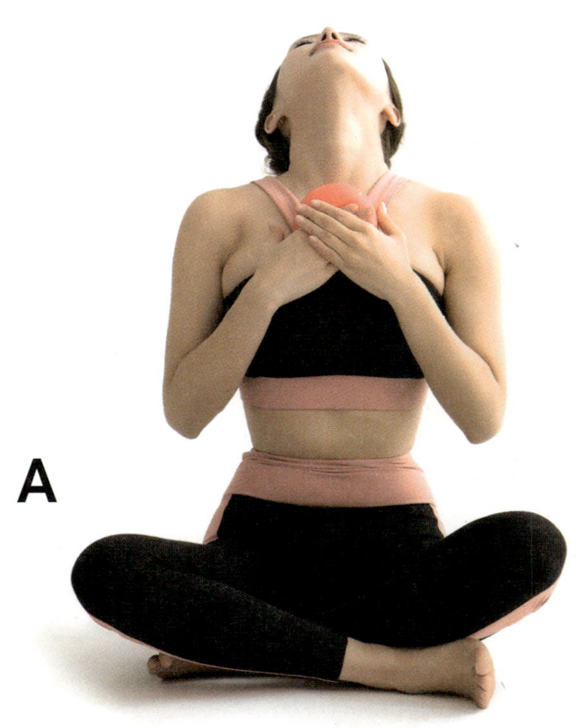

A

바닥에 앉거나 선 자세로 큰 공 1개를 a 지점에 댄 뒤
스트레칭을 하듯 고개를 뒤로 5초 동안 젖혀 주세요.

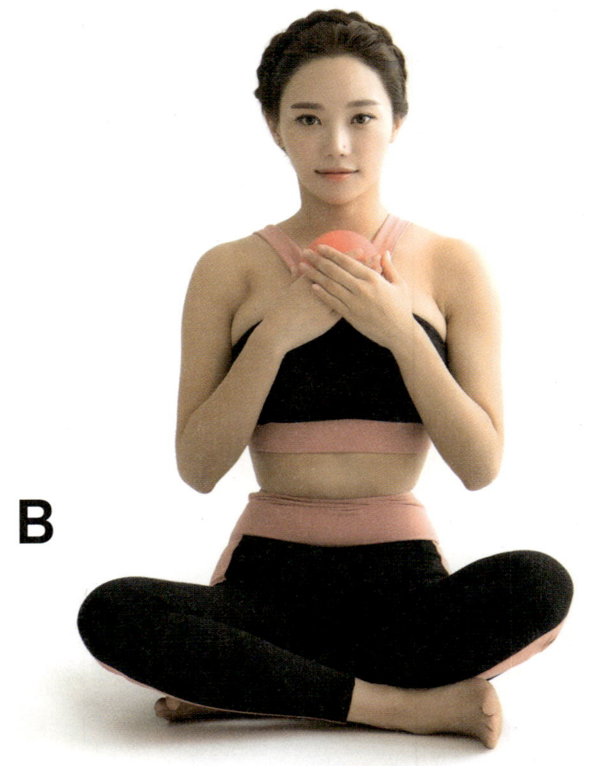

B

공을 여전히 a 지점에 댄 상태에서 고개를 원래
각도로 천천히 다시 세워 주세요. 그런 뒤 b, c
지점으로 공을 옮겨 같은 동작을 반복합니다. 여
기까지가 1세트로 총 3세트 실시합니다.

 매끄러운 목선 만들기

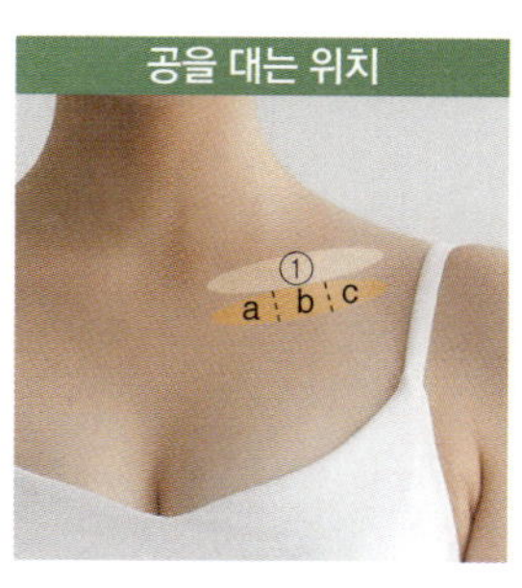

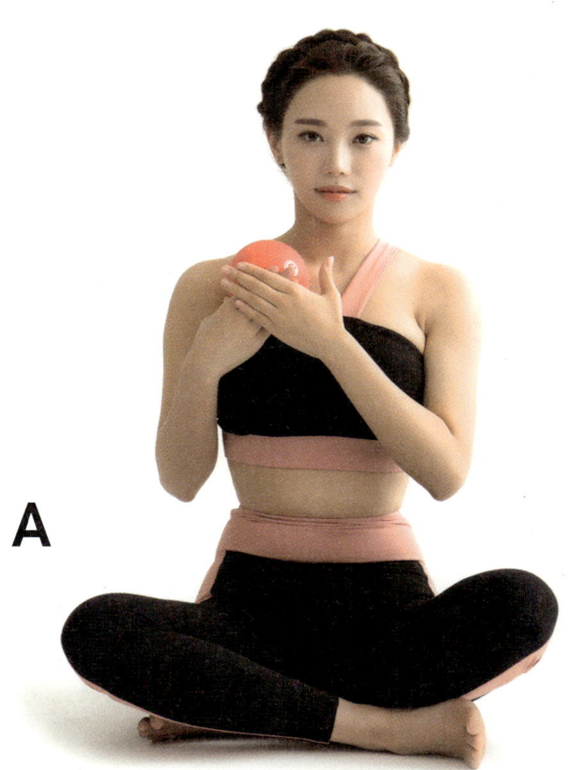

A

큰 공 1개를 a 지점에 대 주세요.

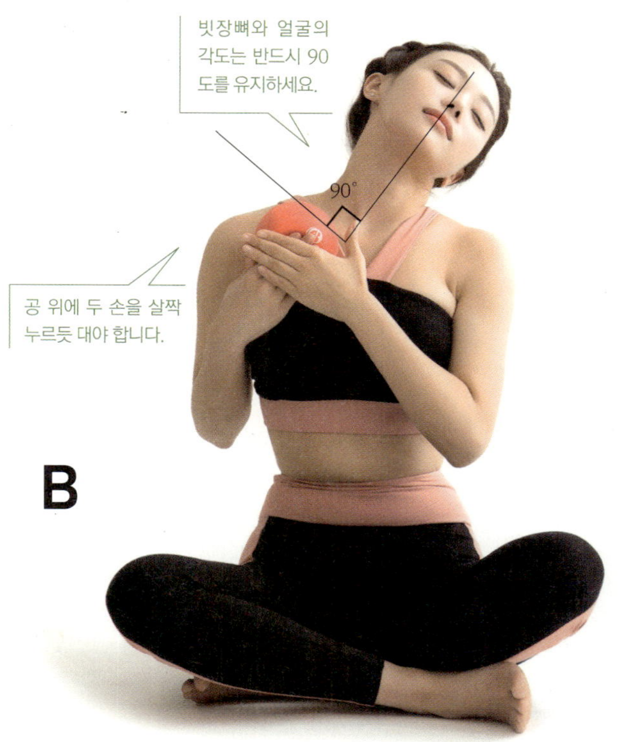

B

옆 목선을 당긴다는 느낌으로 공을 댄 반대
방향으로 목을 사선으로 쭉 빼 주세요. 이
때 공을 댄 지점(a)과 얼굴이 이루는 각도는
90도가 되어야 합니다.

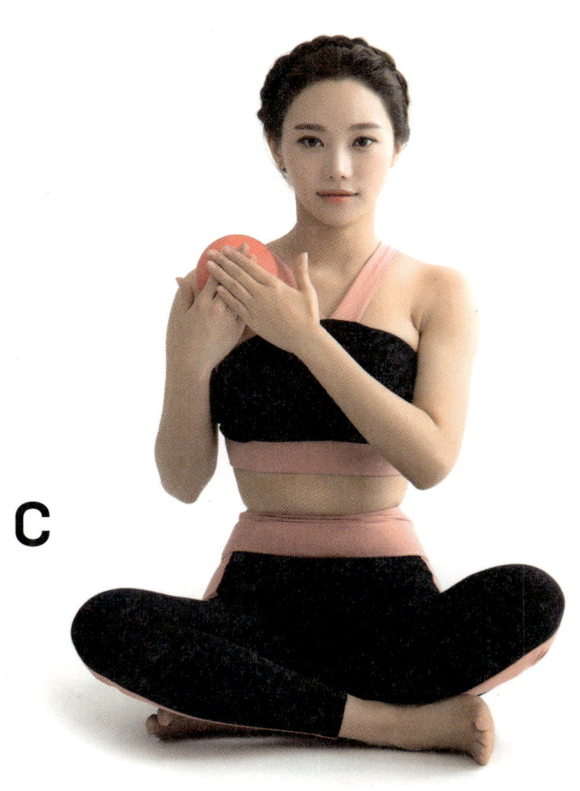

C

공을 b 지점으로 옮긴 뒤 B 과정을 반복합니다.
이때 앞 과정보다 빗장뼈와 얼굴이 더 멀어지게
목을 쭉 빼세요.

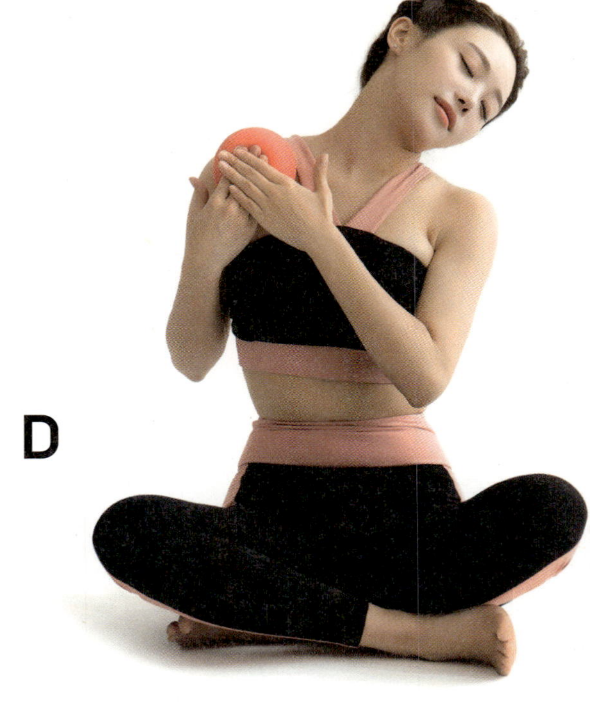

D

공을 c 지점으로 옮긴 뒤 B 과정을 반복합니다. 이때
앞 과정보다 빗장뼈와 얼굴이 더 멀어지게 목을 사
선으로 쭉 빼세요. 여기까지가 1세트로 총 3세트 실
시합니다. 반대쪽에도 3세트 실시합니다.

8 처진 목에 탄력 주기

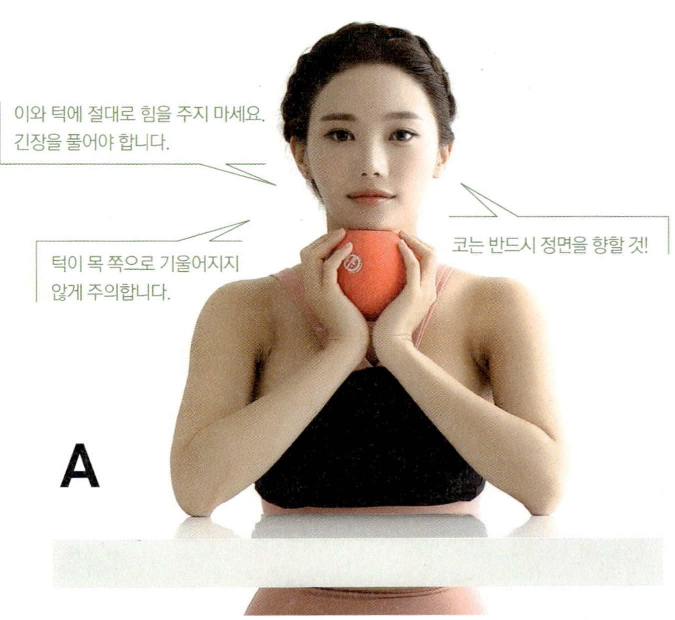

턱과 목이 이어지는 부분에 사진과 같이 큰 공 1개를
대 주세요. 양쪽 팔꿈치는 책상에 굅니다.

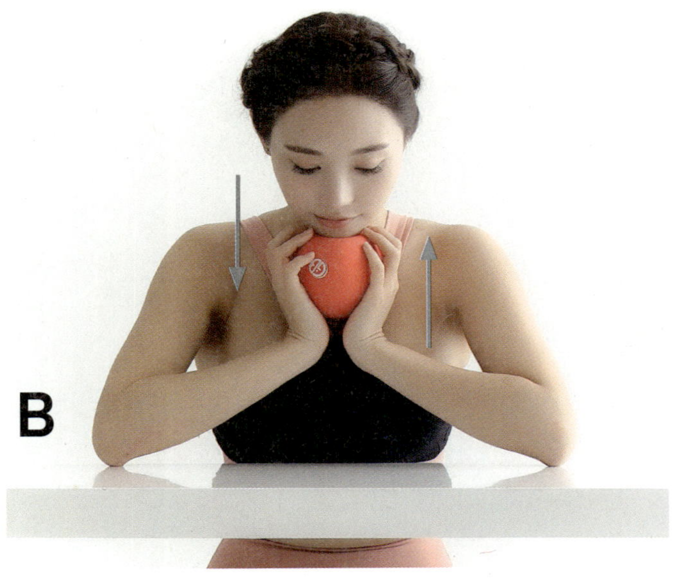

턱으로 공을 누른다는 느낌으로 공에 머리 무게를 실어 줍니다.
이 상태로 10초 동안 편안하게 호흡하세요. 총 5회 실시합니다.

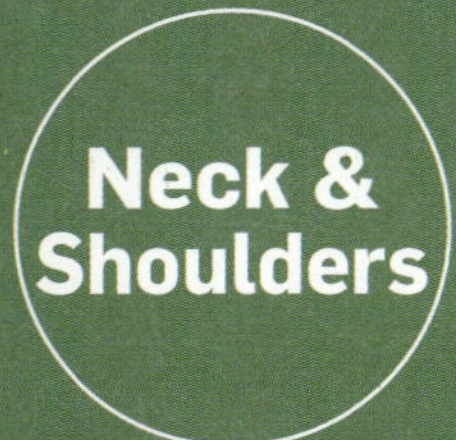

미녀의 상징, 1자 빗장뼈 만들기

빗물이 고일 것처럼 팬 1자 빗장뼈를 가진 사람을 은근히 찾기 힘듭니다. 원래 빗장뼈는 1자인데도 말이지요. 그건 바로 잘못된 생활 습관으로 어깨가 유착되거나 올라가 있기 때문입니다. 이 부분만 바로잡아 주면 누구나 아름다운 1자 빗장뼈를 가질 수 있습니다.

시작하기 전에 CHECK! 대부분 왼쪽부터 동작을 시작하지만, 꼭 지킬 필요는 없습니다. 자신이 편한 방향부터 먼저 해도 됩니다.

준비물 큰 공(지름 12cm) 2개, 작은 공(지름 7cm) 2개, 수건이나 블록

①, ② 어깨뼈 시작과 끝 지점
③ 어깨뼈

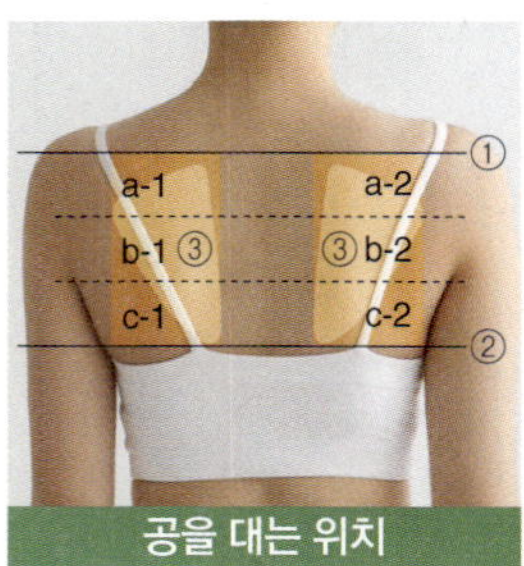

1　올라온 어깨 제 위치로 내리기 1

EASY &
COMFORTABLE
PROGRAM
FOR 4 WEEKS

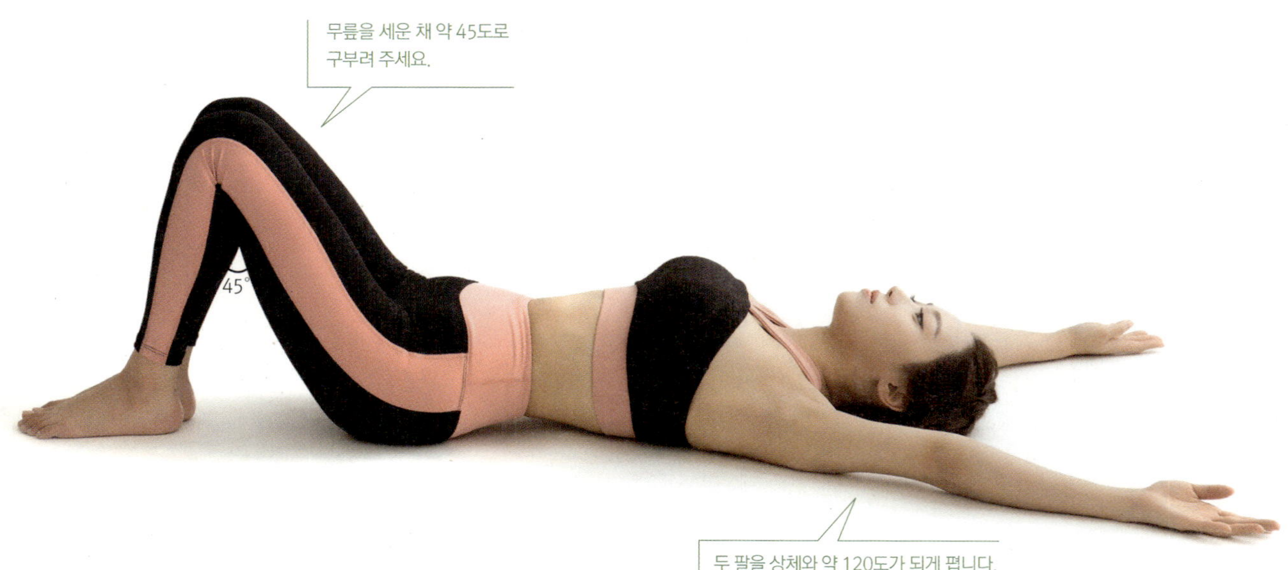

작은 공 2개를 a-1, a-2 지점에 댄 뒤 기본 동작을 합니다. 그다음에는 b-1, b-2와 c-1, c-2 지점으로 공을 옮겨 기본 동작을 합니다. 여기까지가 1세트로 총 3세트 실시합니다.

② 올라온 어깨 제 위치로 내리기 2

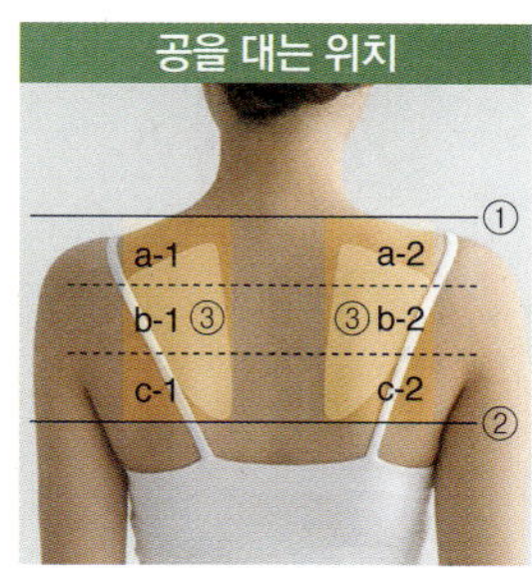

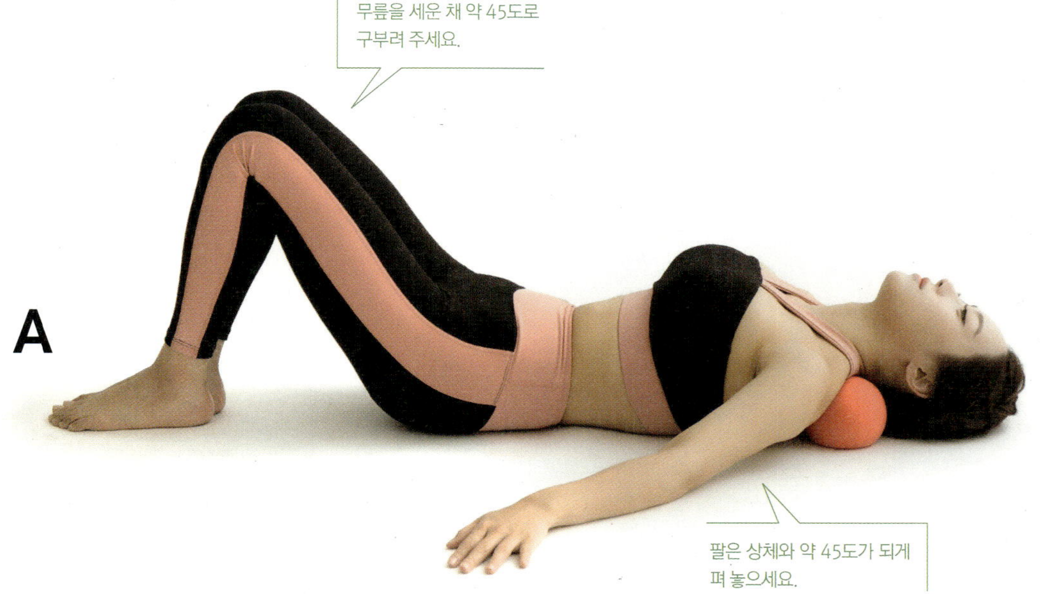

큰 공 2개를 a-1, a-2 지점에 각자 댑니다. 공의 절반 정도가 몸 밖으로 보이면 맞게 끼운 겁니다. 자세가 안정되면 기본 동작을 합니다.

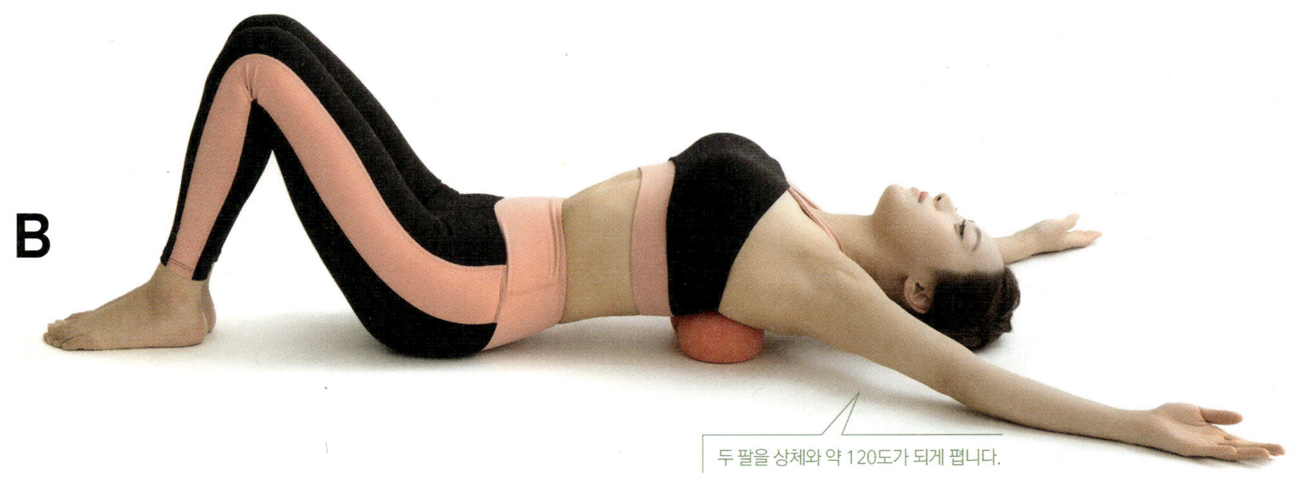

b-1, b-2와 c-1, c-2 지점으로 공을 옮겨 기본 동작을 합니다.
여기까지가 1세트로 총 3세트 실시합니다.

3 아랫배를 자극하여 목주름 펴기

① 배꼽에서 4~5cm 아래 지점(골반의 시작 지점)
② 골반의 중간 지점
③ ①과 ②를 수평으로 2등분한 지점
④ 골반을 반으로 나눈 지점

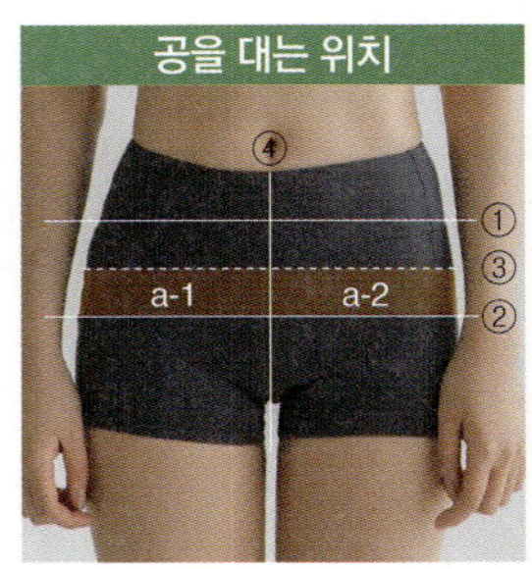

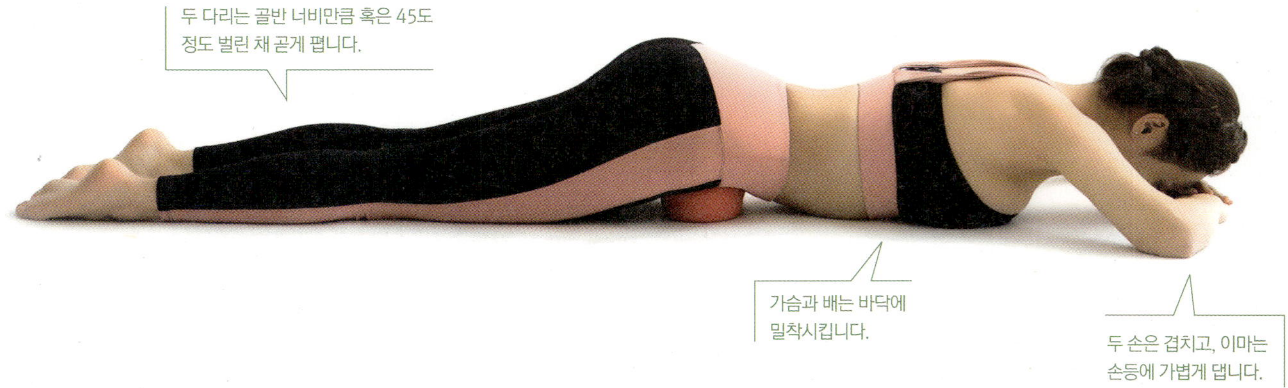

큰 공 2개를 a-1, a-2 지점에 댄 뒤 기본 동작을 3회 실시합니다.

4 가슴 사이 풀기

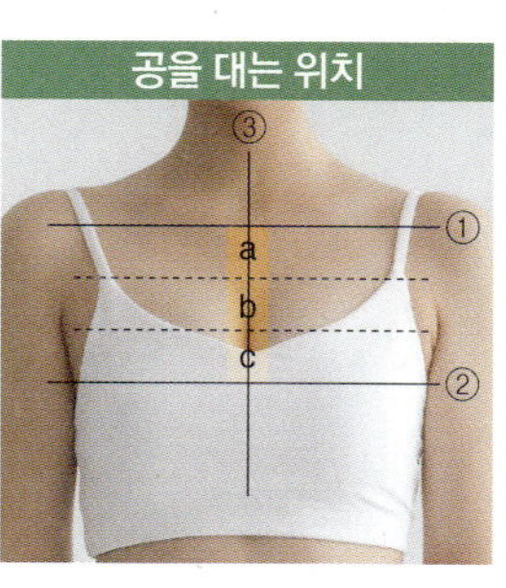

① 빗장뼈 바로 아래
② BP.(버스트포인트)
③ 상체를 반으로 나눈 지점

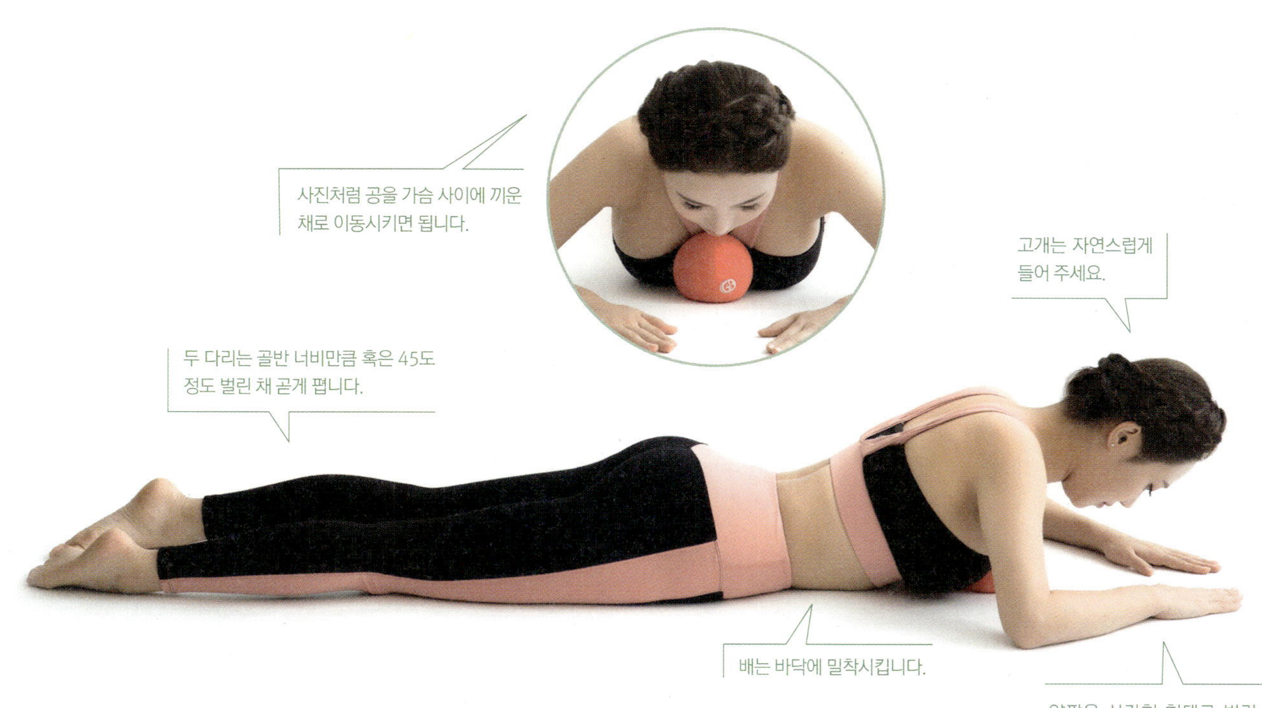

큰 공 1개를 a 지점에 끼운 뒤 기본 동작을 합니다. 그다음에는 공을 b, c 지점으로 옮겨 기본 동작을 합니다. 여기까지가 1세트로 총 3세트 실시합니다.

5 유착된 어깨 풀기

① 등을 반으로 나눕니다.
② 다시 반으로 나눕니다.
③ 어깨뼈 중간 지점
④ 어깨뼈가 끝나는 지점

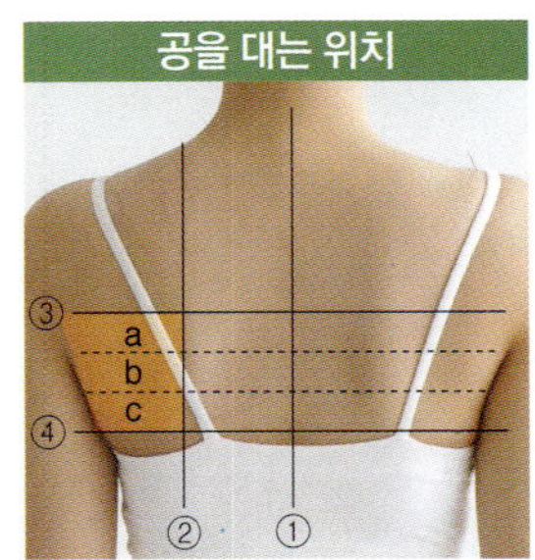

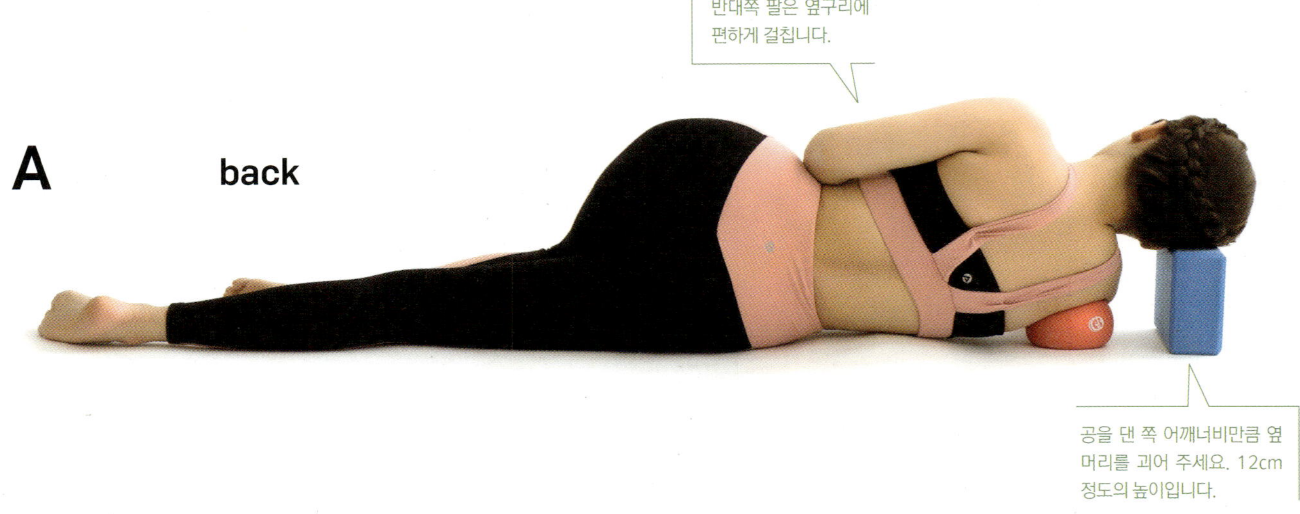

A   back

공을 댄 쪽 어깨너비만큼 옆
머리를 괴어 주세요. 12cm
정도의 높이입니다.

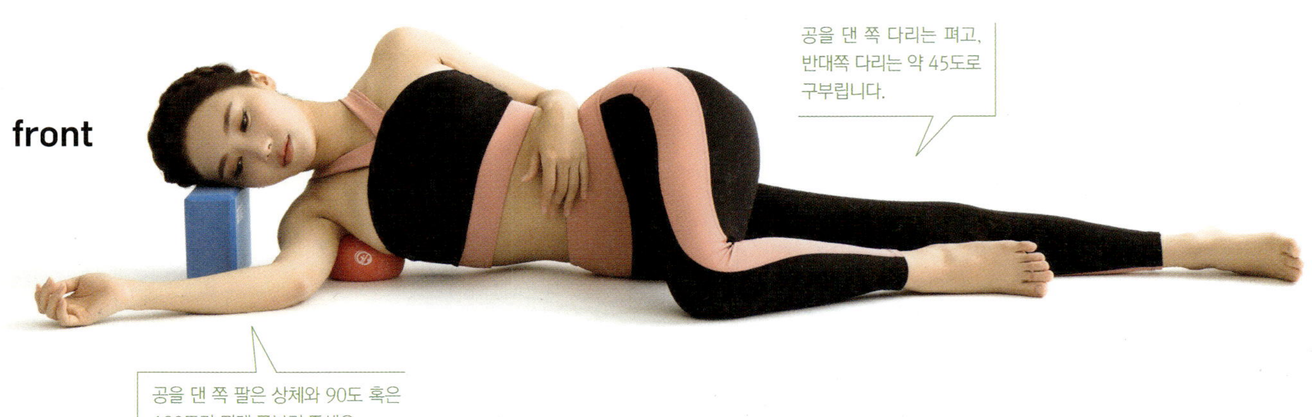

front

공을 댄 쪽 팔은 상체와 90도 혹은
120도가 되게 구부려 주세요.

큰 공 1개를 a 지점에 끼운 뒤 공에 체중을 실어 기본 동작을 합니다.

B

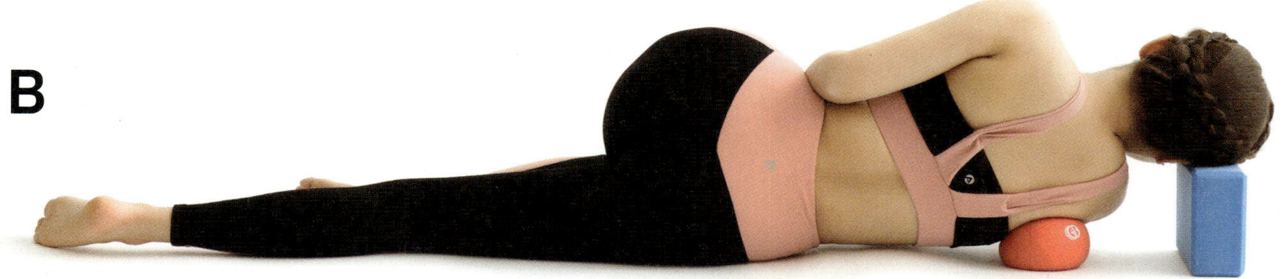

공을 b 지점으로 옮겨 기본 동작을 합니다.

C

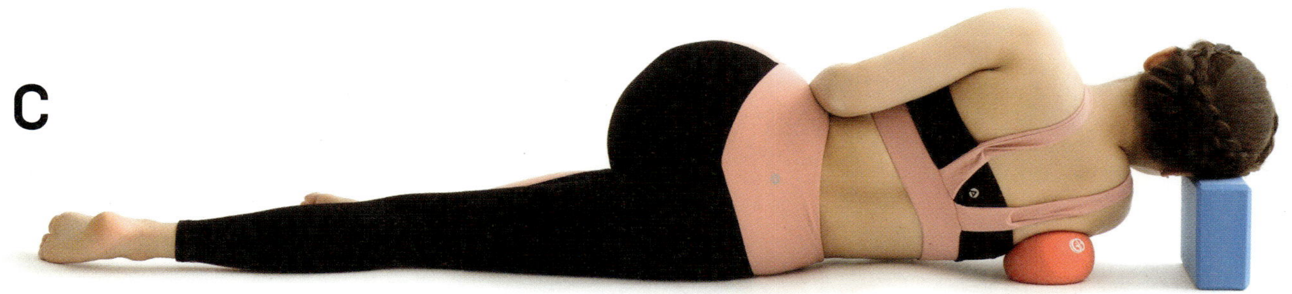

공을 c 지점으로 옮겨 기본 동작을 합니다. 여기까지가 1세트로
총 3세트 실시합니다. 반대쪽에도 3세트 실시합니다.

6 빗장뼈 아랫부분 풀기

① 빗장뼈

공을 대는 위치

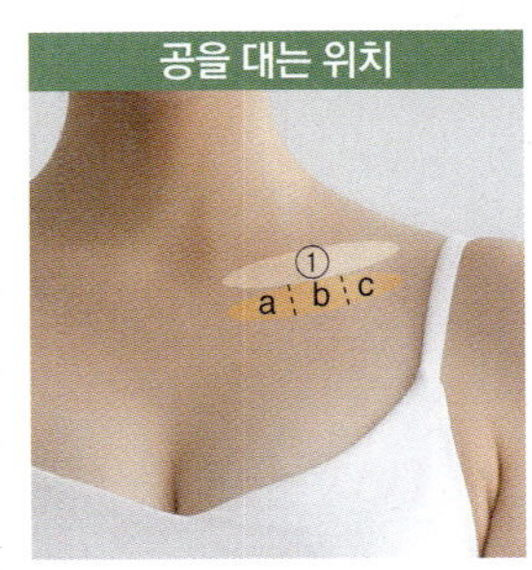

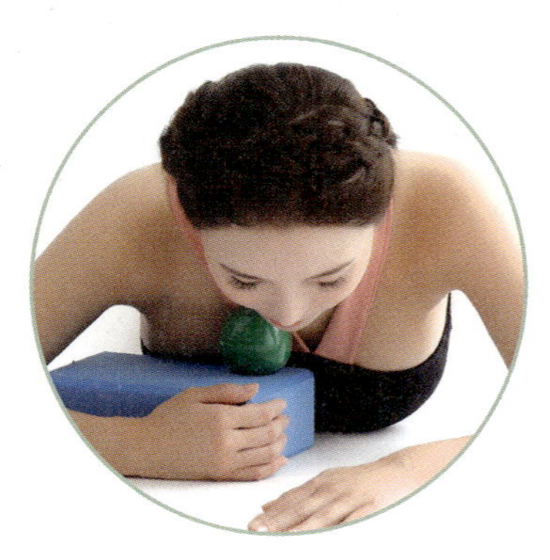

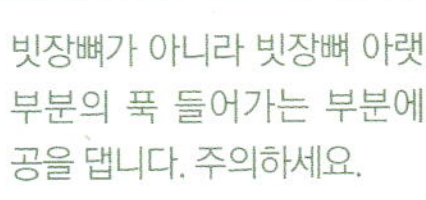

두 다리는 골반 너비만큼 혹은 45도
정도 벌린 채 곧게 폅니다.

발등은 가볍게 폅니다.

배는 바닥에 밀착시킵니다.

공을 댄 쪽 팔로 블록을
가볍게 감싸 주세요.

a 지점에 작은 공 1개가 맞닿게 엎드린 뒤 기본 동작을 합니다.
그다음에는 공을 b, c 지점으로 옮겨 기본 동작을 합니다. 여기
까지가 1세트로 총 3세트 실시합니다. 반대쪽에도 3세트 실시
합니다.

 두피를 풀어 얼굴의 긴장 완화하기

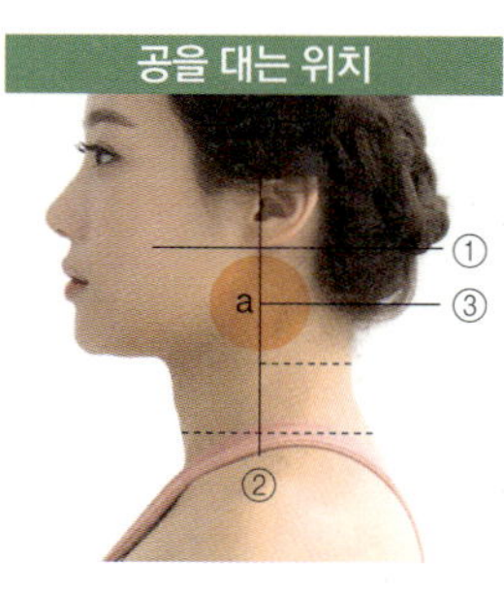

① 귓볼 바로 아래
② 목을 반으로 나눈 지점
③ 목의 3분의 1 지점
* 공이 ①과 ②가 만나는 지점에서 1cm 이상
벗어나지 않게 주의하세요.

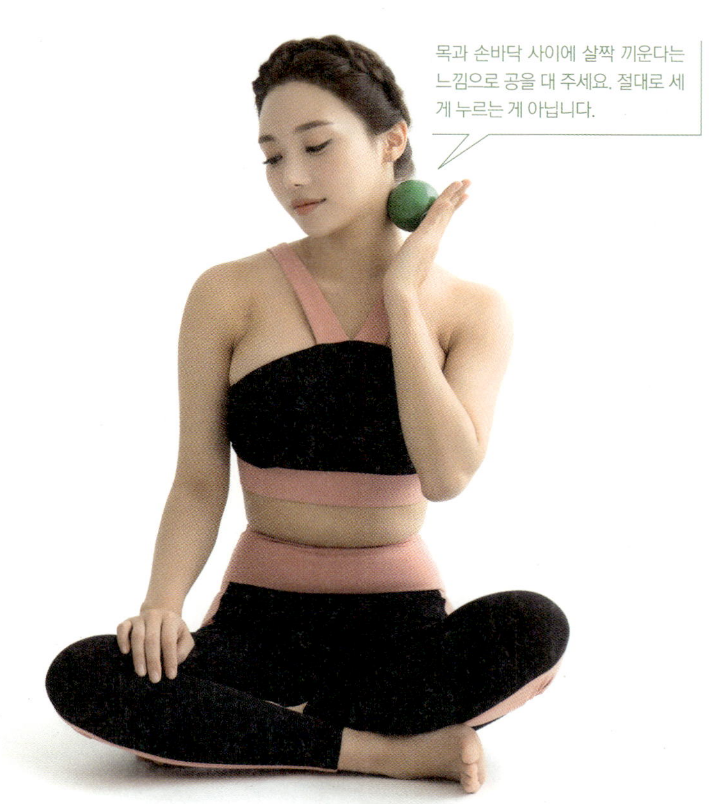

책상다리를 하고 앉아 작은 공 1개를 a 지점에 댄 뒤 작은 원을
그리듯 10회 돌려 주세요. 돌리는 방향은 어느쪽이든 상관없
습니다. 반대쪽에도 같은 방법으로 반복합니다.

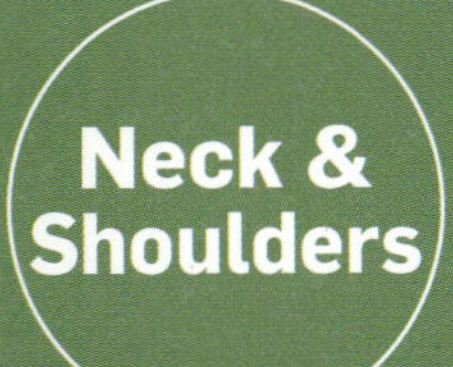

시술 없이 올라간 승모근 내리기

노출이 많은 여름이 되면 어깨를 드러낼 일이 많은데요, 목과 붙을 듯 바짝 올라간 어깨 때문에 스트레스를 받곤 합니다. 이건 잘못된 자세 때문에 승모근이 긴장하여 생긴 증상입니다. 이런 경우 단단하게 뭉친 어깨를 풀어 주면 자연스럽게 문제가 해결됩니다. 이번 강좌에서 효과적인 승모근 풀기를 배워 보세요.

시작하기 전에 CHECK! 대부분 왼쪽부터 동작을 시작하지만, 꼭 지킬 필요는 없습니다. 자신이 편한 방향부터 먼저 해도 됩니다.

준비물 큰 공(지름 12cm) 2개, 작은 공(지름 7cm) 2개, 수건이나 블록

①, ② 어깨뼈 시작과 끝 지점
③ 어깨뼈

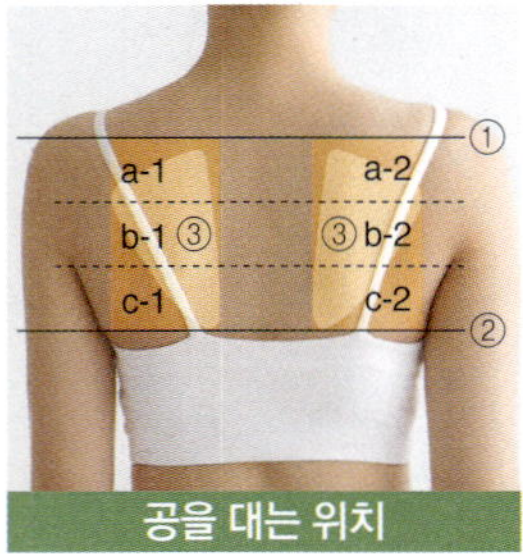

1 작은 공으로 어깨 긴장 풀기

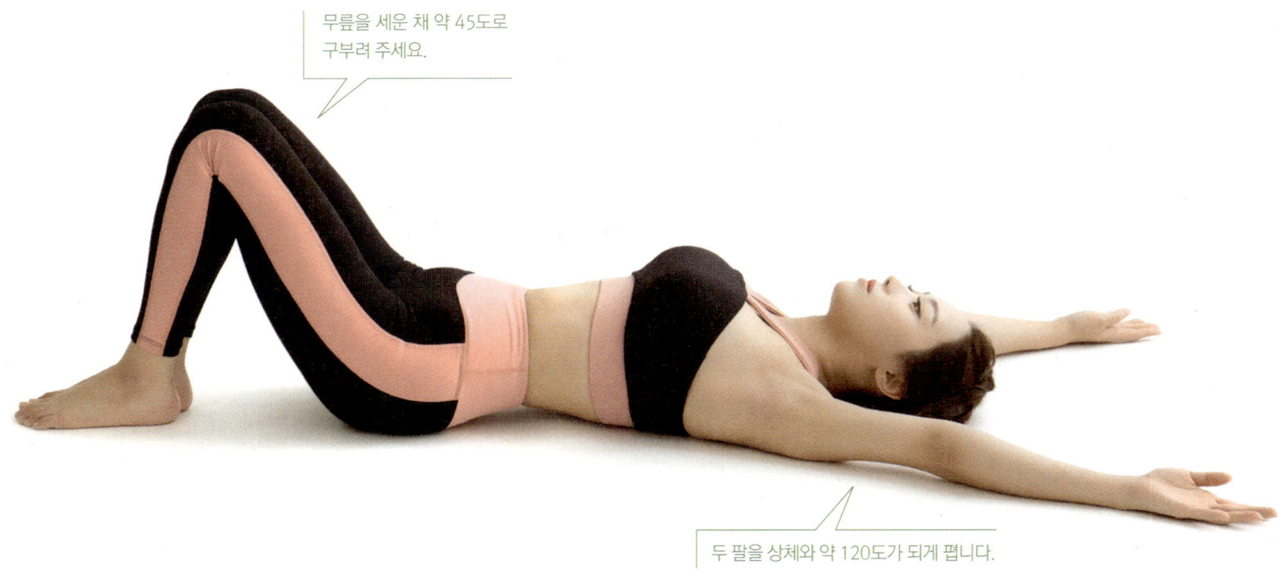

작은 공 2개를 a-1, a-2 지점에 댄 뒤 기본 동작을 합니다. 그다음에는 b-1, b-2와 c-1, c-2 지점으로 공을 옮겨 기본 동작을 합니다. 여기까지가 1세트로 총 3세트 실시합니다.

② 어깨 긴장 풀기

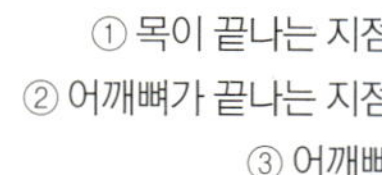

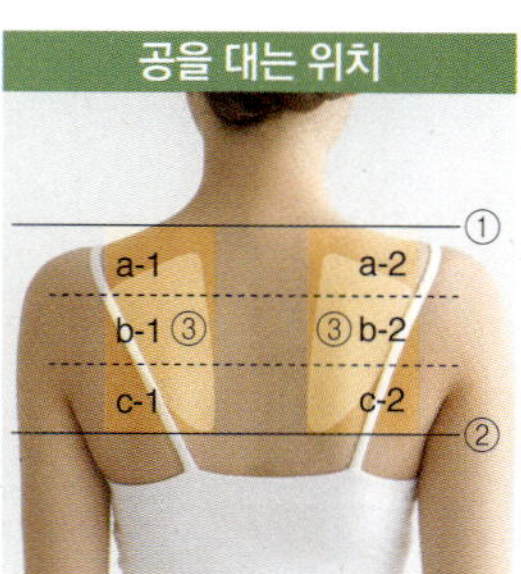

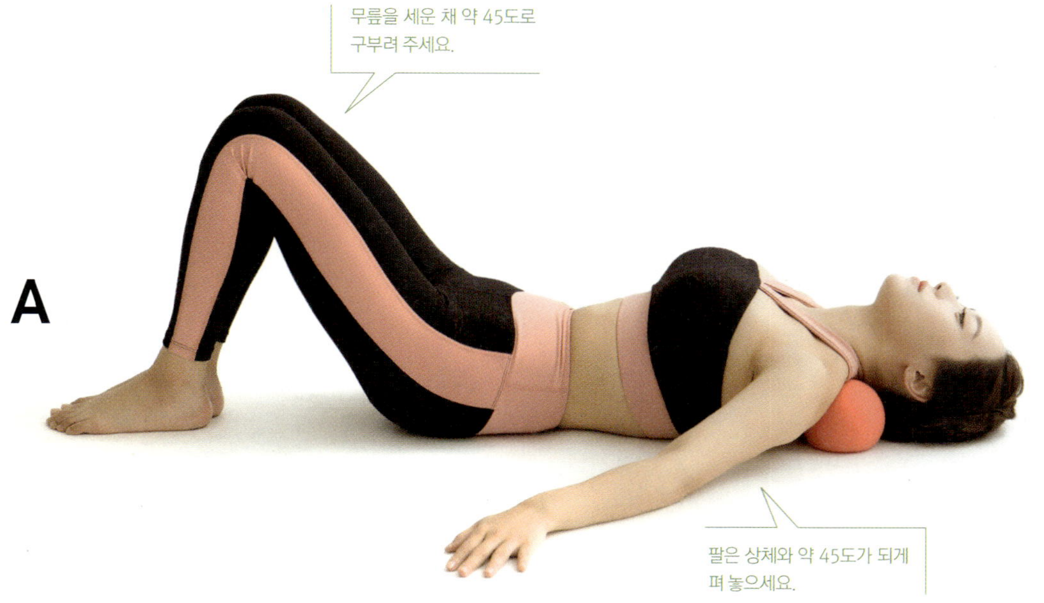

A

큰 공 2개를 a-1, a-2 지점에 각자 댑니다. 공의 절반 정도가 몸 밖으로
보이면 맞게 끼운 겁니다. 자세가 안정되면 기본 동작을 합니다.

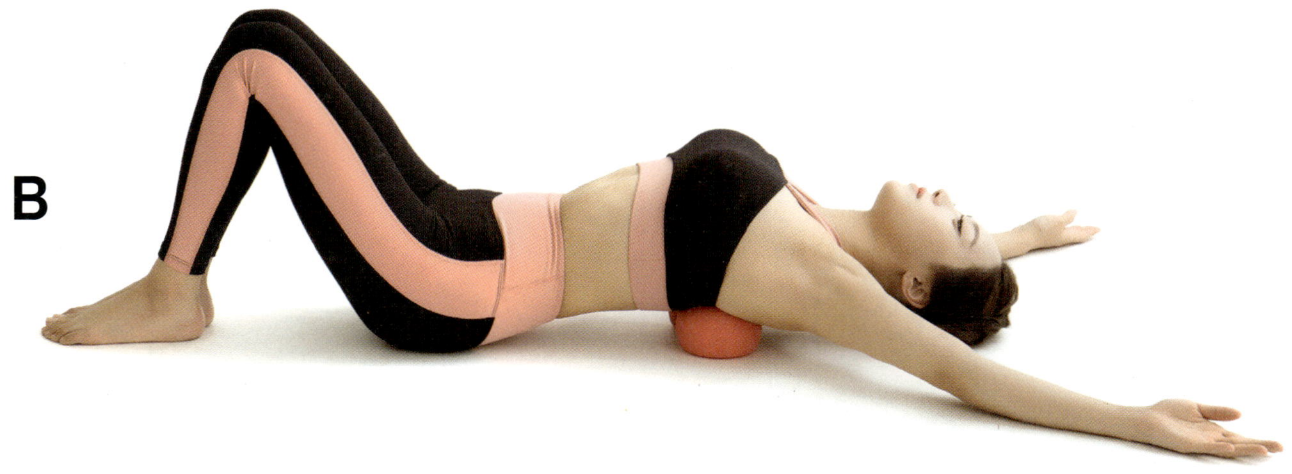

B

b-1, b-2와 c-1, c-2 지점으로 공을 옮겨 기본 동작을 합니다.
여기까지가 1세트로 총 3세트 실시합니다.

3 아랫배를 자극하여 목주름 펴기

① 배꼽에서 4~5cm 아래 지점(골반의 시작 지점)
② 골반의 중간 지점
③ ①과 ②를 수평으로 2등분한 지점
④ 골반을 반으로 나눈 지점

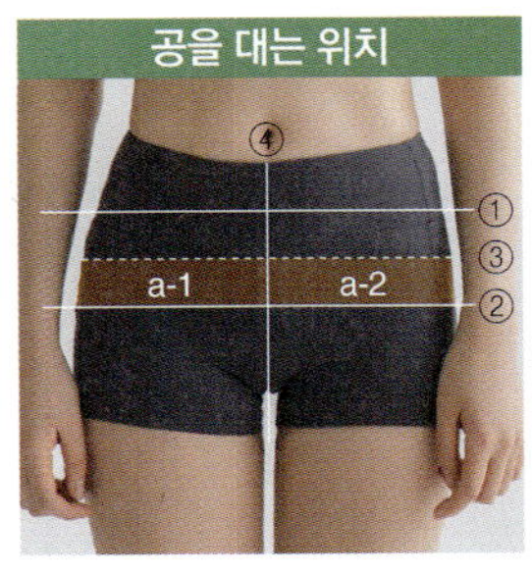

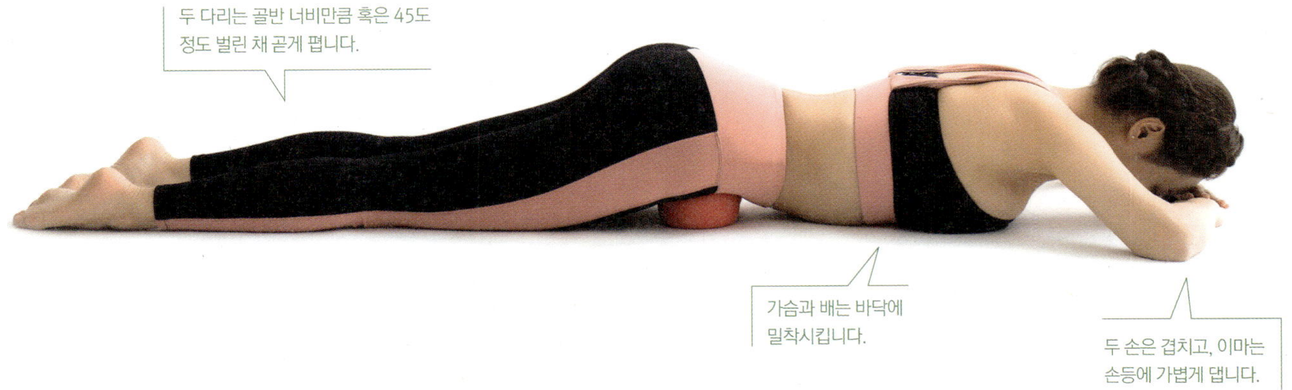

큰 공 2개를 a-1, a-2 지점에 댄 뒤 기본 동작을 3회 실시합니다.

 가슴 아래와 복부 풀기

① 가슴 바로 아래
② 배꼽
③ BP.(버스트포인트)에서 수직으로 내려온 지점

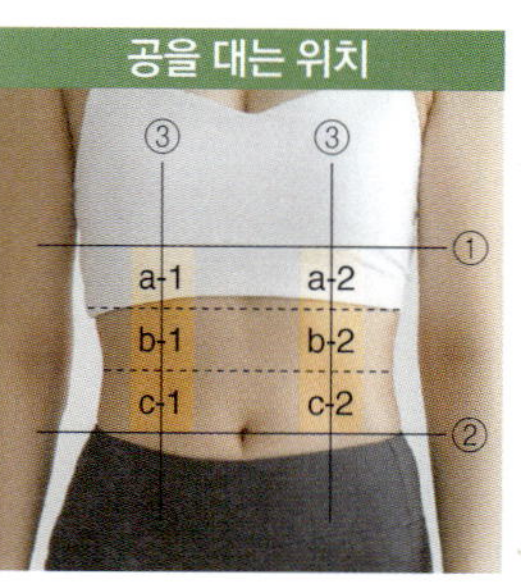

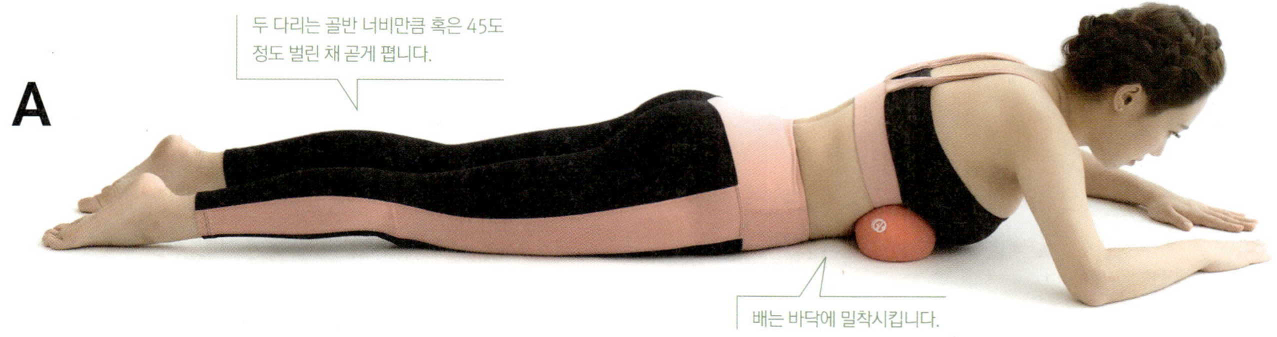

큰 공 2개를 가슴 바로 아래(a-1, a-2 지점)에 대 주세요.
공이 가슴 아랫부분과 맞닿게 끼우는 겁니다.

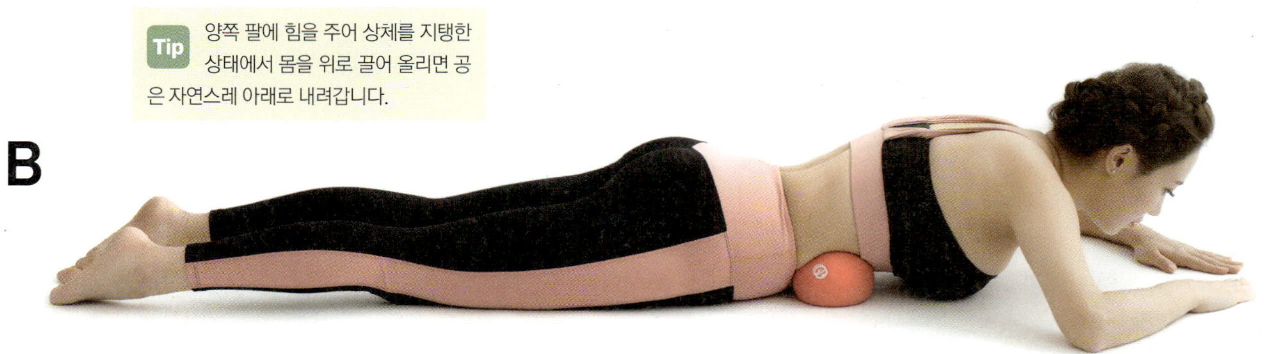

공을 b-1, b-2 지점으로 옮겨 기본 동작을 합니다.

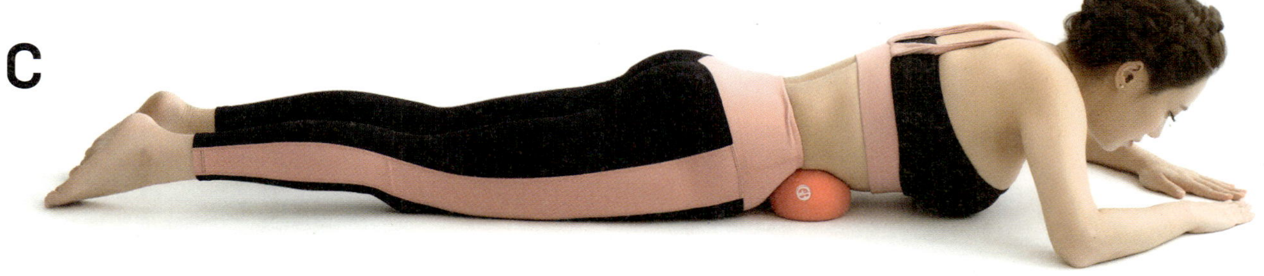

공을 c-1, c-2 지점으로 옮겨 기본 동작을 합니다.
여기까지가 1세트로 총 3세트 실시합니다.

5 굳어서 솟아오른 어깨를 원위치로 내리기

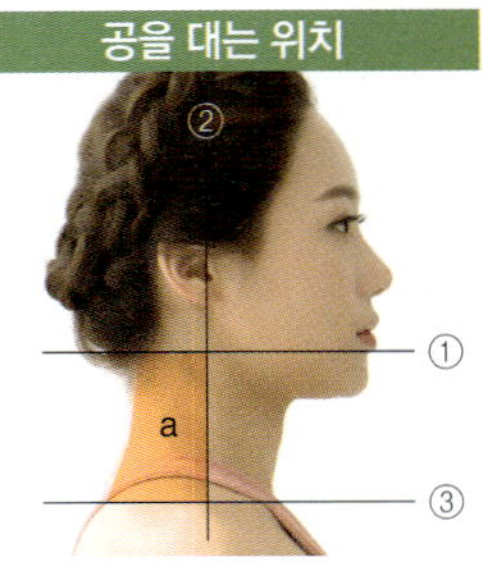

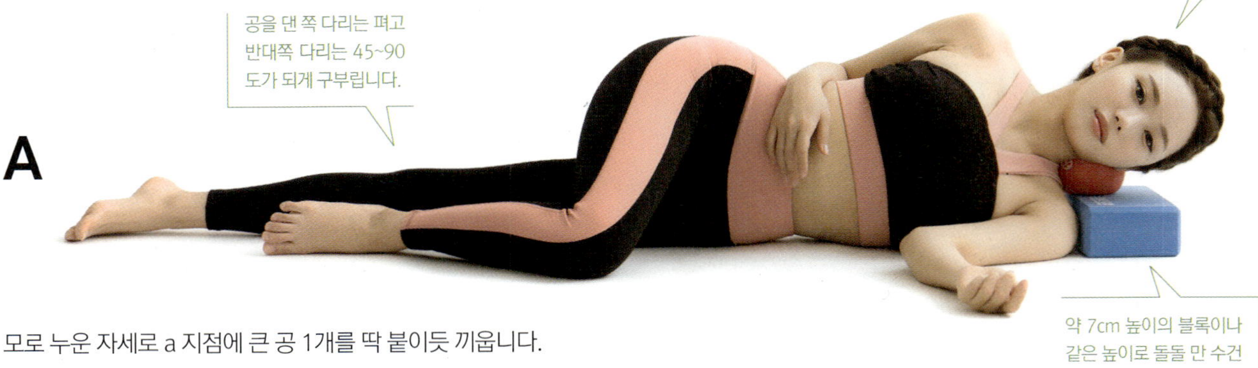

모로 누운 자세로 a 지점에 큰 공 1개를 딱 붙이듯 끼웁니다.

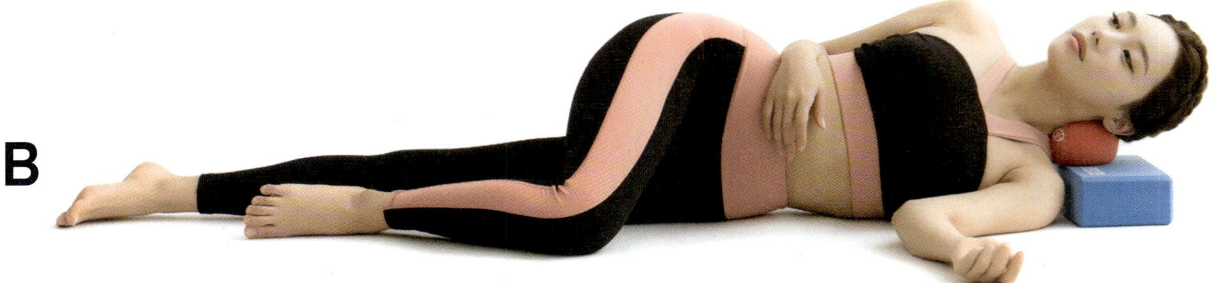

코가 천장 쪽으로 이동한다는 느낌으로 블록과 코가 이루는 각도가 45
도 정도가 될 때까지 고개를 젖혀 주세요. 목적한 지점에 이르렀다 싶
으면 움직임을 멈추고 기본 동작을 합니다.

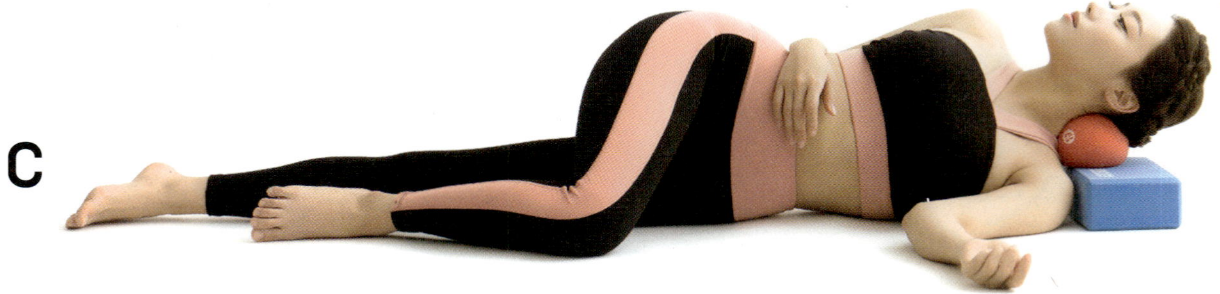

고개를 더 뒤로 젖혀 주세요. 뒤통수와 뒤쪽 바닥이 30도 정도를 이루면 됩니다.
목적한 지점에 이르렀다 싶으면 움직임을 멈추고 기본 동작을 합니다. 만약 목에
무리가 간다 싶으면 B 과정까지만 3회 반복하고, C 과정까지 가능하다면 여기까
지를 1세트로 보고 3세트 반복하세요. 반대쪽에도 3세트 실시합니다.

 6 두피를 풀어 얼굴의 긴장 완화하기

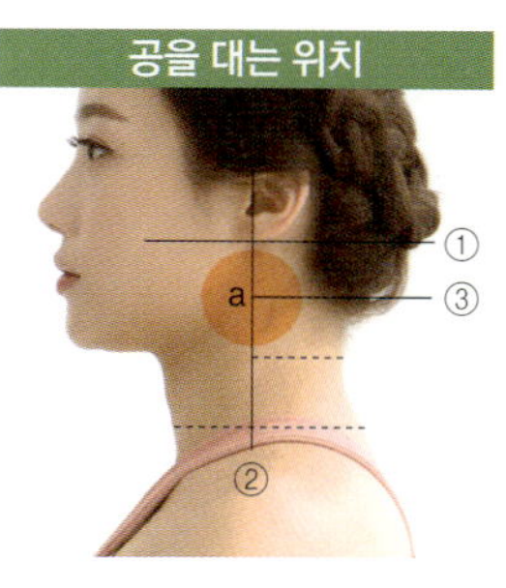

① 귓불 바로 아래
② 목을 반으로 나눈 지점
③ 목의 3분의 1 지점
* 공이 ①과 ②가 만나는 지점에서 1cm 이상
벗어나지 않게 주의하세요.

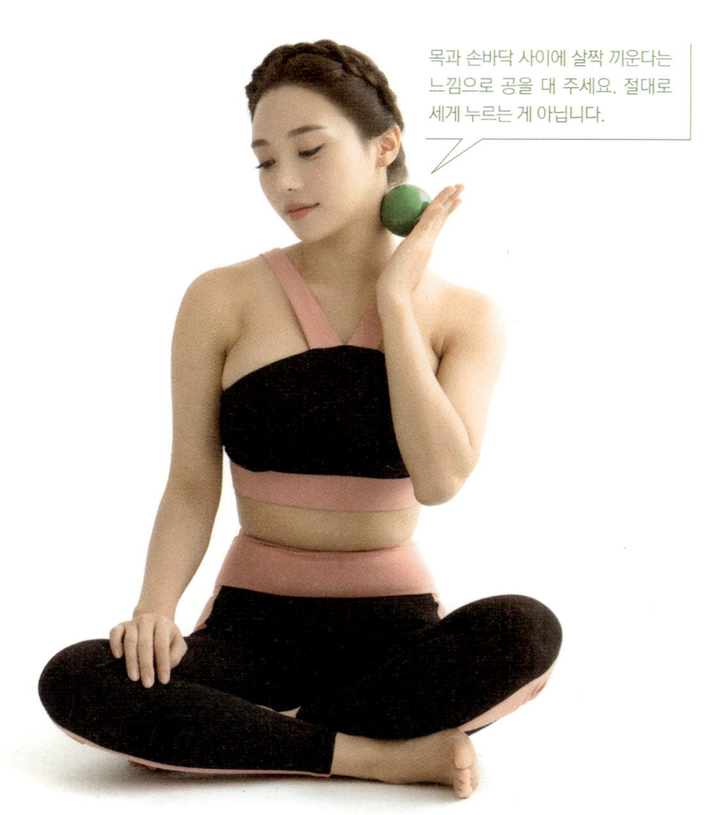

책상다리를 하고 앉아 작은 공 1개를 a 지점에 댄 뒤 작은 원을 그리듯
10회 돌려 주세요. 돌리는 방향은 어느쪽이든 상관없습니다. 반대쪽
에도 같은 방법으로 반복합니다.

7 겨드랑이 림프샘 마사지

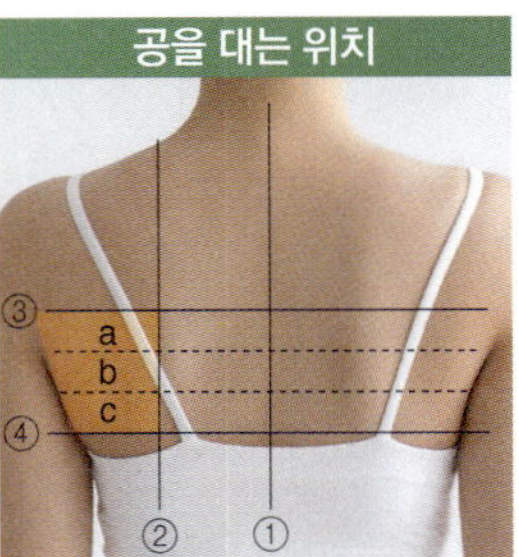

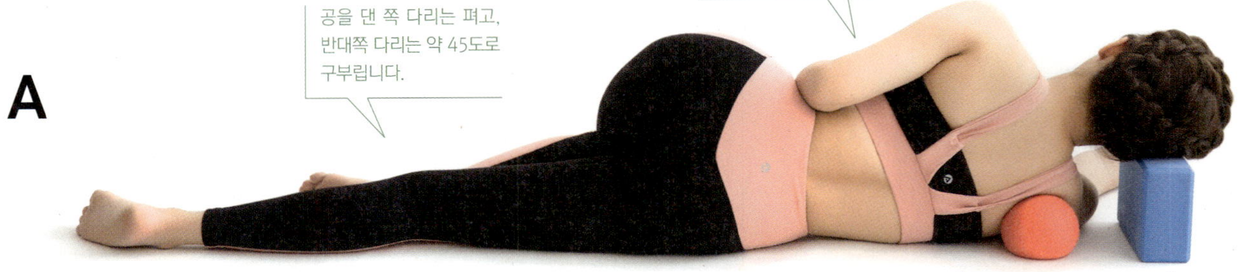

a 지점에 큰 공 1개를 대고 기본 동작을 합니다.

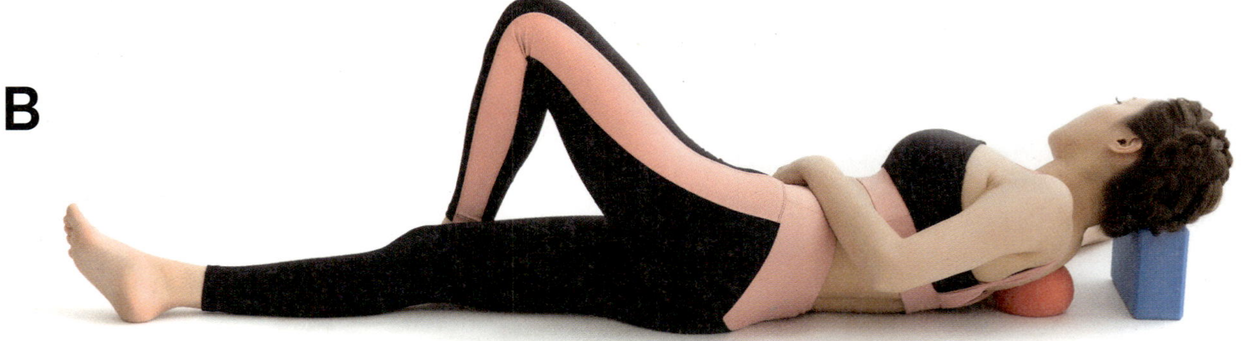

앞 과정과 달리 공을 대지 않은 쪽 다리를 세운 뒤 등과 바닥이 약 45도
가 될 때까지 등을 바닥으로 천천히 젖혀 주세요. 목적한 지점에 이르
렀다 싶으면 움직임을 멈추고 기본 동작을 합니다.

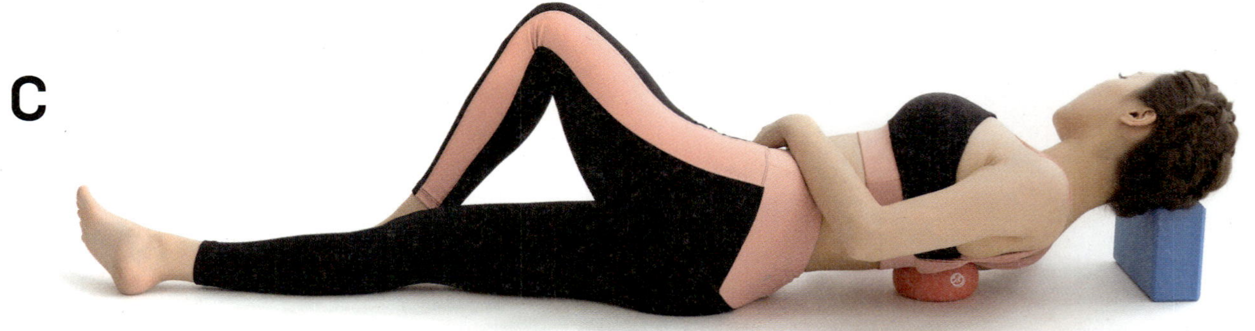

공을 b, c 지점으로 옮겨 A~B 과정을 반복해 주세요. 여기까지가 1세트로
총 3세트 실시합니다. 반대쪽에도 3세트 실시합니다.

⑧ 늘어진 팔뚝 살 탄력 회복하기

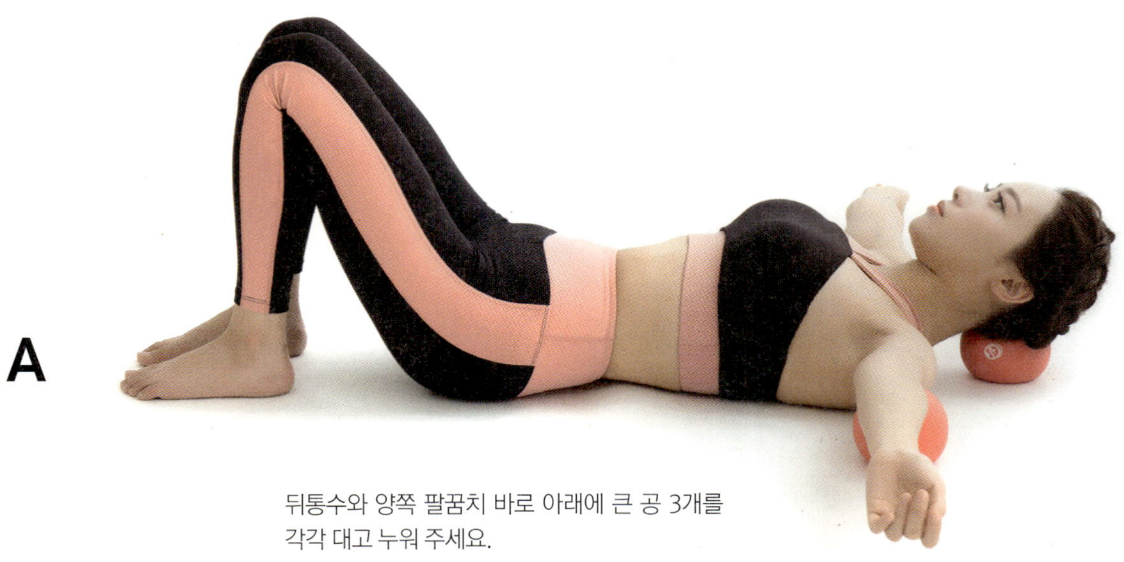

A

뒤통수와 양쪽 팔꿈치 바로 아래에 큰 공 3개를
각각 대고 누워 주세요.

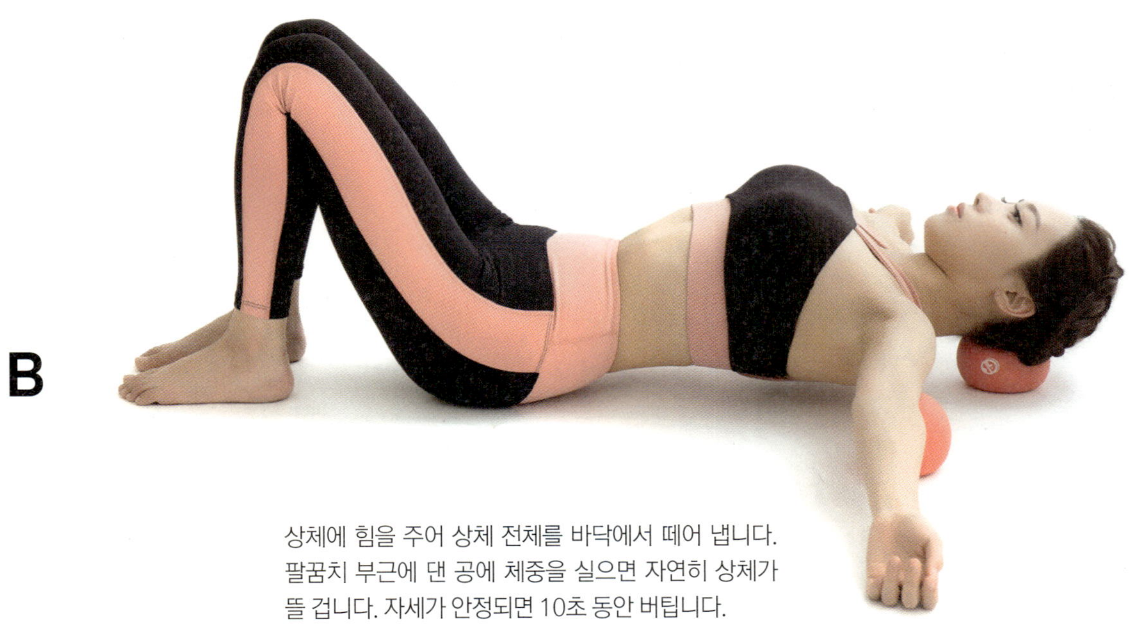

B

상체에 힘을 주어 상체 전체를 바닥에서 떼어 냅니다.
팔꿈치 부근에 댄 공에 체중을 실으면 자연히 상체가
뜰 겁니다. 자세가 안정되면 10초 동안 버팁니다.

쉽지만 효과 만점 림프 마사지 1 – 상체 편

림프샘은 몸속의 노폐물을 모아 없애는 역할을 하므로 림프샘이 제대로 기능하지 않으면 비만을 비롯한 여러 병증을 유발합니다. 따라서 림프샘을 풀어 체내의 노폐물을 효과적으로 배출해야 합니다. 이번 강좌에서는 상체의 림프샘을 푸는 방법을 알려 드리겠습니다. 하체 쪽은 이 강좌 뒤에 있으니 차례대로 차근차근 따라 해 보세요.

시작하기 전에 CHECK! 대부분 왼쪽부터 동작을 시작하지만, 꼭 지킬 필요는 없습니다. 자신이 편한 방향부터 먼저 해도 됩니다.

준비물 큰 공(지름 12cm) 3개, 작은 공(지름 7cm) 1개, 수건이나 블록

① 빗장뼈

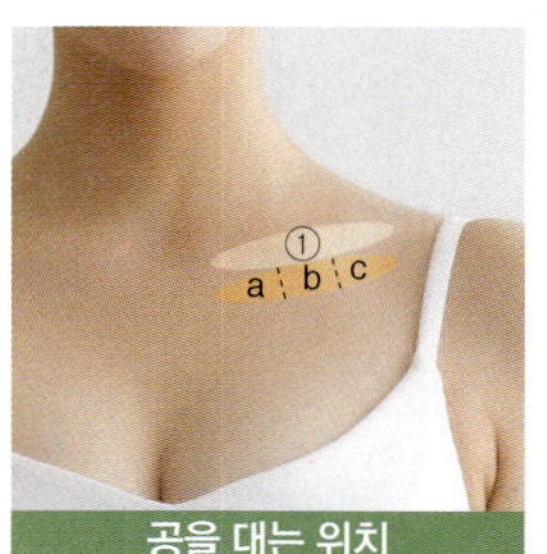

1 빗장뼈 아랫부분 풀기

빗장뼈가 아니라 빗장뼈 아랫부분의 푹 들어가는 부위에 공을 댑니다.

두 다리는 골반 너비만큼 혹은 45도 정도 벌린 채 곧게 폅니다.

발등은 가볍게 폅니다.

배는 바닥에 밀착시킵니다.

공을 댄 쪽 팔로 블록을 가볍게 감싸 주세요.

a 지점에 작은 공이 맞닿게 엎드린 뒤 기본 동작을 합니다. 그다음에는 공을 b, c 지점으로 옮겨 기본 동작을 합니다. 여기까지가 1세트로 총 3세트 실시합니다. 반대쪽에도 3세트 실시합니다.

② 팔 림프샘 마사지

① 팔 뒤쪽 겨드랑이가 시작되는 지점
② 팔꿈치 바로 위

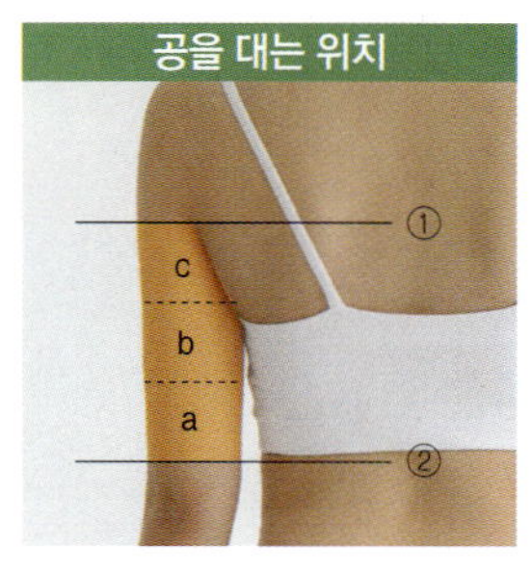

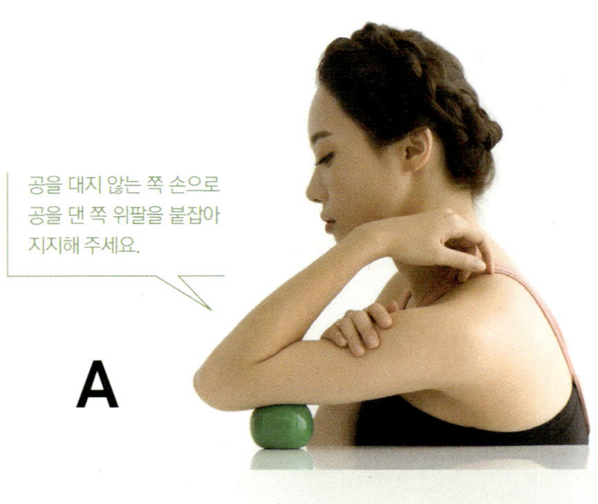

팔 뒤쪽부터 풀어 보겠습니다. a 지점(위팔 뒤쪽)에 작은
공을 댄 뒤 기본 동작을 합니다.

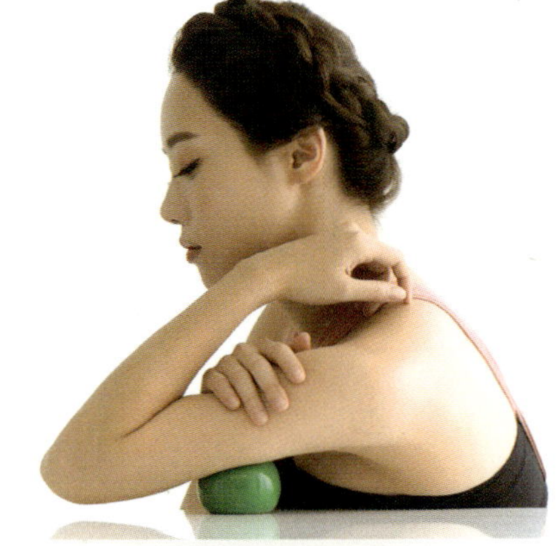

공을 b 지점으로 옮겨 기본 동작을 합니다.

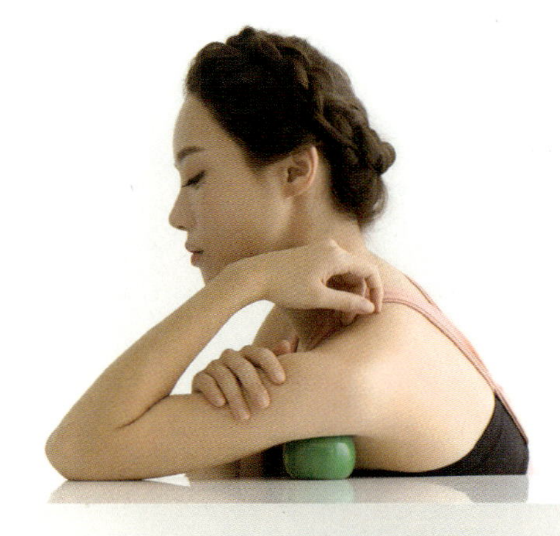

공을 c 지점으로 옮겨 기본 동작을 합니다.

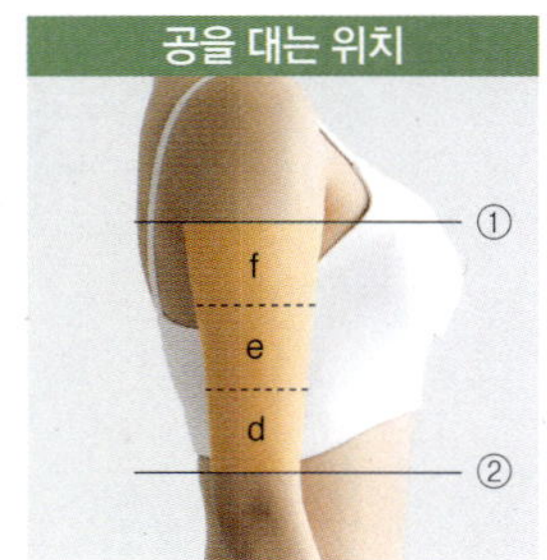

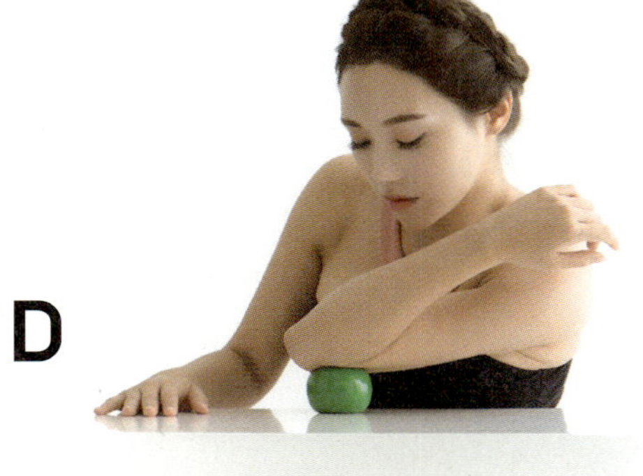

D

이번에는 팔 바깥쪽을 풀어 보겠습니다. d 지점에 작은 공 1개를 댄 뒤 기본 동작을 합니다.

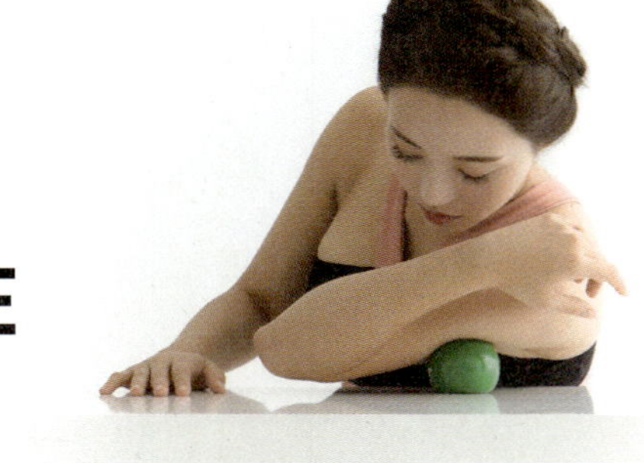

E

공을 e, f 지점으로 옮겨 기본 동작을 합니다.

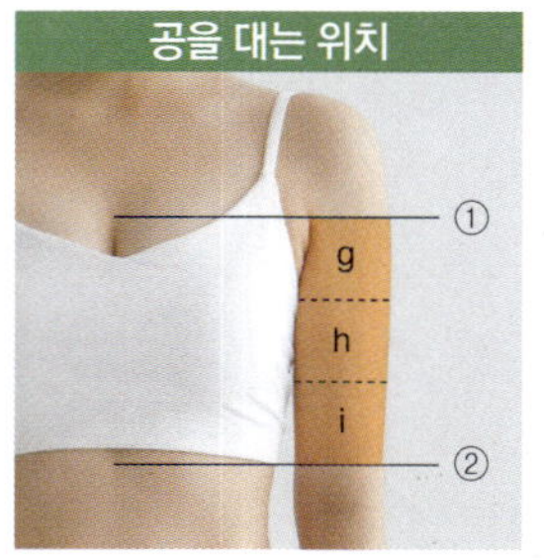

F

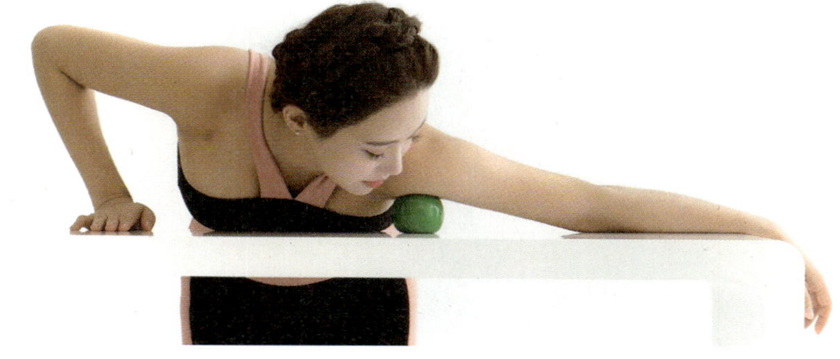

이번에는 팔 앞쪽입니다. g 지점에 작은 공 1개를 댄 뒤 기본 동작을 합니다.

G

공을 h, i 지점으로 옮겨 기본 동작을 합니다.

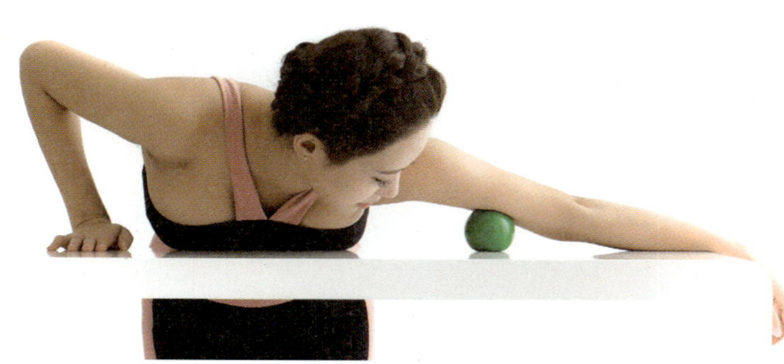

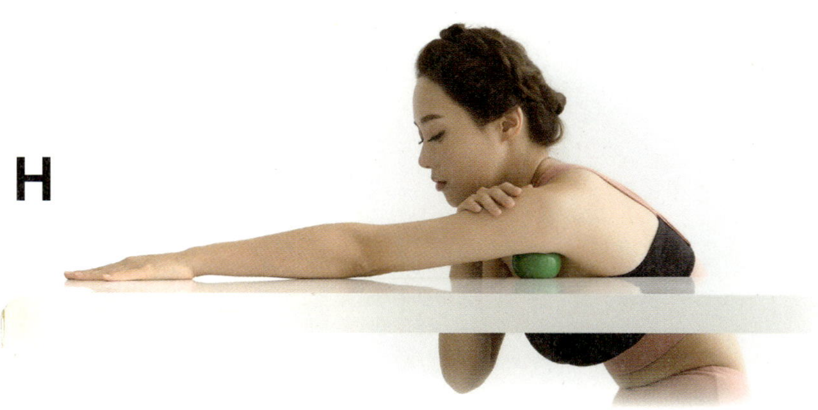

H

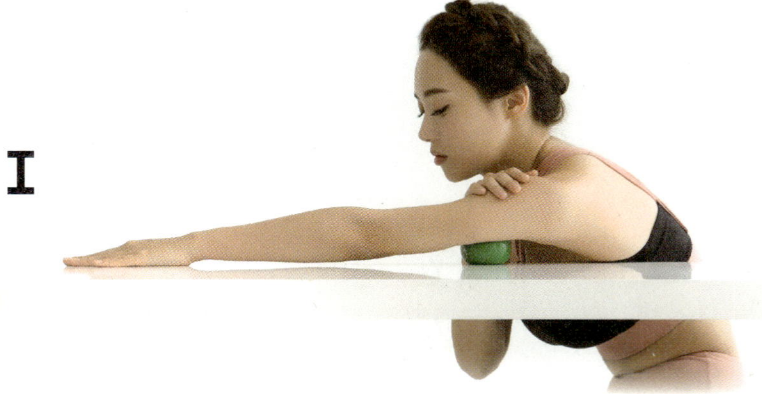

I

H~J 마지막으로 팔 안쪽을 작은 공 1개로 풀어 주겠습니다. 공을 대는 위치는 앞 과정과 같으니 참고하세요. 여기까지가 1세트로 총 3세트 실시 합니다. 반대쪽에도 3세트 실시합니다.

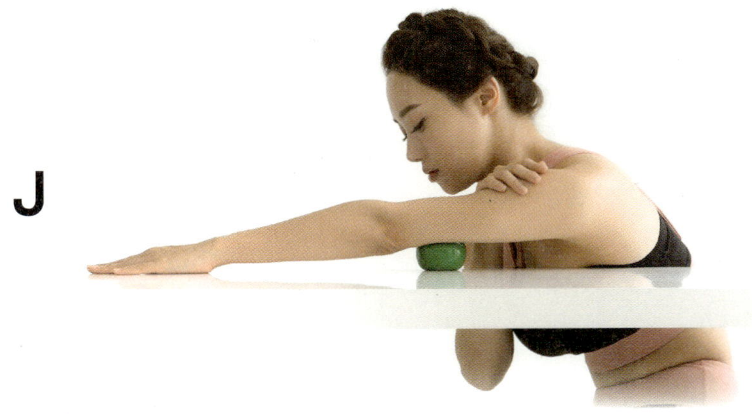

J

③ 겨드랑이 림프샘 마사지

① 등을 반으로 나눕니다.
② 다시 반으로 나눕니다.
③ 어깨뼈 중간 지점
④ 어깨뼈가 끝나는 지점

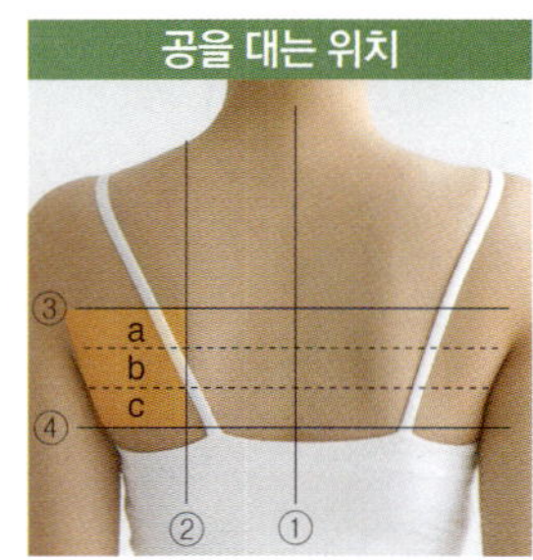

A

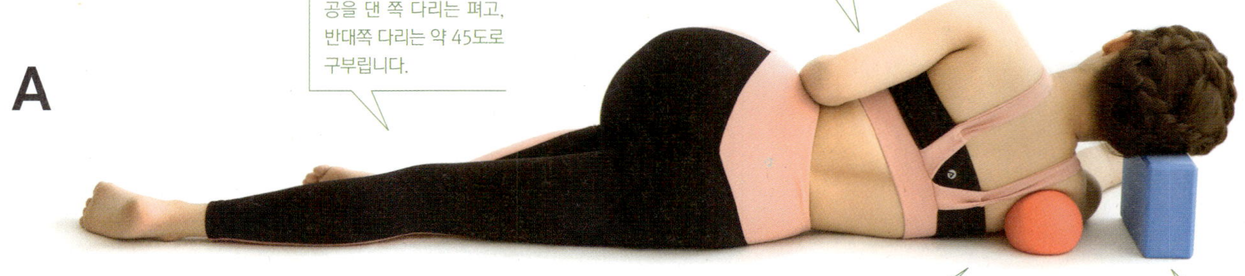

a 지점에 큰 공 1개를 대고 기본 동작을 합니다.

공을 댄 쪽 팔은 상체와 90~120
도 정도 되게 폅니다.

공을 댄 쪽 어깨너비만큼 옆
머리를 괴어 주세요. 12cm
정도의 높이입니다.

B

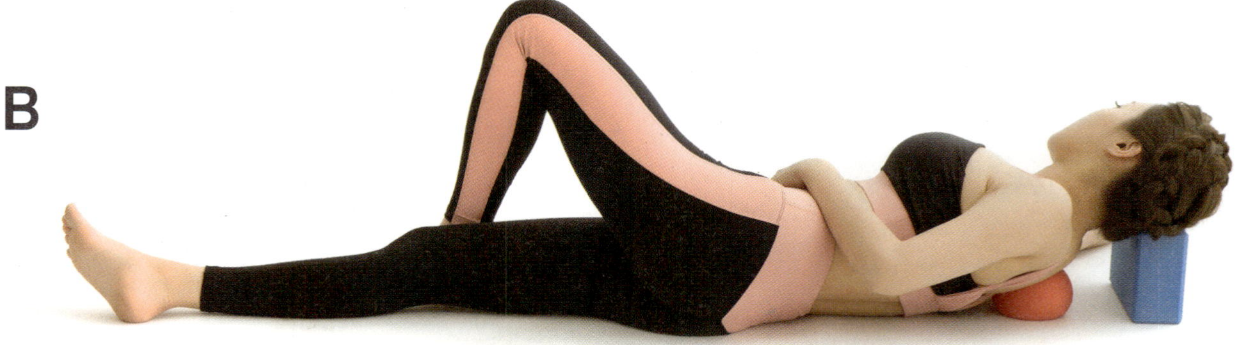

앞 과정과 달리 공을 대지 않은 쪽 다리를 세운 뒤 등과 바닥이 약 45도
가 될 때까지 등을 바닥으로 천천히 젖혀 주세요. 목적한 지점에 이르
렀다 싶으면 움직임을 멈추고 기본 동작을 합니다.

C

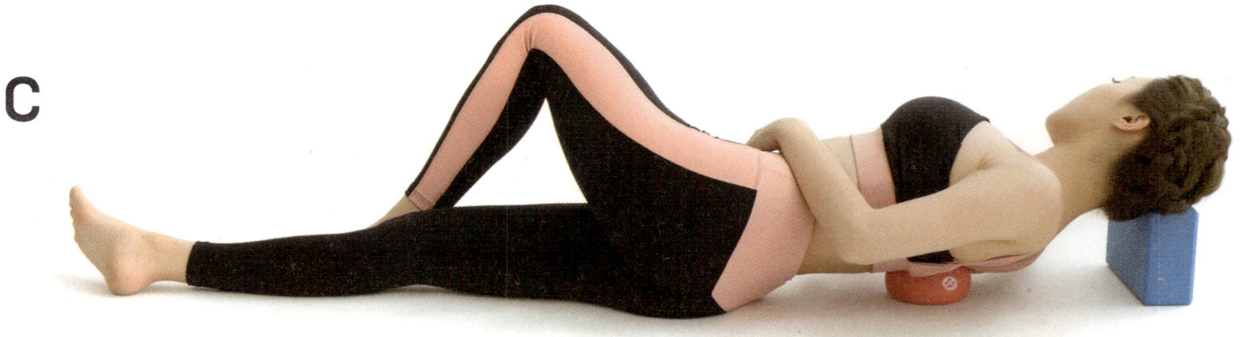

공을 b, c 지점으로 옮겨 A~B 과정을 반복해 주세요. 여기까지가 1세트로
총 3세트 실시합니다. 반대쪽에도 3세트 실시합니다.

4 림프샘을 풀어 팔의 탄력 살리기

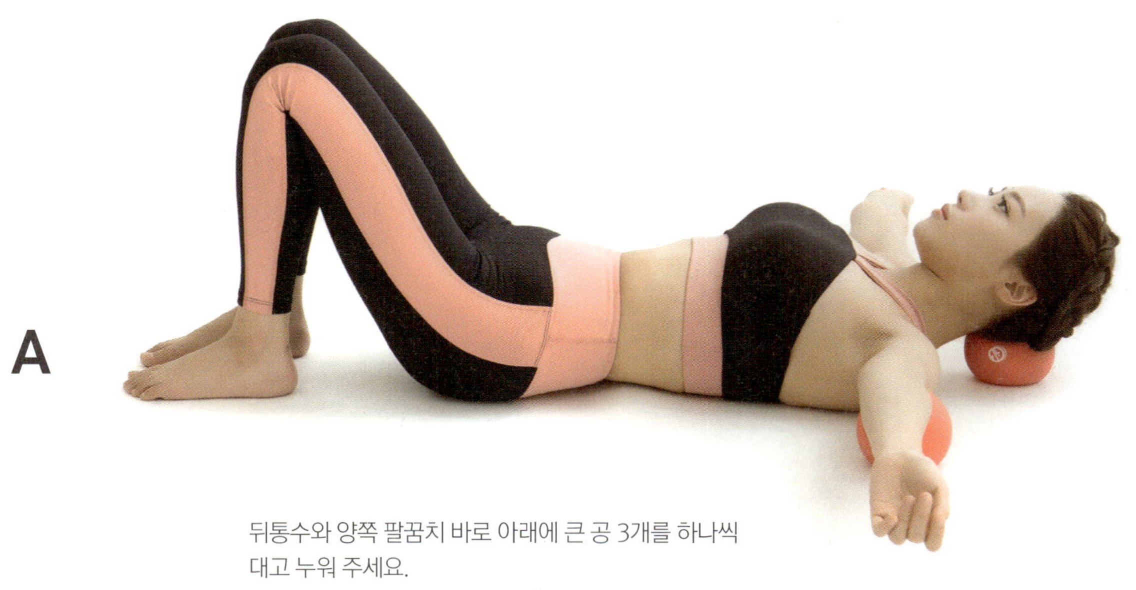

A

뒤통수와 양쪽 팔꿈치 바로 아래에 큰 공 3개를 하나씩
대고 누워 주세요.

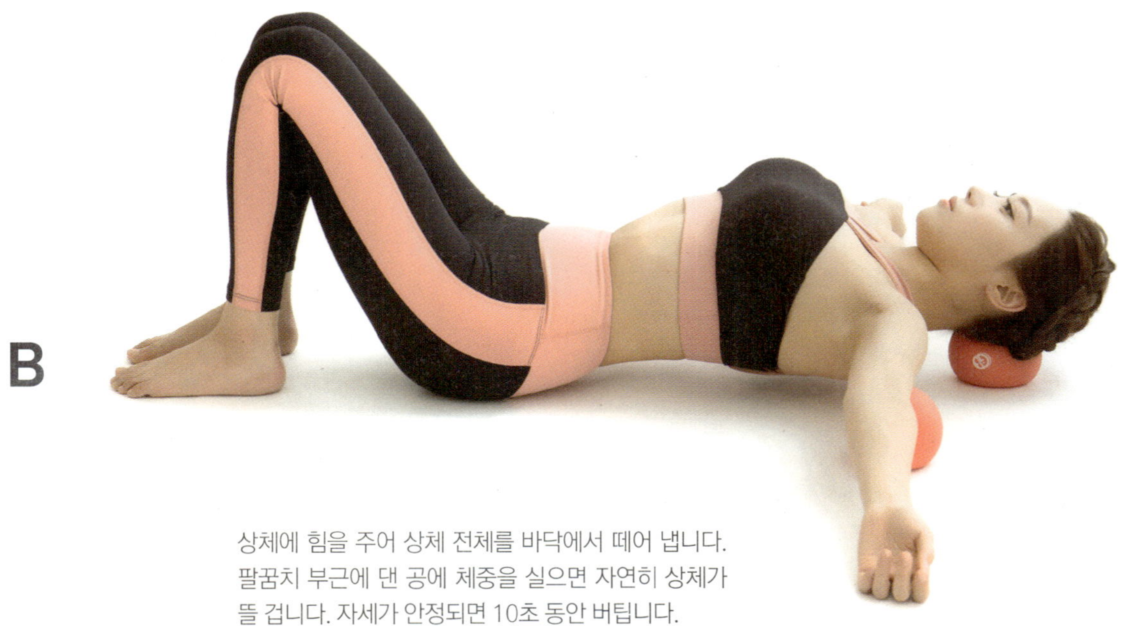

B

상체에 힘을 주어 상체 전체를 바닥에서 떼어 냅니다.
팔꿈치 부근에 댄 공에 체중을 실으면 자연히 상체가
뜰 겁니다. 자세가 안정되면 10초 동안 버팁니다.

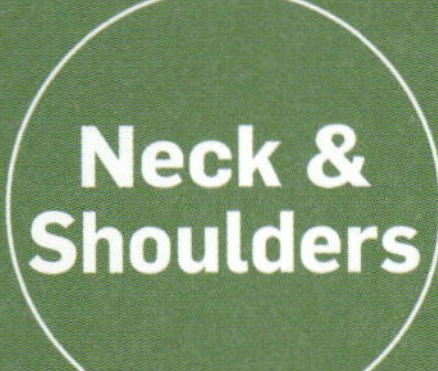

쉽지만 효과 만점
림프 마사지 2
– 골반 편

이번에는 몸매를 가꾸는 데에 큰 효과를 발휘하는, 골반 주변의 림프샘을 풀어 주는 마사지 방법을 알려 드리겠습니다. 변비와 생리통 완화 및 예방에도 효과적이니 자주 해 주면 좋습니다.

시작하기 전에 CHECK! │ 대부분 왼쪽부터 동작을 시작하지만, 꼭 지킬 필요는 없습니다. 자신이 편한 방향부터 먼저 해도 됩니다.

준비물 │ 큰 공(지름 12cm) 2개, 작은 공(지름 7cm) 1개, 수건이나 블록

1 빗장뼈 아랫부분 풀기

① 빗장뼈

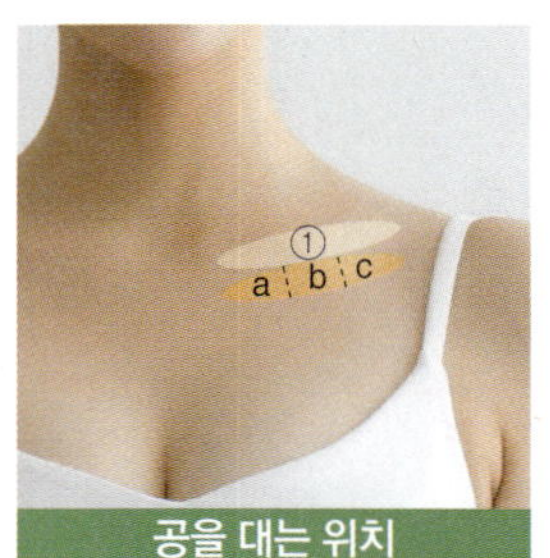

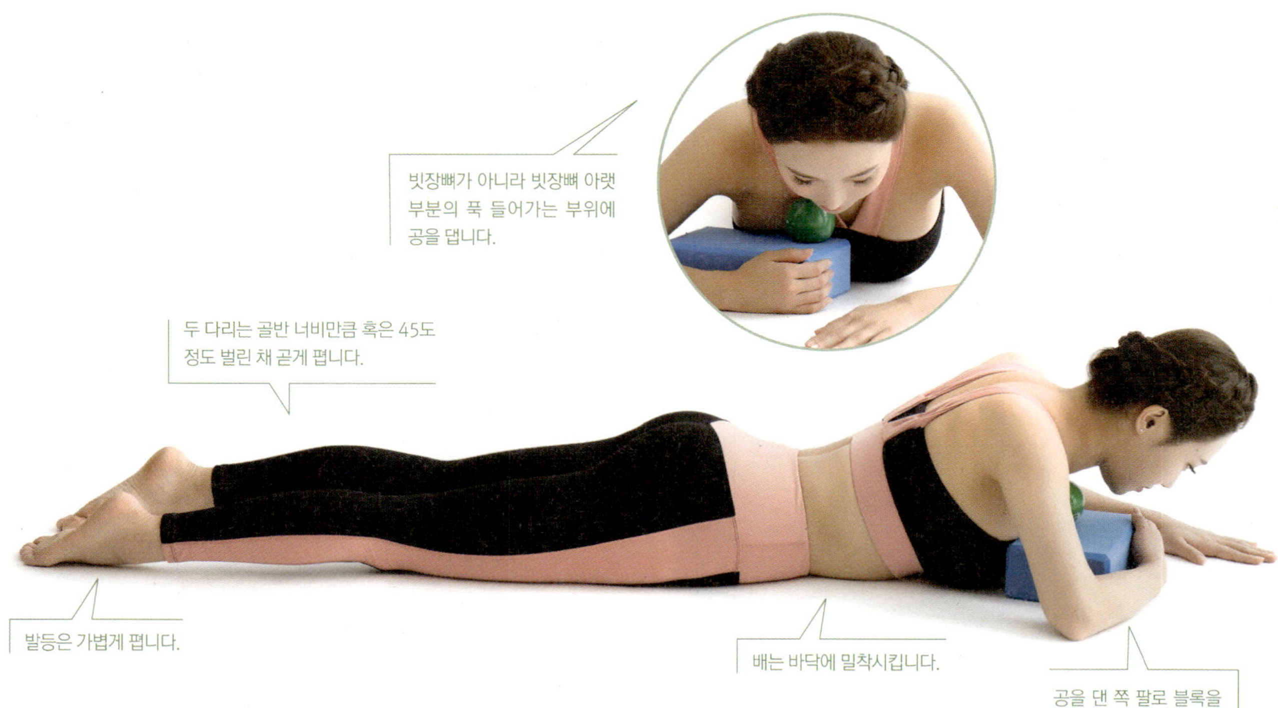

a 지점에 작은 공이 맞닿게 엎드린 뒤 기본 동작을 합니다. 그다음에는 공을 b, c 지점으로 옮겨 기본 동작을 합니다. 여기까지가 1세트로 총 3세트 실시합니다. 반대쪽에도 3세트 실시합니다.

② 가슴 사이 풀기

① 빗장뼈 바로 아래
② B.P.(버스트포인트)
③ 상체를 반으로 나눈 지점

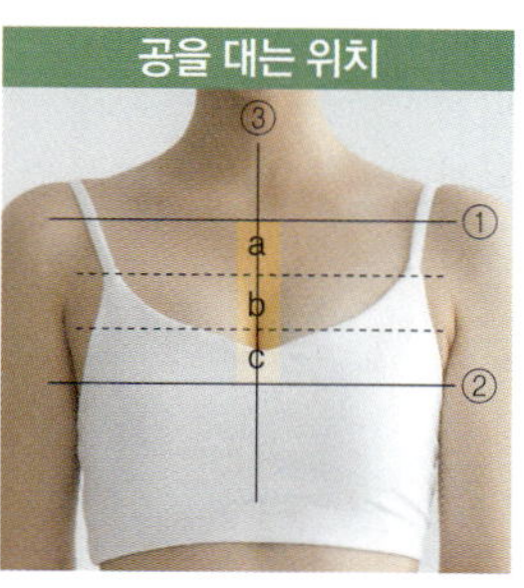

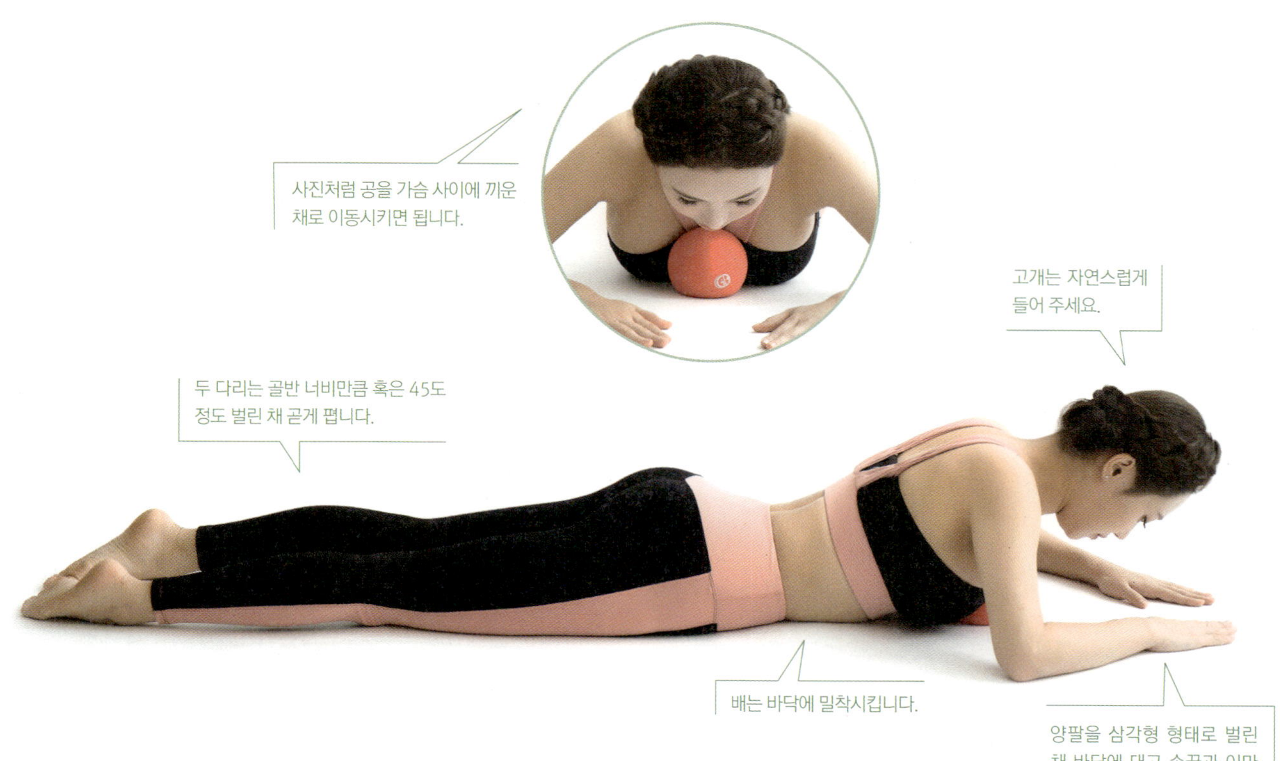

큰 공 1개를 a 지점에 끼운 뒤 기본 동작을 합니다. 그다음 공을 b, c 지점으로
옮겨 기본 동작을 합니다. 여기까지가 1세트로 총 3세트 실시합니다.

3 뭉친 복부 풀기

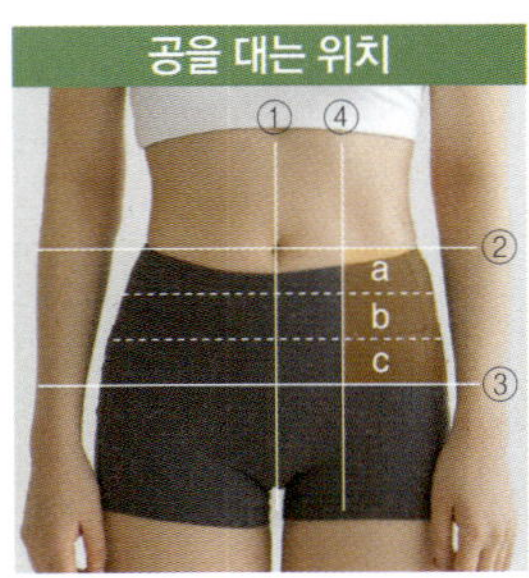

① 골반을 반으로 나눕니다.
② 배꼽
③ 서혜부 중간(골반의 중간 지점)
④ BP.(버스트포인트)에서 수직으로 내려온 지점

A

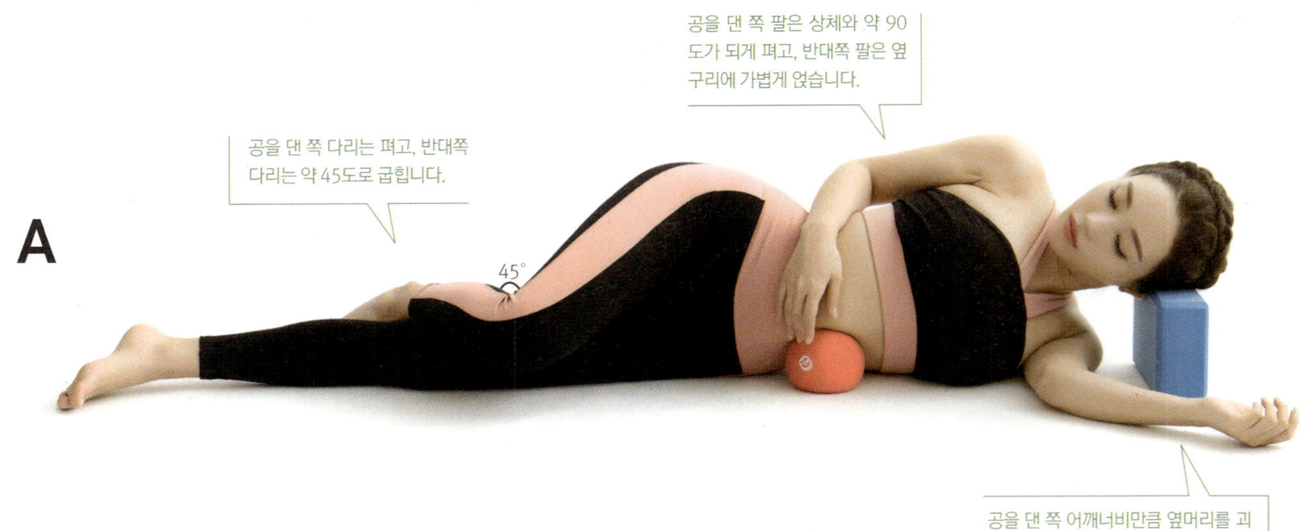

a 지점에 큰 공 1개를 대 주세요.

B

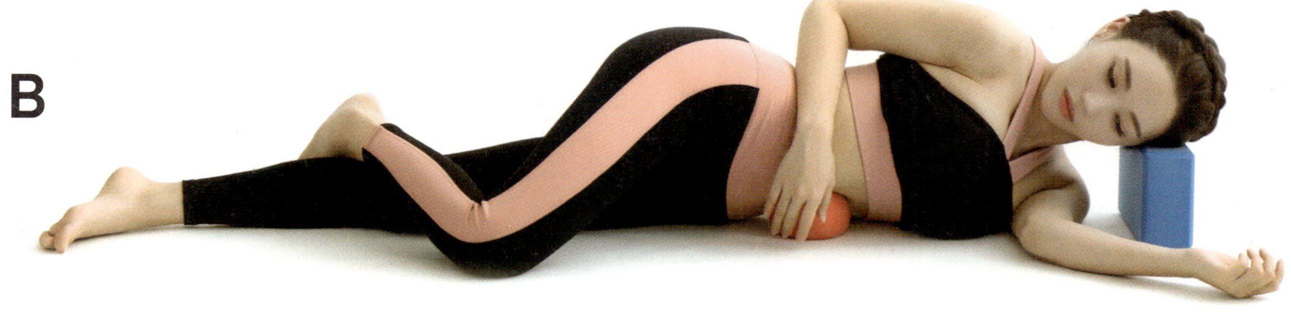

몸을 앞으로 45도 기울입니다. 이때 공이 3분의 1정도만 몸 바깥으로
드러나 보이면 됩니다. 이 상태에서 기본 동작을 합니다.

C

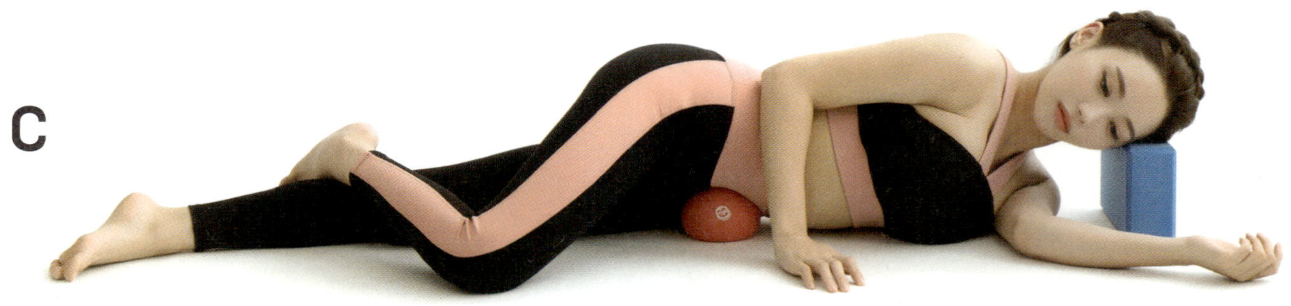

b, c 지점으로 공을 옮겨 B 과정을 반복합니다. 여기까지가 1세트로
총 3세트 실시합니다. 반대쪽에도 3세트 실시합니다.

4 골반 주변의 림프샘 흐름 개선하기

① 배꼽에서 4~5cm 아래 지점(골반의 시작 지점)
② 골반의 중간 지점
③ 골반을 반으로 나눈 지점

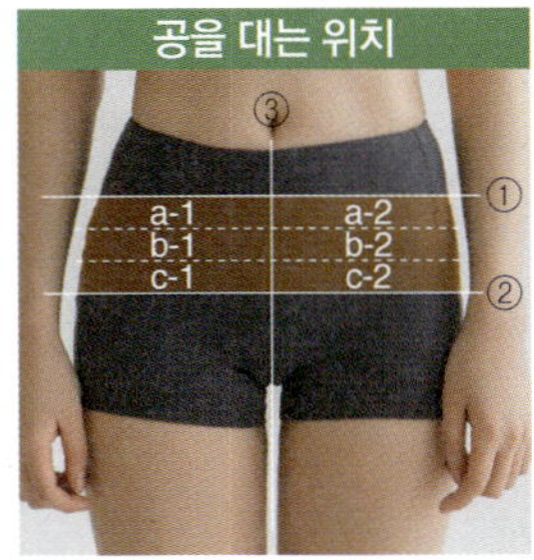

A

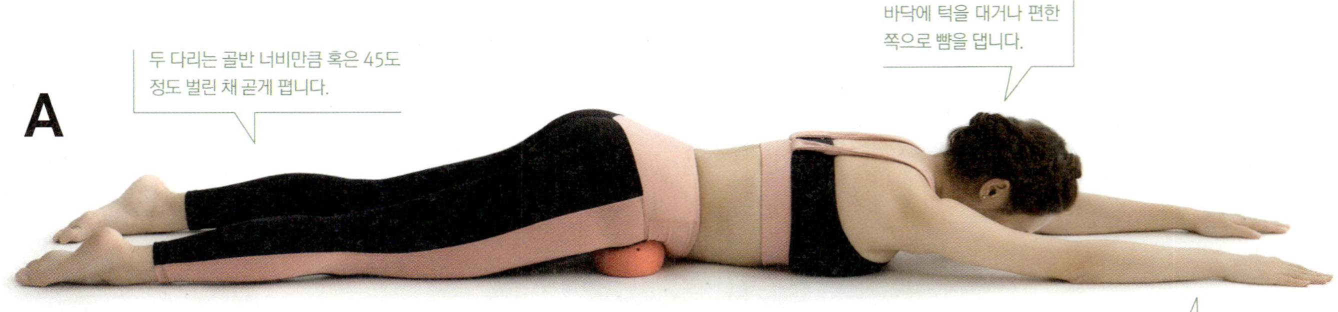

a-1, a-2 지점에 큰 공 2개를 각각 대고 기본 동작을 합니다.

B

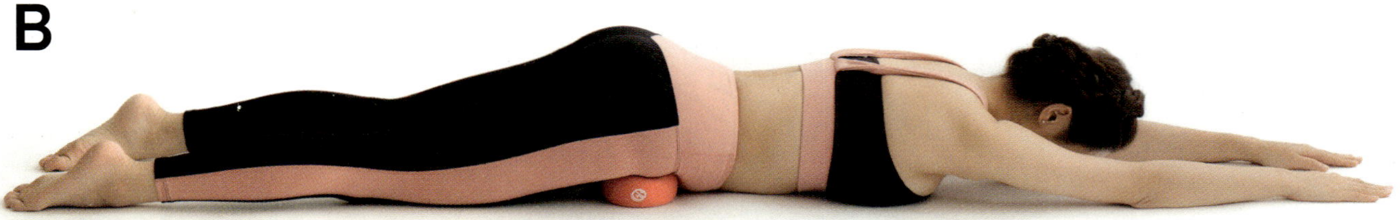

상체를 들어 손으로 직접 공을 b-1, b-2 지점으로 옮긴 뒤
기본 동작을 합니다.

C

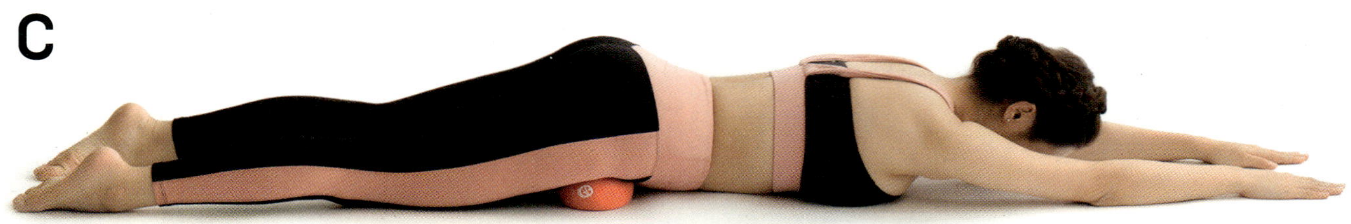

c-1와 c-2 지점에도 B 과정과 방법으로 공을 옮긴 뒤 기본 동작을
해 주세요. 여기까지가 1세트로 총 3세트 실시합니다.

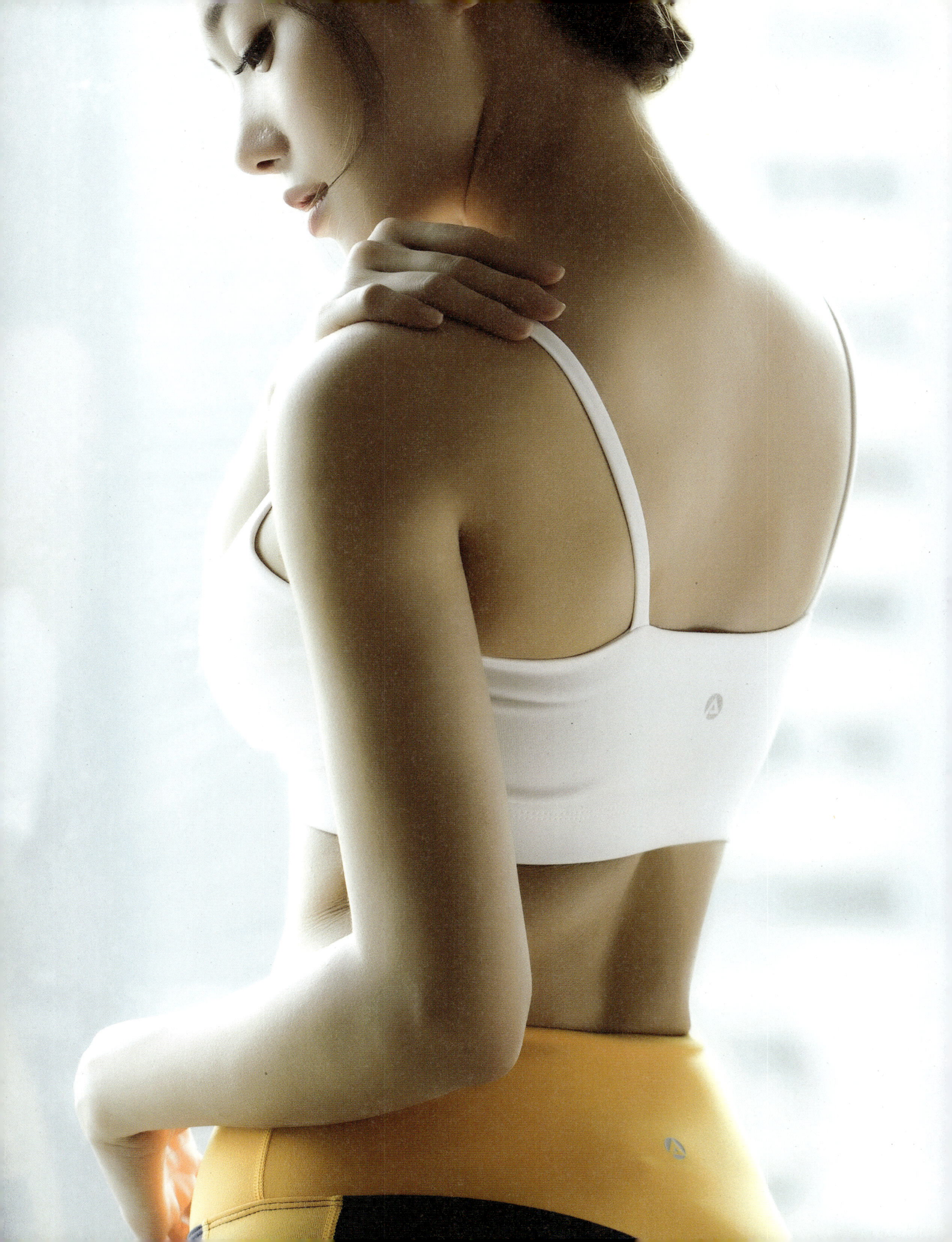

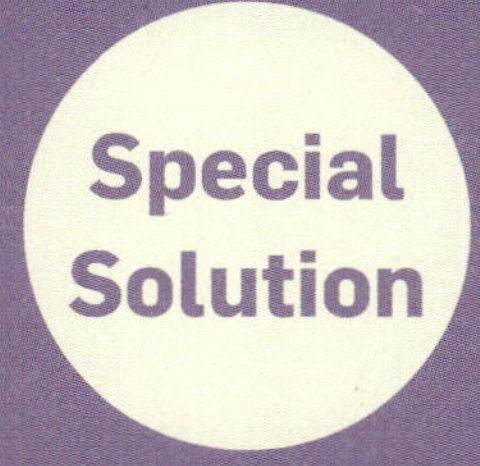

EASY &
COMFORTABLE
PROGRAM
FOR 4 WEEKS

아름다운 몸과 피부를 만드는 바른 자세 솔루션

하려는 분야의 기본기가 탄탄해야 일이 잘 되듯이, 건강한 몸을 만드는 데에 있어 바른 자세의 중요성은 아무리 강조해도 지나치지 않습니다. 그 중요성을 망각하기 쉬운 기본을 이번 장에서 핵심만 쏙쏙 뽑아 알려 드리겠습니다.

손목 관절 부드럽게 만들기

그저 가늘기만 하다고 예쁜 손목이 아니죠. 손목은 피로가 많이 몰리는 부분인 만큼 적절하게 풀어야 미용 면에서도, 건강 면에서도 좋습니다.

시작하기 전에 CHECK!	평소에도 자주 해 주면 좋은 동작입니다.	준비물	큰 공(지름 12cm) 1개

 손목과 팔 풀기

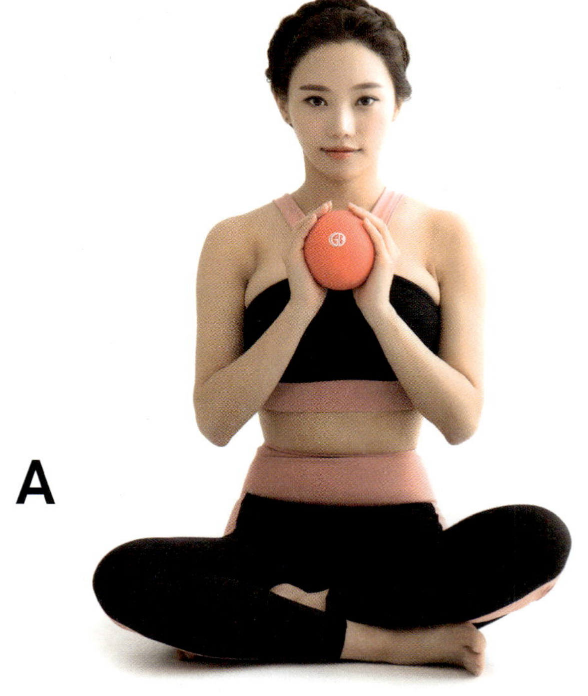

A

양쪽 손바닥으로 큰 공 전체를 감싼 뒤 공이 가슴 한가운데에 오게 해 주세요.

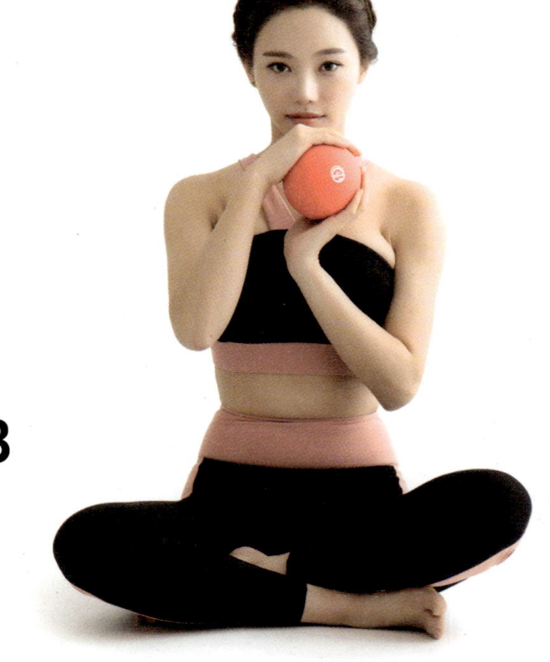

B

오른손잡이면 왼쪽으로 공을 눌러 주세요. 가능한 한 왼쪽 손목이 최대한 꺾이게 한 뒤(절대 무리하지 마세요) 10초 동안 호흡합니다. 그러면 왼쪽 손목과 팔이 스트레칭됩니다. 여기까지가 1세트로 총 5세트 실시합니다. 반대쪽에도 5세트 실시합니다.

② 손목 관절 부드럽게 이완하기

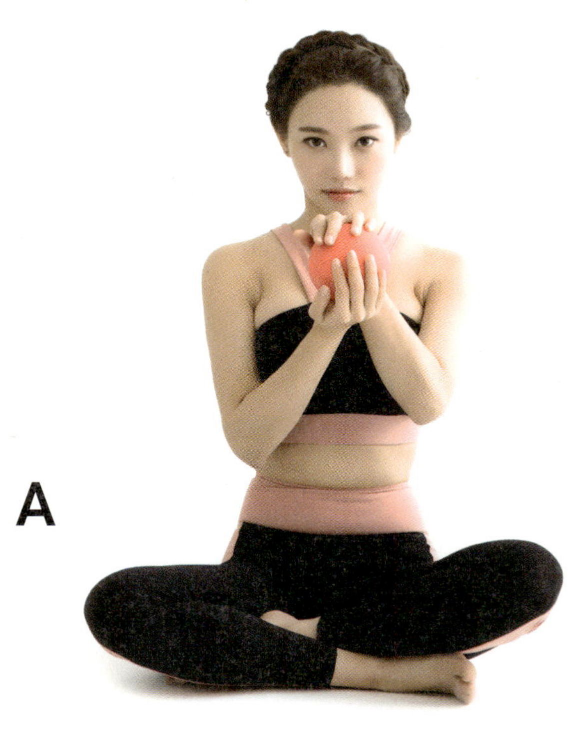

A

A~C 두 손으로 큰 공을 부드럽게 감싸 쥔 채 누운 8자 형태로 손목을 움직여 주세요. 바깥쪽으로 10회, 안쪽으로 10회 실시합니다.

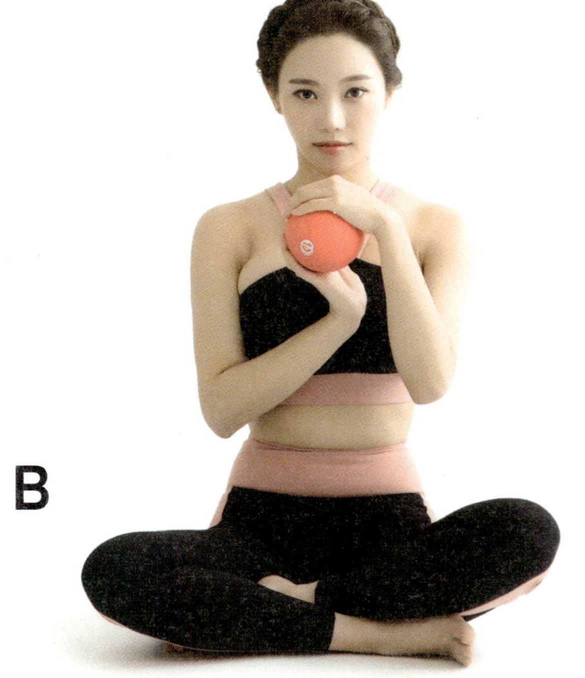

B

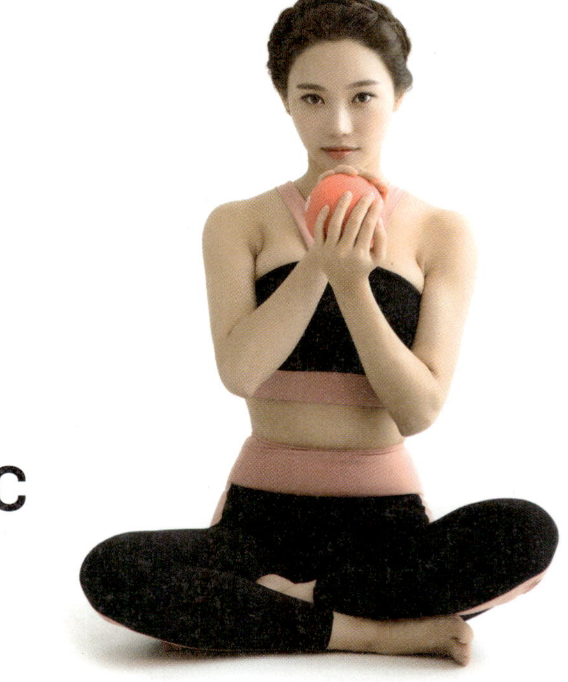

C

어깨관절 부드럽게 만들기

목에서 어깨로 이어지는 아름다운 곡선은 얼굴을 아름답게 보이게 하는 데 큰 역할을 합니다. 어깨가 예뻐 보이려면 어깨뼈가 제 위치에 있어야 하고, 어깨 관절과 적절한 거리를 유지해야 하는데요, 이번에는 어깨를 예쁘게 만들 수 있는 간단한 교정법을 알려 드리겠습니다.

시작하기 전에 CHECK! | 만약 동작을 할 때 팔이 저리면 신경이나 혈관을 누른 것이므로 공의 위치를 앞뒤로 조금 옮겨 주면 됩니다.

준비물 | 큰 공(지름 12cm) 2개

① 어깨 위치 바로잡기

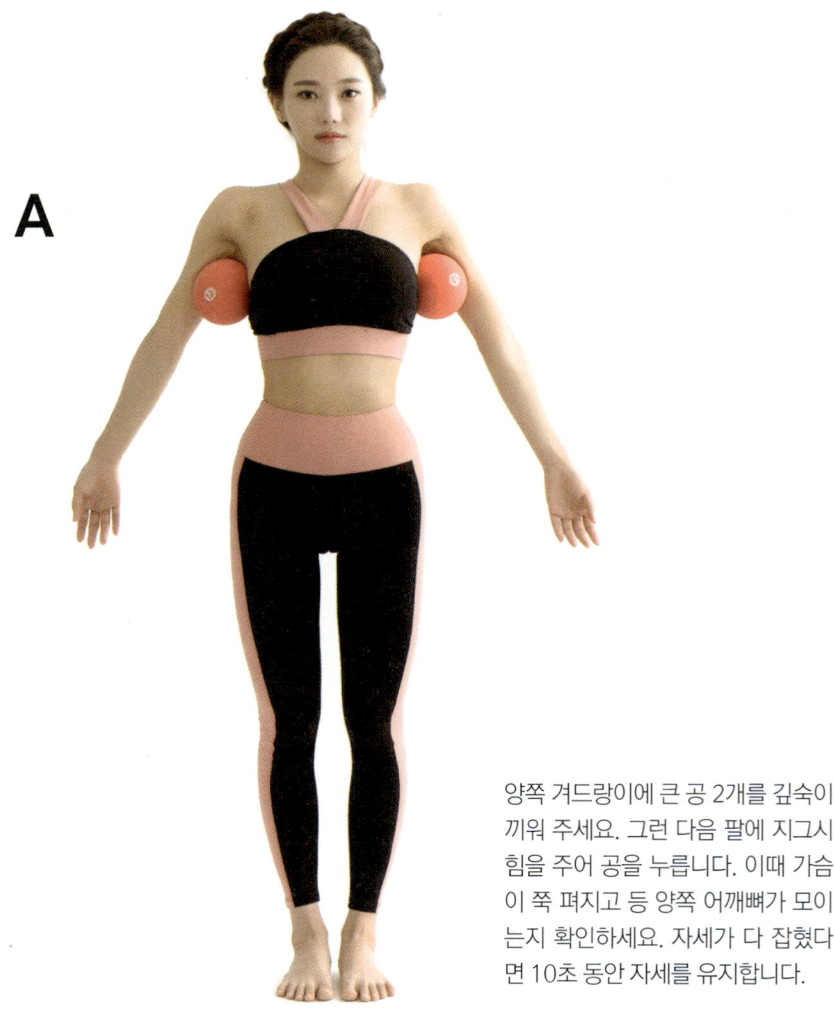

양쪽 겨드랑이에 큰 공 2개를 깊숙이 끼워 주세요. 그런 다음 팔에 지그시 힘을 주어 공을 누릅니다. 이때 가슴이 쭉 펴지고 등 양쪽 어깨뼈가 모이는지 확인하세요. 자세가 다 잡혔다면 10초 동안 자세를 유지합니다.

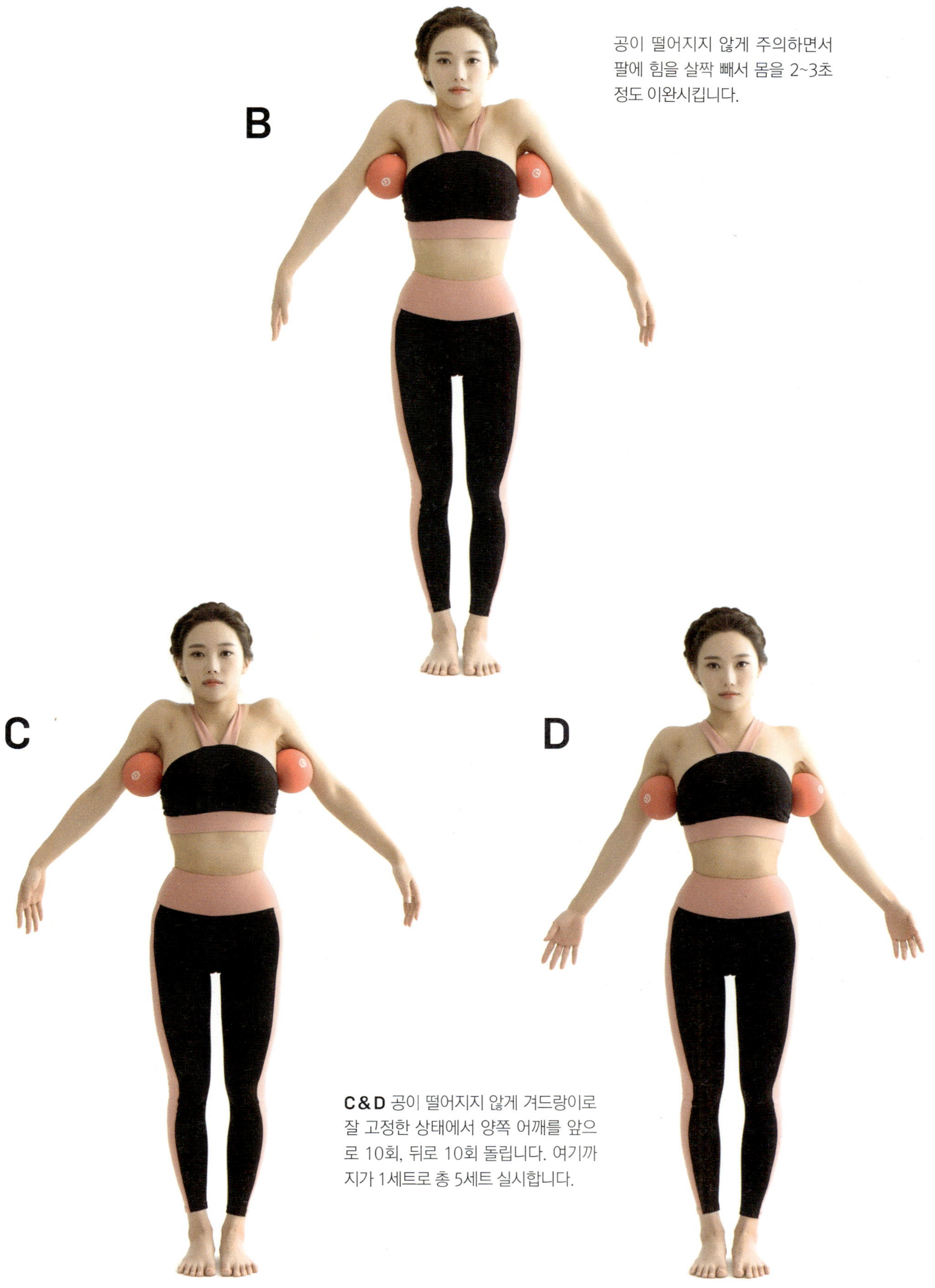

공이 떨어지지 않게 주의하면서
팔에 힘을 살짝 빼서 몸을 2~3초
정도 이완시킵니다.

C & D 공이 떨어지지 않게 겨드랑이로
잘 고정한 상태에서 양쪽 어깨를 앞으
로 10회, 뒤로 10회 돌립니다. 여기까
지가 1세트로 총 5세트 실시합니다.

② 굳어 있는 어깨관절 부드럽게 풀기

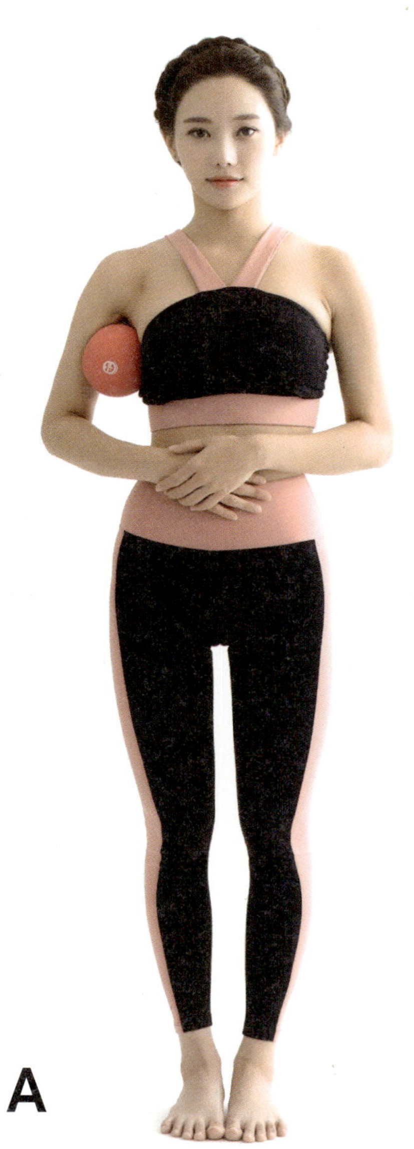

A

한쪽 겨드랑이에만 큰 공 1개를 끼운 뒤 반대
쪽 손으로 공을 낀 쪽 손목을 붙잡아 주세요.

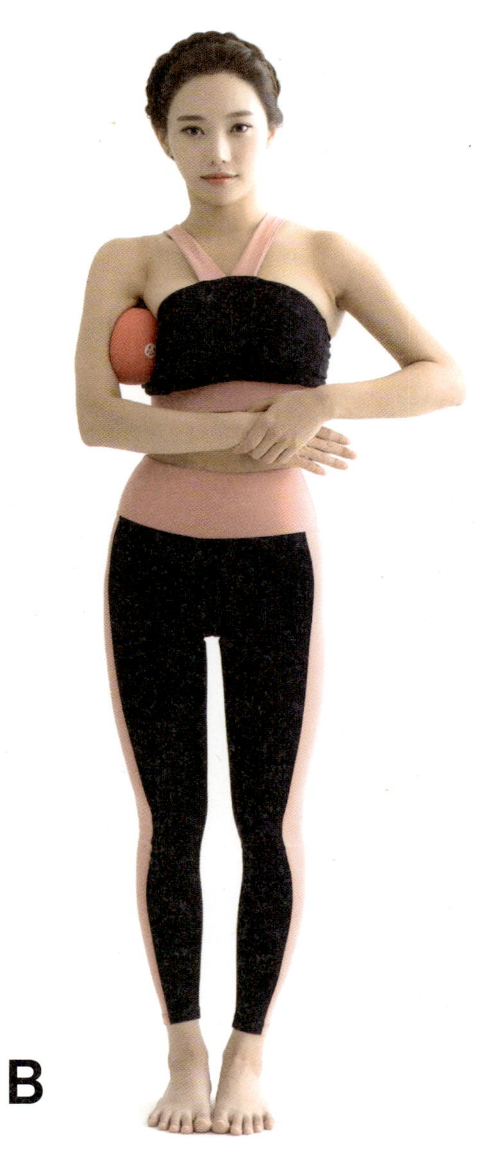

B

공이 떨어지지 않게 주의하면서 공을 낀 쪽 손목을 반대
쪽으로 당겨 어깨를 10초 동안 스트레칭해 주세요.

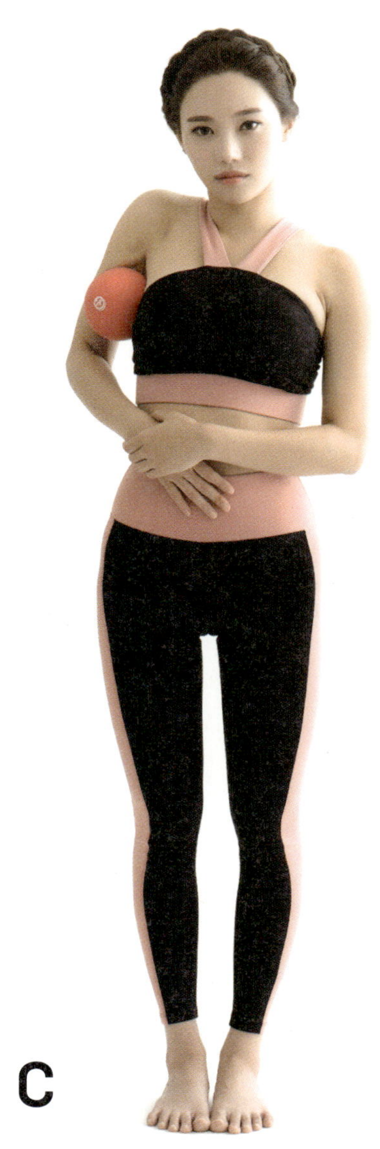

C

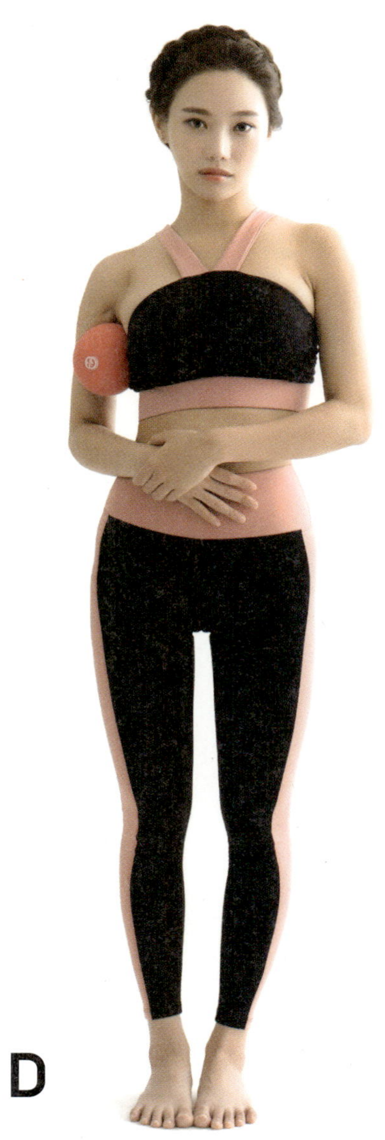

D

C & D 공이 떨어지지 않게 겨드랑이로 잘 고정한 상태에서 공을 끼운
쪽 어깨를 앞으로 10회, 뒤로 10회 돌립니다. 여기까지가 1세트로 총
5세트 실시합니다. 반대쪽에도 5세트 실시합니다.

아름다운 목선으로 교정하기

목 근육을 강화한다고 하면 목이 굵어지는 걸 떠올리기 쉬운데요, 그건 절대 아닙니다. 엄청난 근력 운동을 하지 않는 한 목에 근육이 엄청나게 붙어 굵어지는 게 더 어려워요. 이번 동작들은 목과 어깨를 충분히 이완하여 예쁜 목의 곡선을 만드는 데 좋으며, 일자 목 예방과 완화에도 큰 도움을 줍니다.

시작하기 전에 CHECK!	평소에도 자주 해 주면 좋은 동작입니다.

준비물	큰 공(지름 12cm) 1개, 수건이나 블록

1 굽은 목 제 위치로 교정하기

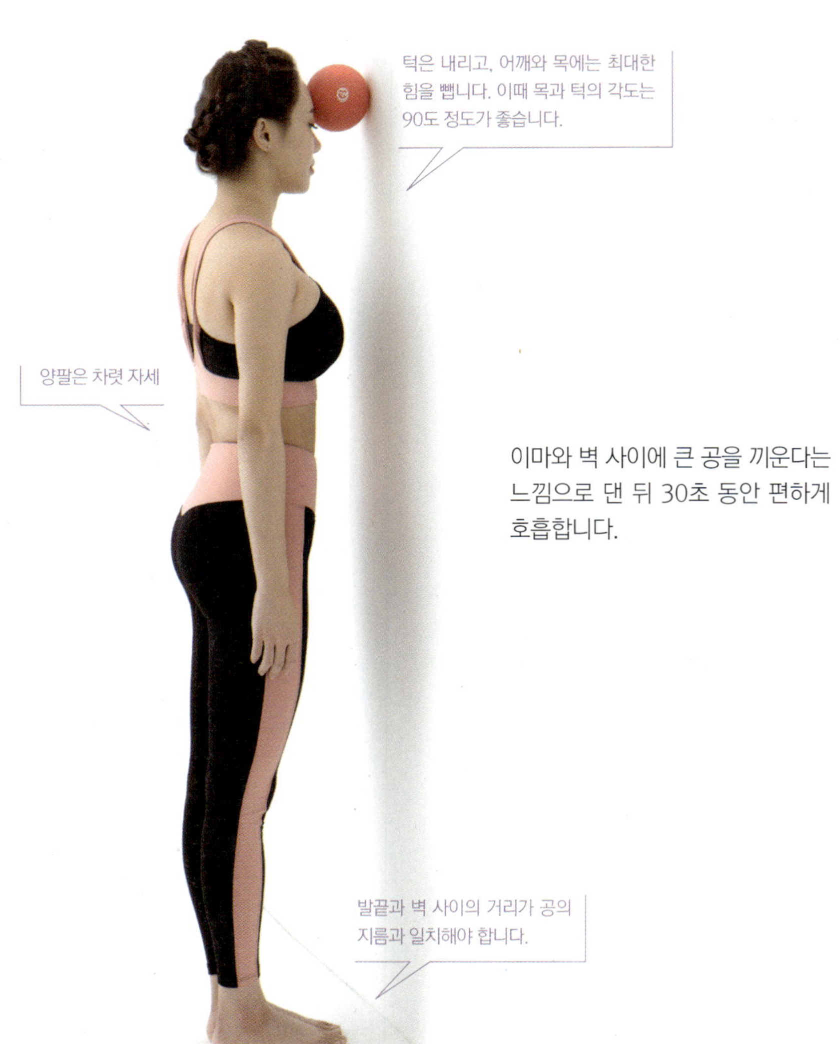

이마와 벽 사이에 큰 공을 끼운다는 느낌으로 댄 뒤 30초 동안 편하게 호흡합니다.

 좌우로 기울어진 목 바로잡기

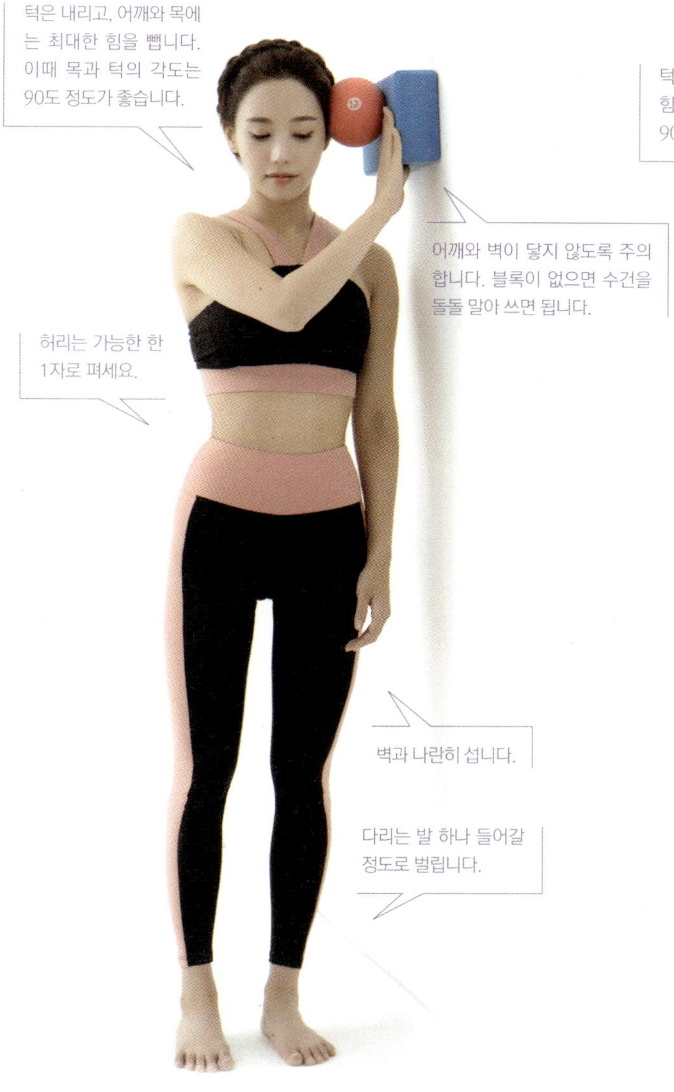

 목 위치 바로잡기

이번에는 벽과 몸이 나란히 되게 서서 옆머리 가운데에 큰 공을 댄 채 30초 동안 자세를 유지합니다. 이때 공의 끝과 발의 바깥쪽 선이 일치하는지 반드시 확인하세요. 반대쪽에도 같은 방법으로 동작을 해 주세요.

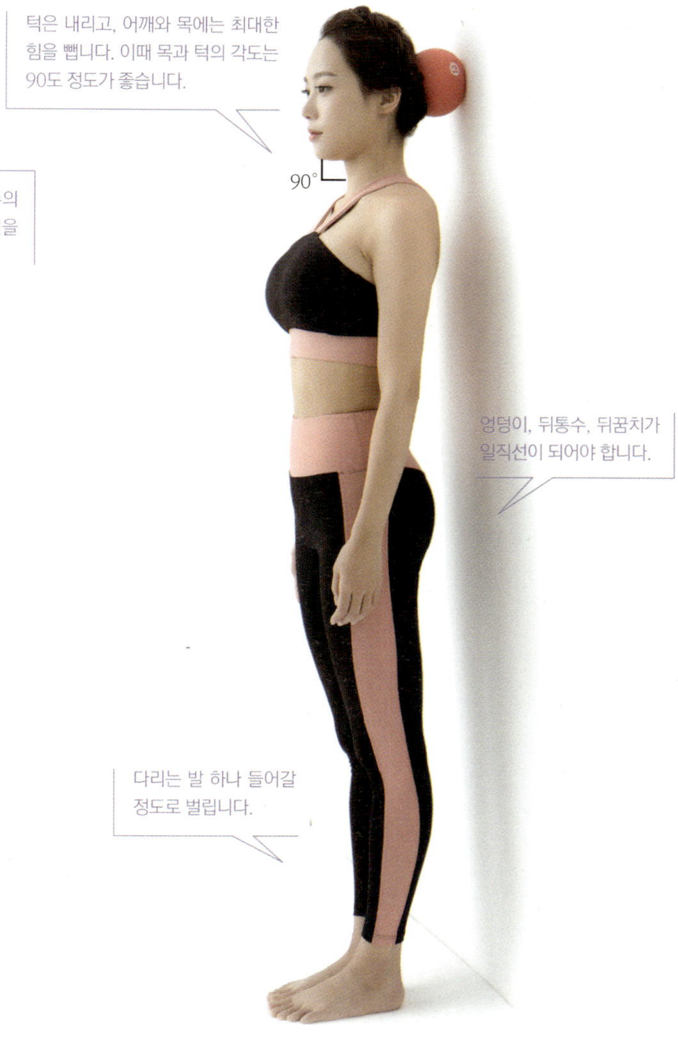

큰 공을 뒤통수에 댄 뒤 공이 떨어지지 않을 정도로만 뒤통수에 힘을 주어 3분 동안 버팁니다.

거짓말처럼 쉬운 플랭크 자세 1 – 아름다운 피부를 위한 긴급 처방

세상에서 가장 완벽한 운동이라는 찬사를 받는 플랭크 자세. 하지만 코어가 발달해 있지 않다면 너무나 힘든 동작이라, 다들 따라 해 볼 엄두를 못 내는 경우가 많습니다. 하지만 공을 이용하면 비교적 쉽게 플랭크 자세의 효과를 낼 수 있습니다. 이번 강좌에서는 윤기 있고 아름다운 피부를 가꾸는 데 효과적인 자세를 알려 드리겠습니다.

시작하기 전에 CHECK!	20초 정도 버티되, 익숙해지면 점점 버티는 시간을 늘려 60초까지 버텨 주세요.

준비물	큰 공(지름 12cm) 4개

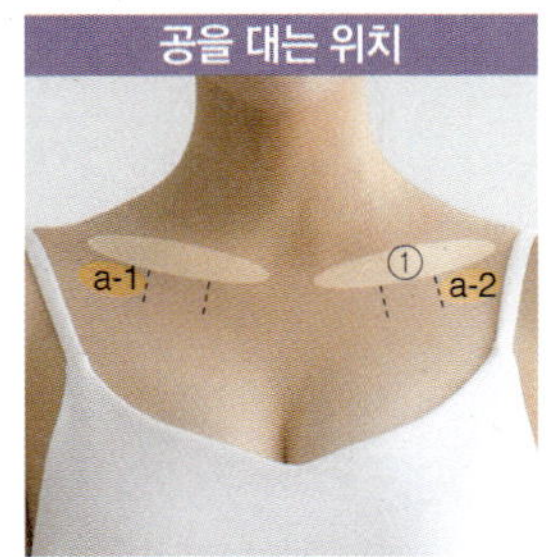

① 빗장뼈

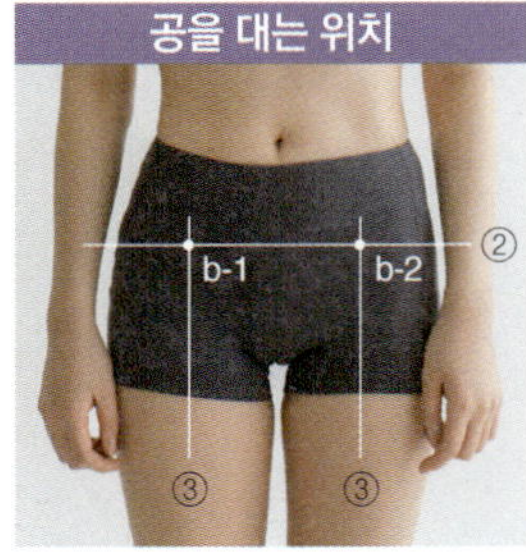

② 골반(서혜부) 중간
③ 허벅지를 반으로 나눕니다.

A

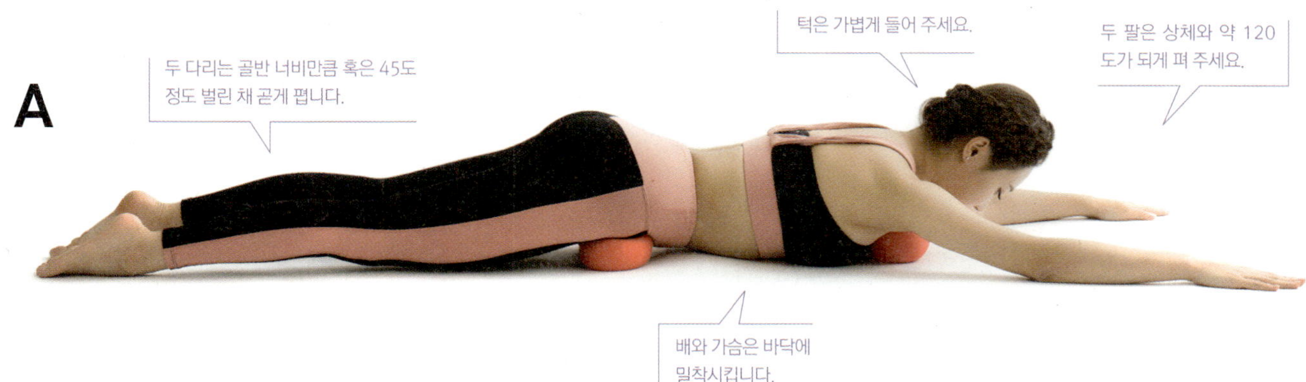

엎드린 상태에서 a-1, a-2와 b-1, b-2 지점에 큰 공을 하나씩 각각 댑니다.

B

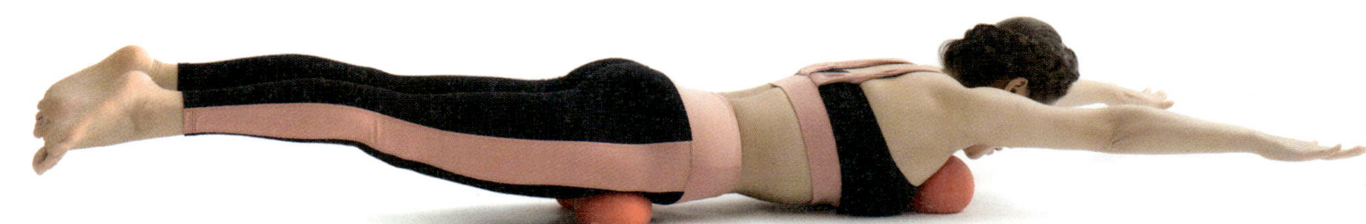

두 다리와 두 팔을 바닥에서 10cm 정도 떼 주세요.

C

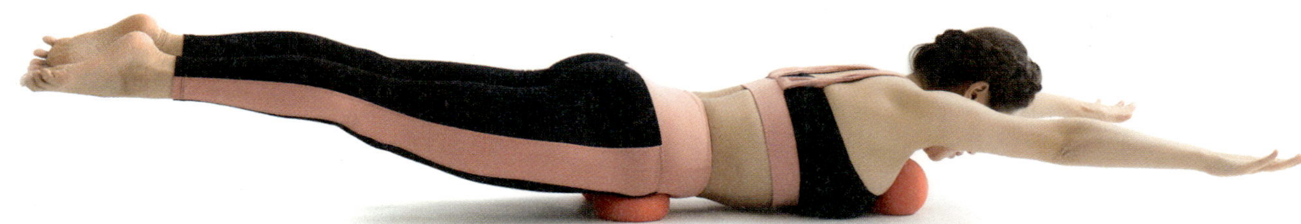

다리를 더 올릴 수 있으면 더 올려 보세요. 자세가 안정되었으면
편하게 호흡하며 20초 동안 버텨 줍니다.

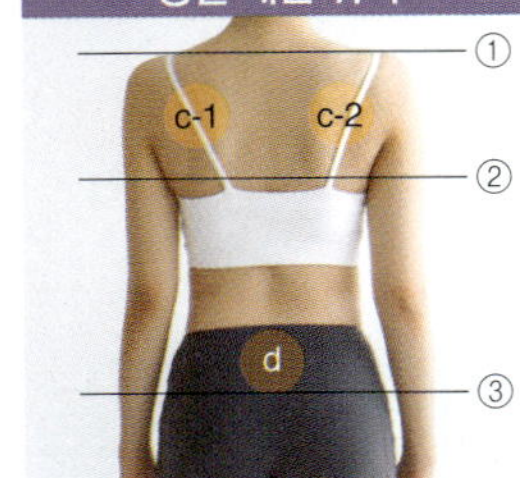

D

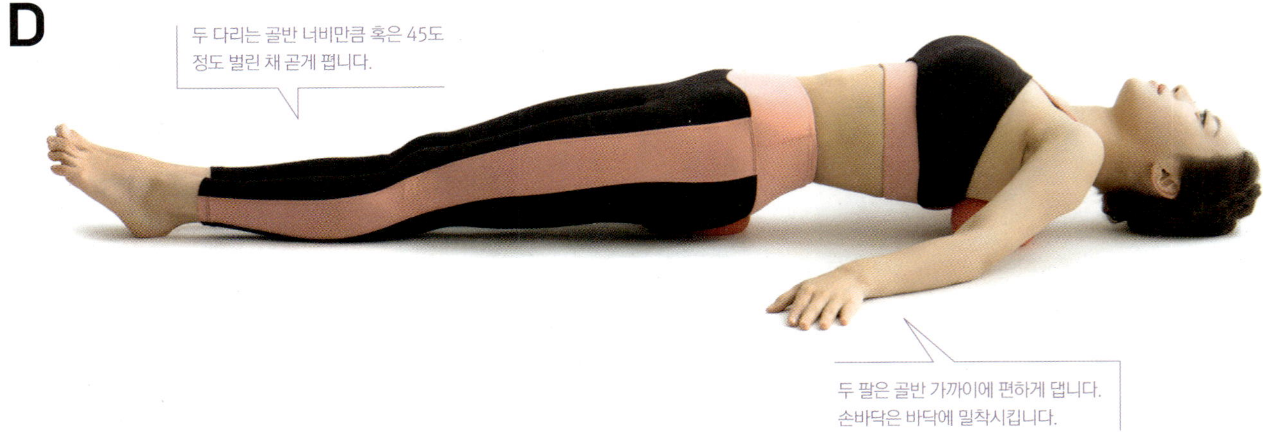

큰 공 3개를 c-1, c-2, d 지점에 하나씩 끼운 상태로
바로 누워 주세요.

E

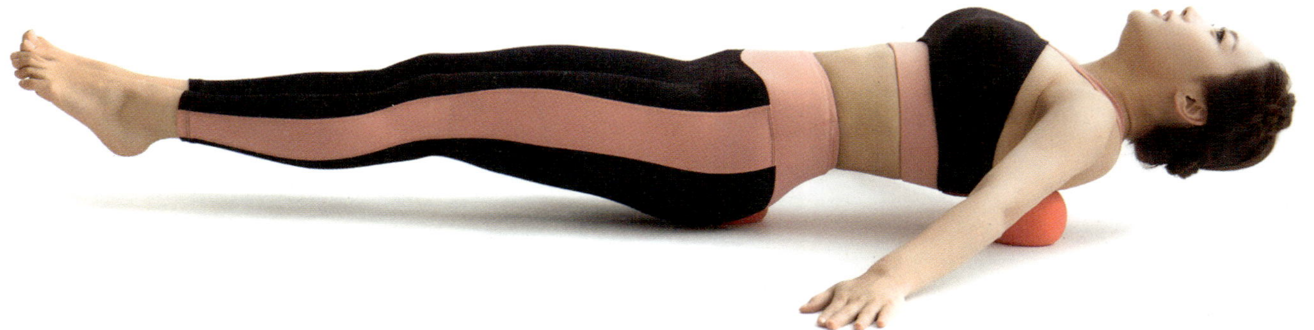

두 다리와 뒤통수를 바닥에서 10cm 정도 떼 주세요.

F

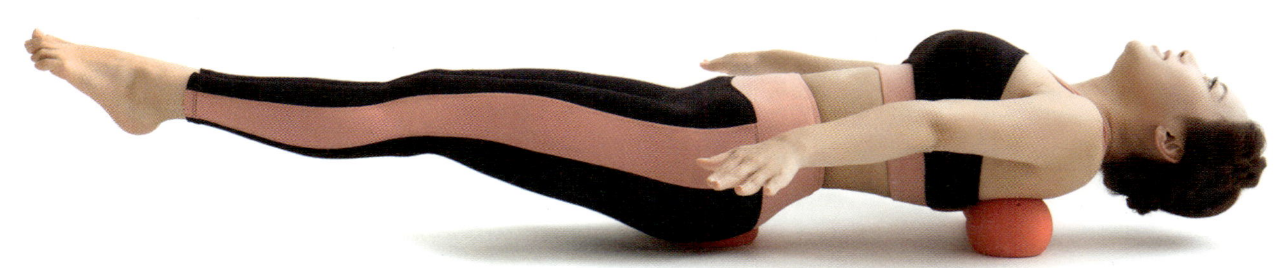

두 팔도 바닥에서 떼 주세요. 자세가 안정되었으면 편하게
호흡하며 20초 동안 버텨 줍니다.

거짓말처럼 쉬운 플랭크 자세 2 – 아름다운 어깨와 목선 만들기

공을 이용하여 비교적 쉽게 플랭크 자세의 효과를 낼 수 있습니다. 이번 강좌에서는 아름다운 어깨와 목선을 만드는 데 효과적인 자세를 알려 드리겠습니다.

| **시작하기 전에 CHECK!** | 20초 정도 버티되, 익숙해지면 점점 버티는 시간을 늘려 60초까지 버텨 주세요. | **준비물** | 큰 공(지름 12cm) 3개 |

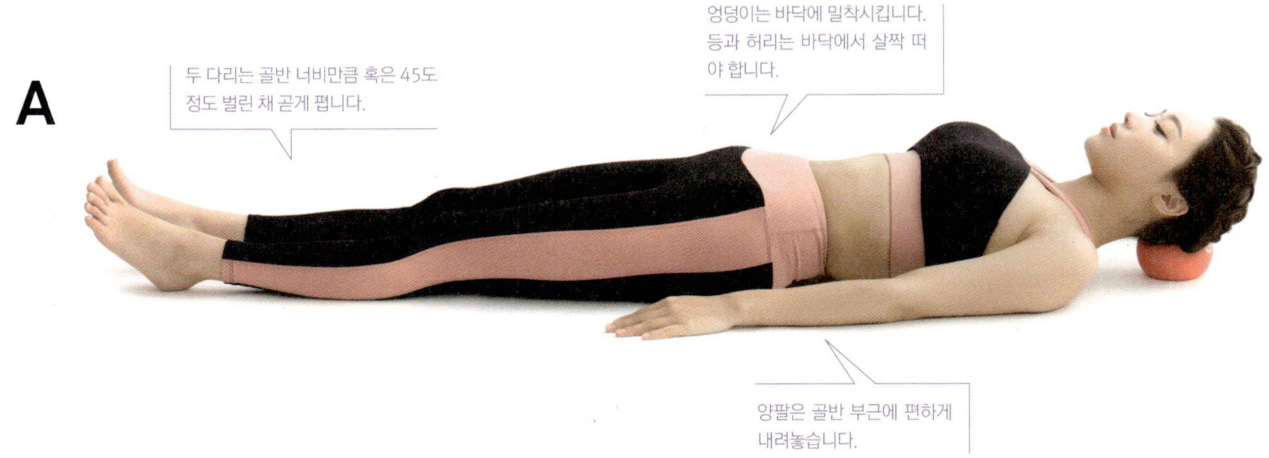

뒤통수에 큰 공 1개를 대고 바로 누워 주세요.

B

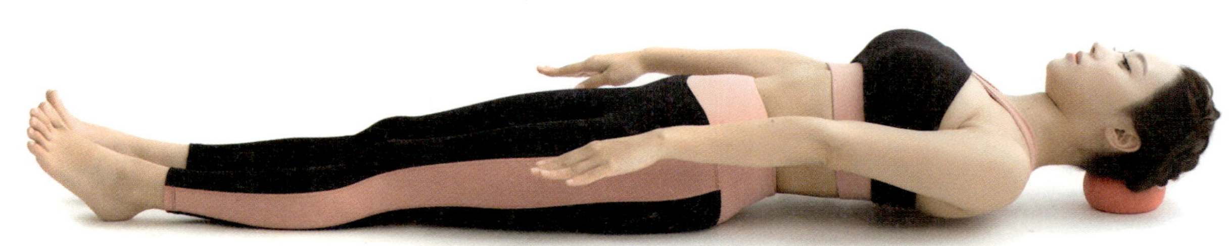

앞 과정 자세에서 양팔과 등을 바닥에서 떼어 주세요(10cm까지 뗄 수 있게 해 보는 게 좋습니다). 이때 양쪽 어깨뼈가 맞닿는다는 느낌으로 가슴을 최대한 펴면서 등을 올려야 합니다.

C

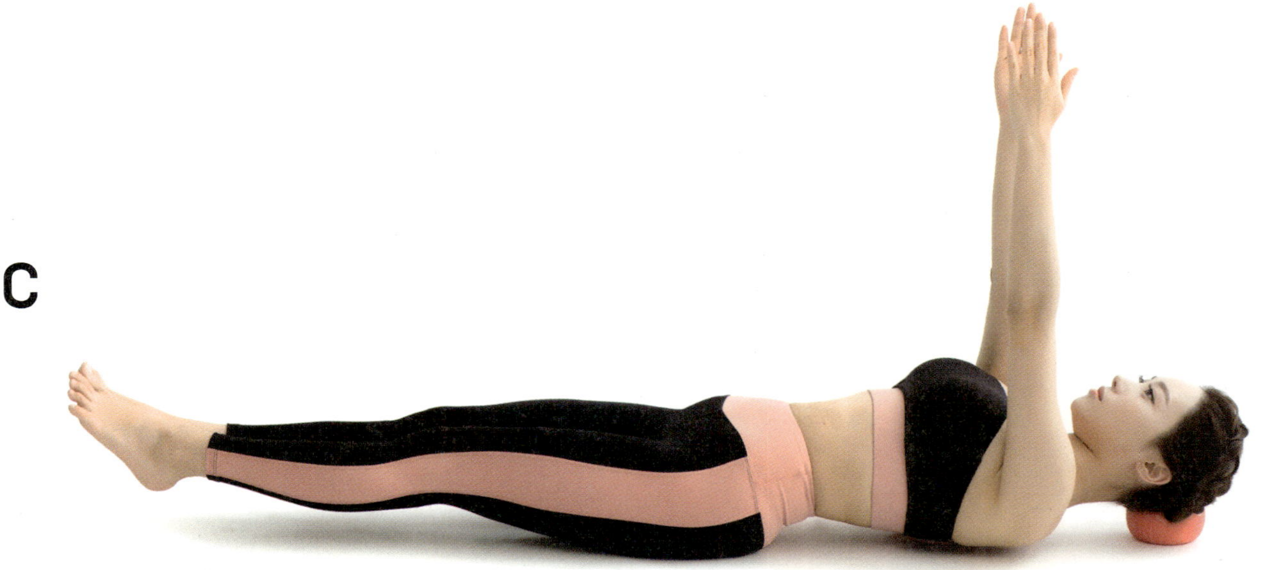

이제 팔이 상체와 90도가 되게 수직으로 펴 주세요. 그런 뒤 뒤꿈치를 바닥에서 10cm 정도 띄웁니다. 자세가 안정되었으면 20초 동안 호흡하며 버텨 줍니다.

D

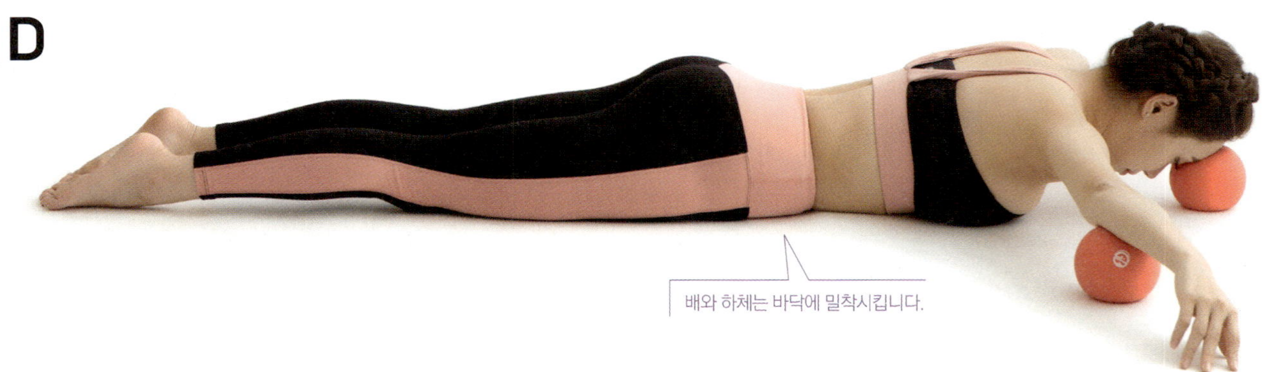

미간 사이, 양팔의 오금 바로 아래에 각각 큰 공을 하나씩 끼운
상태로 엎드려 주세요.

E

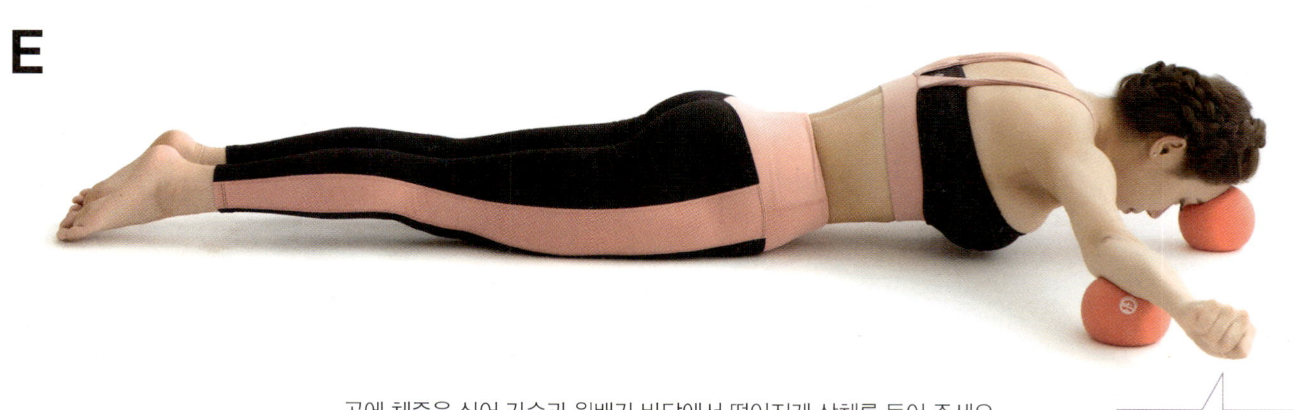

공에 체중을 실어 가슴과 윗배가 바닥에서 떨어지게 상체를 들어 주세요
(10cm까지 뗄 수 있게 해 보는 게 좋습니다).

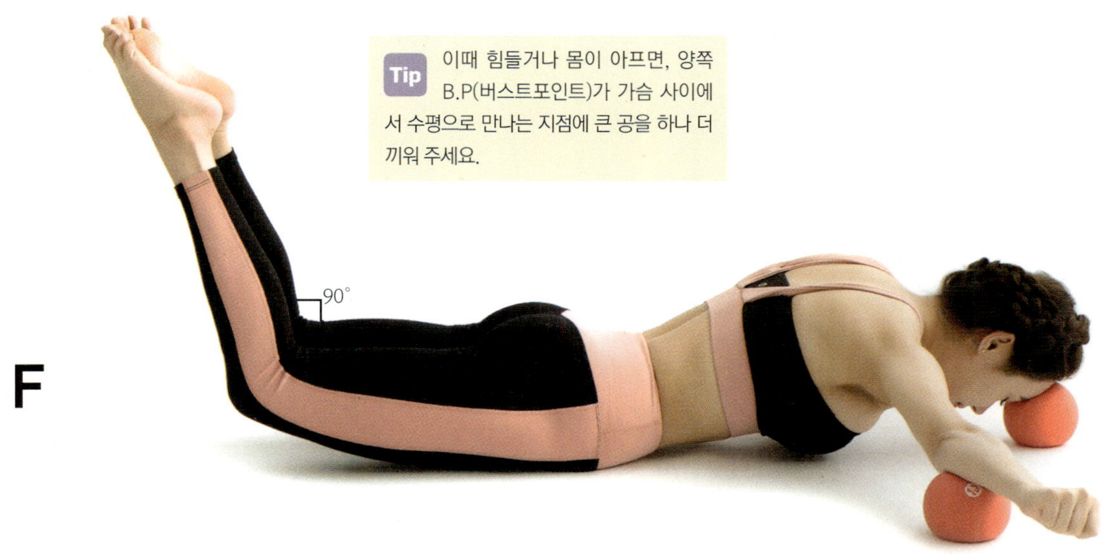

무릎이 약 90도가 되게 허공에 세운 뒤 자세가 안정되었으면
20초 동안 호흡하며 버텨 줍니다.

굿 볼 홈트 [얼굴]

지은이 이동신
펴낸이 정규도
펴낸곳 황금시간

초판 1쇄 발행 2018년 5월 20일

편집 이후춘, 배혜숙, 김민지, 박경미
촬영 진행&섭외 박경미
디자인 All design group
촬영 studio etc. 한정수(010-6232-8725)
메이크업&헤어 김민정(010-8953-6626)
모델 박소영(@ssovely1024)

황금시간
Golden Time

주소 경기도 파주시 문발로 211
전화 (02)736-2031(내선 291~293)
팩스 (02)6677-7775

출판등록 제406-2007-00002호
공급처 ㈜다락원
구입문의 전화 : (02)736-2031(내선 250~252)
팩스 : (02)732-2037

값 13,000원
ISBN 979-11-87100-55-3 13510
–

http://www.darakwon.co.kr
• 다락원 홈페이지를 통해 주문하시면 자세한 정보와 함께 다양한 혜택을 받으실 수 있습니다.